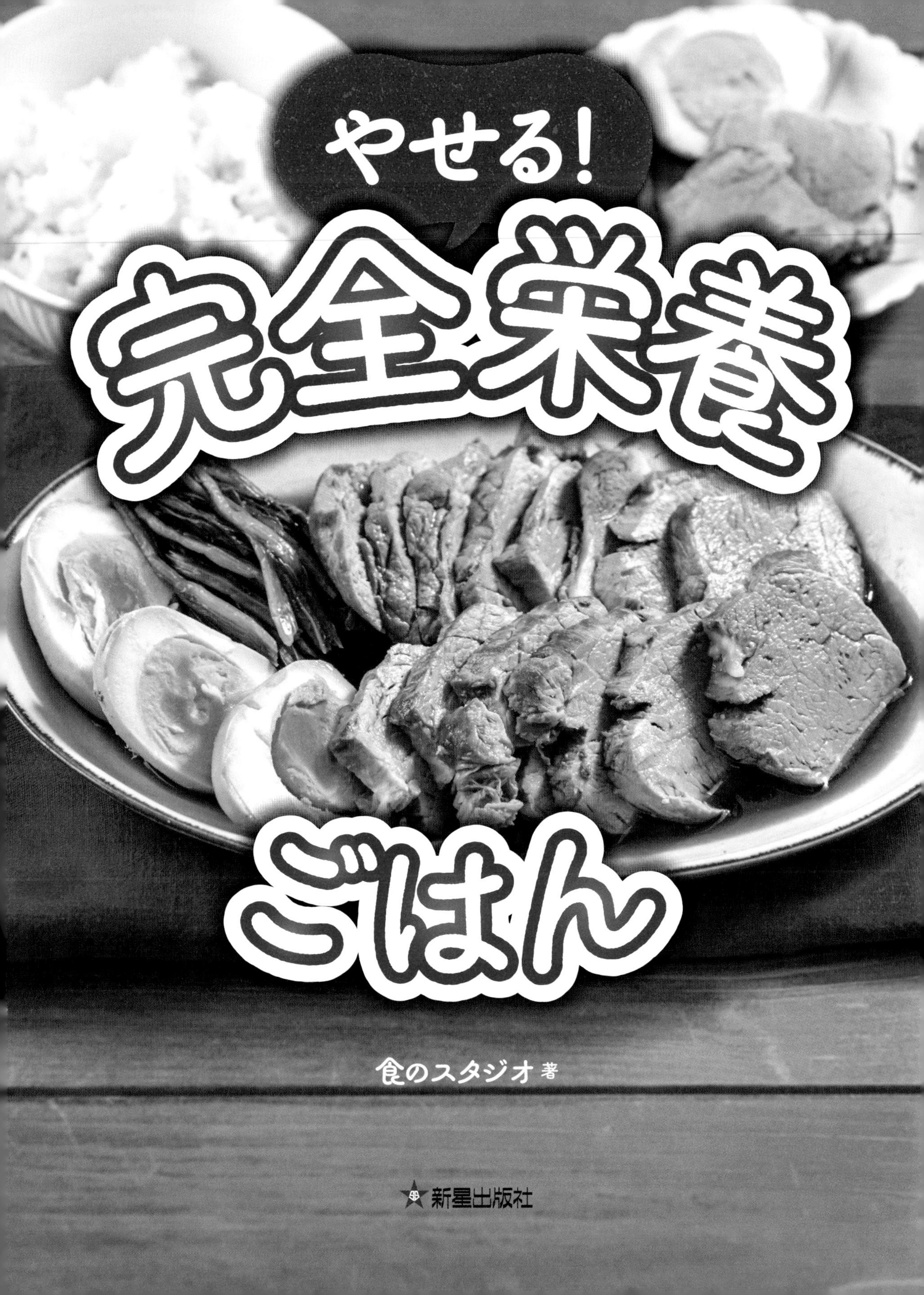

やせる！完全栄養ごはん

食のスタジオ 著

新星出版社

CONTENTS

PART 1 やせるをかなえる 肉のおかず

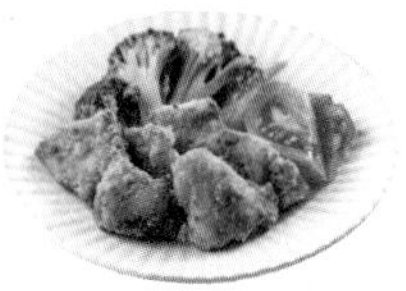

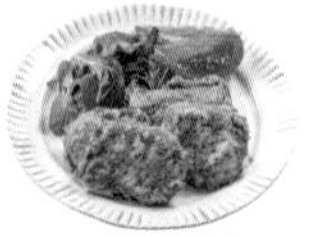

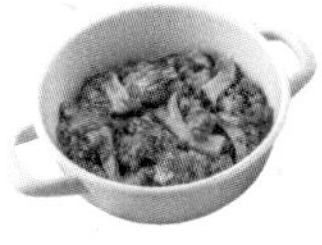

COLUMN -01-

鍋で！ 完全栄養ごはん

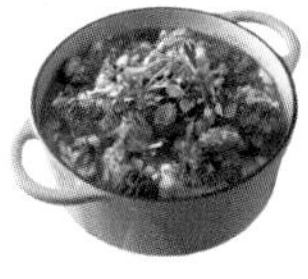

PART 2 やせるをかなえる

魚介類・魚介加工品のおかず

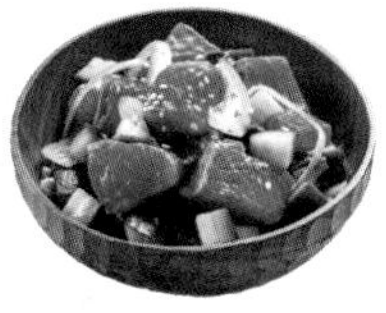

魚

その他の魚介・魚介加工品

COLUMN -02-

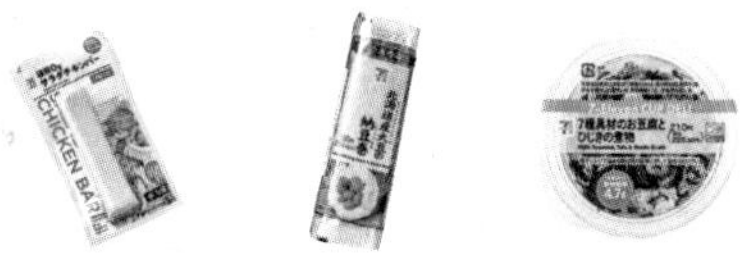

PART 3 やせるをかなえる

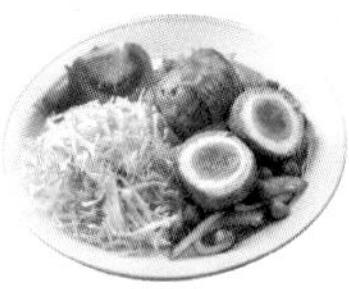

卵・大豆製品・その他の豆のおかず

卵

大豆製品・その他の豆

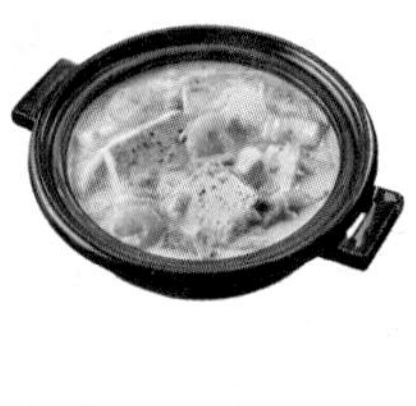

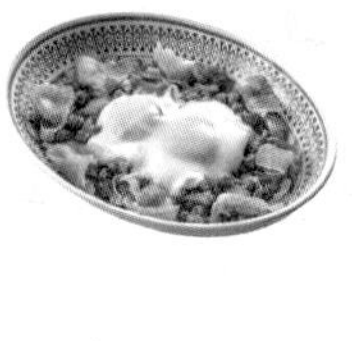

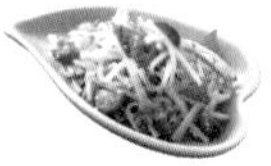

COLUMN -03-

ビタミン・ミネラルちょい足しサラダ

PART 4 やせるをかなえる

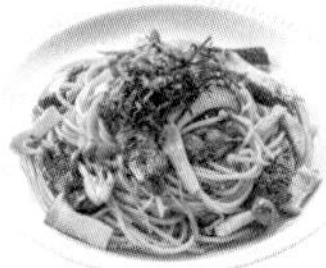

1品OK! 完全栄養ごはん

ごはん

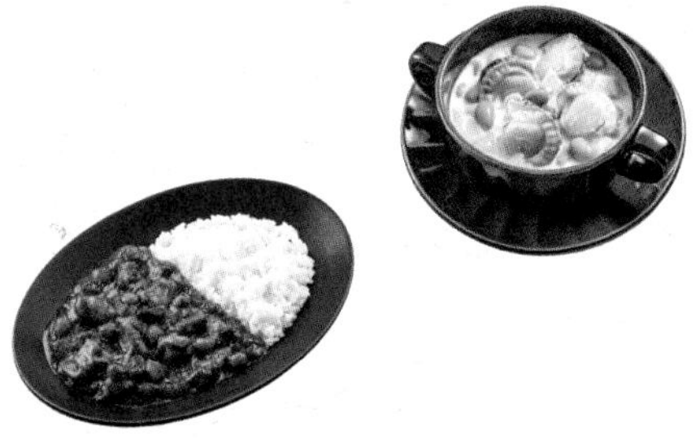

これからのダイエットは

“完全栄養”で決まり！

～PFCバランスできれいやせ～

こんなダイエットのお悩み、ありませんか。

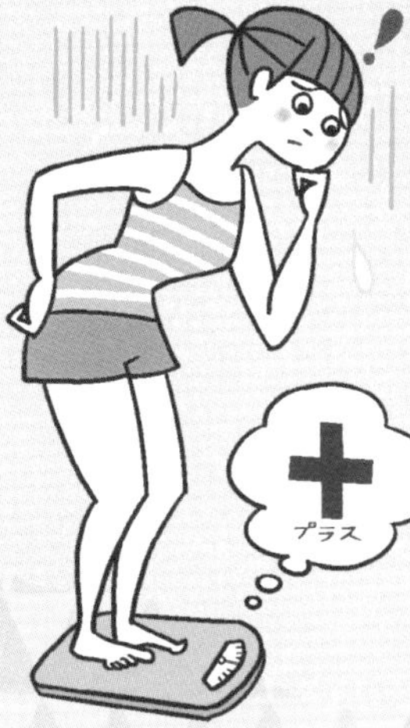

- □ なかなかダイエットが続かない
- □ 頑張っていてもリバウンドしてしまう
- □ 極端な食事制限がつらい
- □ 最近、太りやすい

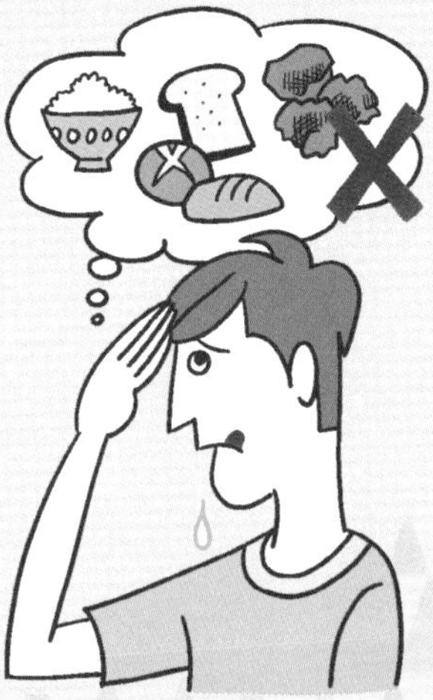

しっかり食べながら
健康的にやせる方法
はないの!?

↓ こんなお悩みは…

PFCバランス
が整った
完全栄養ごはん
で解決！

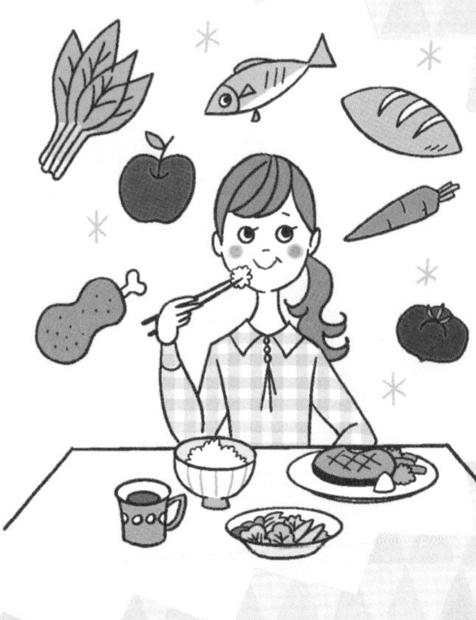

これからは誰でも健康的にやせられる、完全栄養の時代！ おいしく食べられて完ぺきな栄養がとれる食事で、やせやすい体づくりを目指しましょう！

理想のダイエット食！

完全栄養をとるメリット

メリット1

栄養バランスが整って心も体も健康的に！

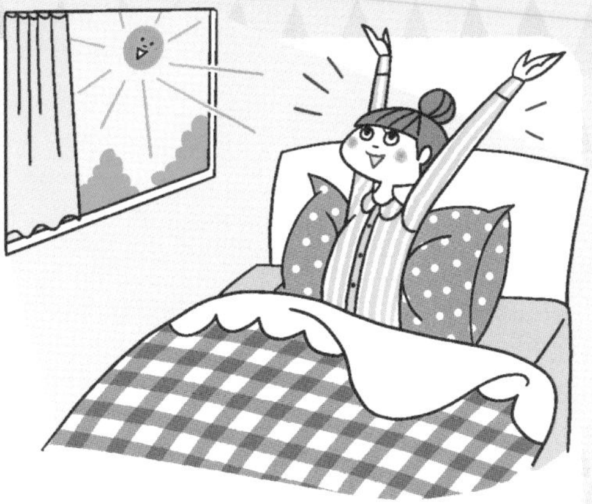

極端なダイエットを続けた結果、栄養が偏り、体調不良や心の健康にも影響を及ぼしたことはありませんか。ダイエットを成功させるためには、栄養バランスのよい食事をしっかりとり、ストレスなく続けることが重要です。自分の目標に合った食事を知って、無理なく健康な体をキープしましょう。

メリット2

筋肉がついて引き締まる

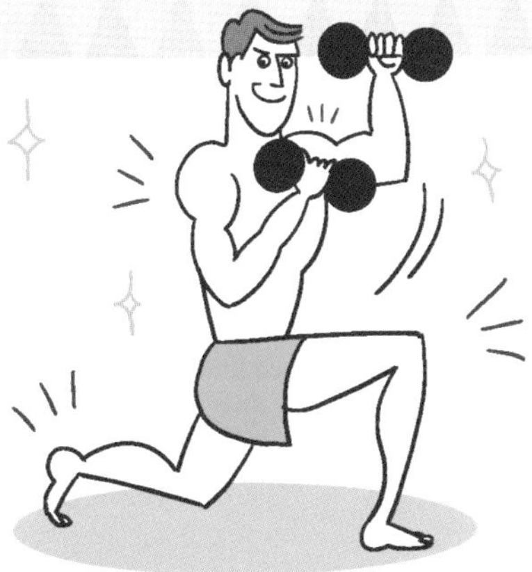

PFCバランスの中でも重要視したいのがたんぱく質。たんぱく質をとって筋肉が増えると代謝が上がって脂肪が燃焼しやすくなり、その結果、引き締まった体型を目指せます。たんぱく質を基準に、脂質、炭水化物のバランスを考え、理想の体型に近づきましょう。

メリット3

肌や髪のハリツヤをキープしながらスリムに！

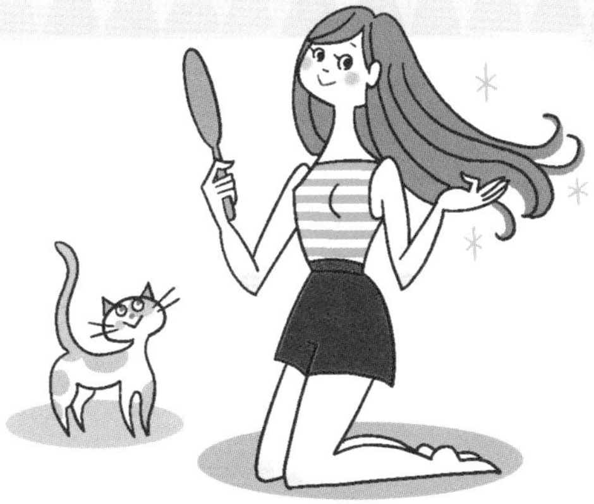

きれいな肌や髪を育てるのも栄養バランスが大事。良質なたんぱく質や脂質をとることで肌荒れや髪のパサつきを予防します。また食物繊維を含む炭水化物は、腸内環境を整えて体の中からきれいにしてくれるので、適量をしっかり食べましょう。ビタミンやミネラルを含んだ野菜や海藻類をプラスするのもおすすめ。

完全栄養で理想的な体

主菜1品＋主食

で栄養ばっちり！

この本では、たんぱく質と脂質がバランスよくとれる低カロリーな主菜を中心に紹介しています。好みの主食をプラスするだけで完ぺきなダイエットメニューの完成！

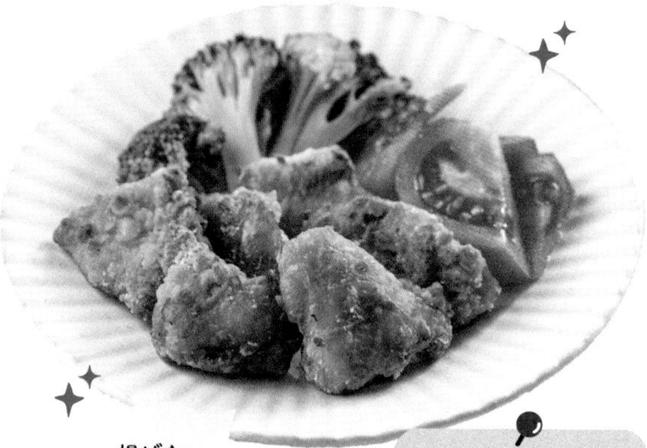

揚げない
から揚げ
P.30

275kcal

P たんぱく質 ▸ 27.3g
F 脂質 ▸ 6.7g
C 炭水化物 ▸ 21.3g

＋

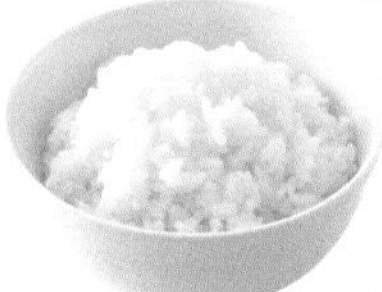

ごはん
普通盛り
1杯

＝ 合計

509kcal

P たんぱく質 ▸ 30.3g
F 脂質 ▸ 7.0g
C 炭水化物 ▸ 77.0g

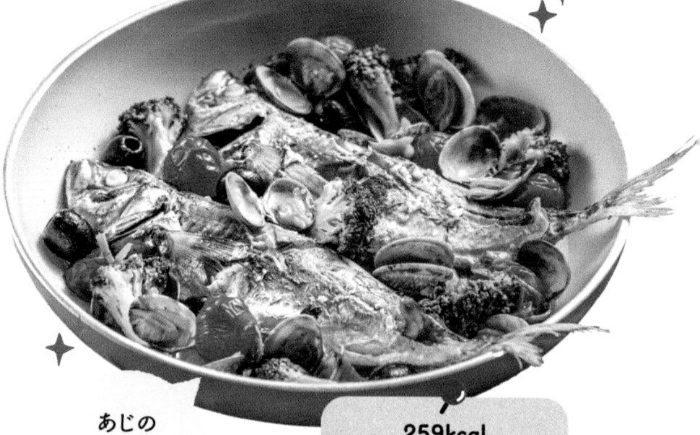

あじの
アクアパッツァ
P.66

259kcal

P たんぱく質 ▸ 20.0g
F 脂質 ▸ 12.6g
C 炭水化物 ▸ 8.9g

＋

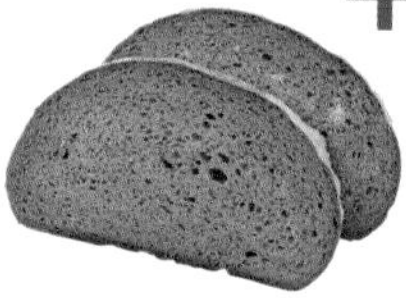

ライ麦パン
2枚

＝ 合計

511kcal

P たんぱく質 ▸ 26.8g
F 脂質 ▸ 14.6g
C 炭水化物 ▸ 61.7g

こはん、パン、麺などの主食は、1日の目標摂取カロリーから
主菜のカロリーを差し引いた数値をもとに、選びましょう。

目標カロリーはP.20へ

を目指そう

この本で紹介するおかず1品に、ごはんなどお好みの主食を合わせれば、栄養バランス完ぺき！ なりたい体型を無理なく目指せます。

主菜の選び方

① 筋肉をつけるなら たんぱく質量をしっかりとる

PFCバランスの中でもカギとなるのが、筋肉の源となるたんぱく質。とる量のめやすは13〜20%で、しっかりと筋肉をつけたいなら20%を目標にするとよいでしょう。また、筋トレといえば鶏ささみなどの動物性たんぱく質を選びがちですが、豆腐などの植物性たんぱく質もいっしょにバランスよくとりましょう。

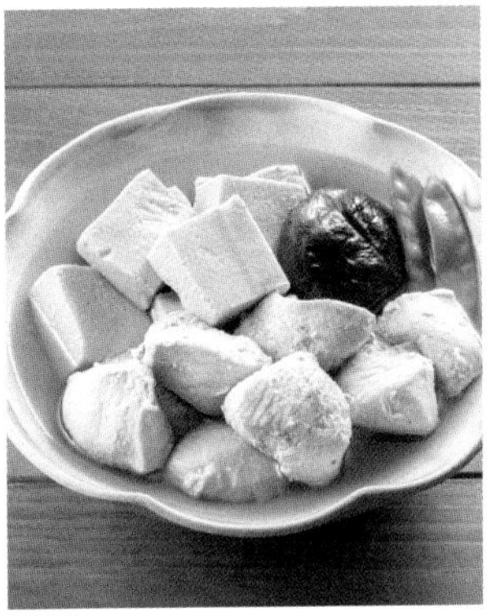

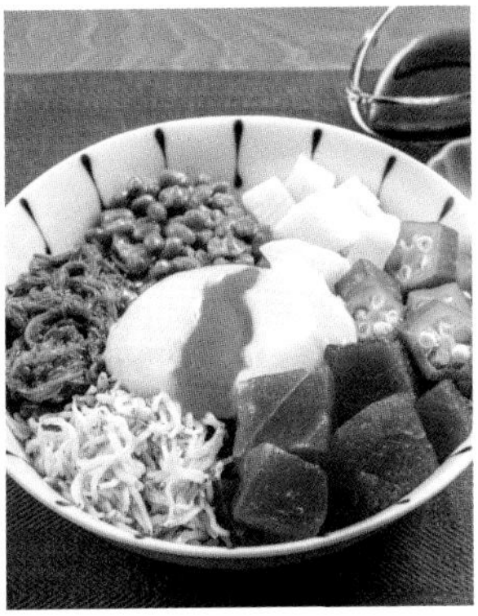

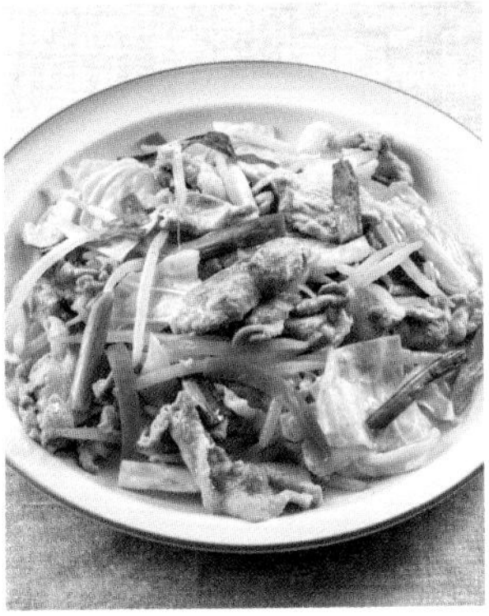

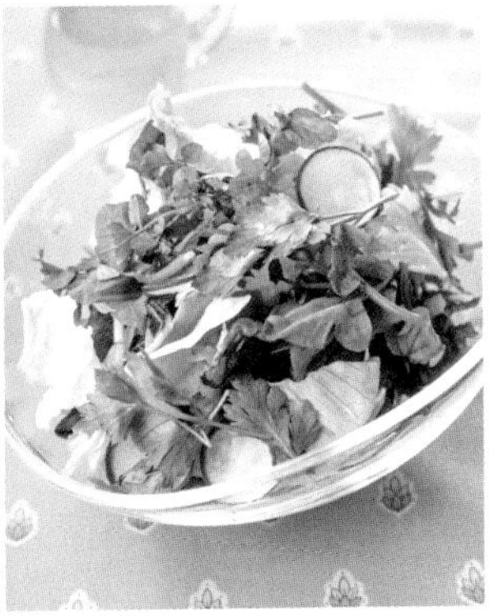

② きれいをキープするには ビタミンやミネラルを積極的に

ダイエット中も肌のハリツヤなどをキープするためには、ビタミンやミネラルを含む食材をとることが大事。特に野菜は、食物繊維も豊富に含まれるため、腸内環境が整って体の内側からきれいが目指せます。主菜でとりづらい場合は、サラダなどの副菜を足して食べるとよいでしょう。

具だくさんの1品主食やスープでも完全栄養がかなう！

1品だけでPFCバランスが整う主食や、1汁1飯でOKなスープも紹介しています。手軽なうえに具材がたっぷり入って食べごたえがあるので、満足度間違いなしのレシピです。

PART4、PART5へ

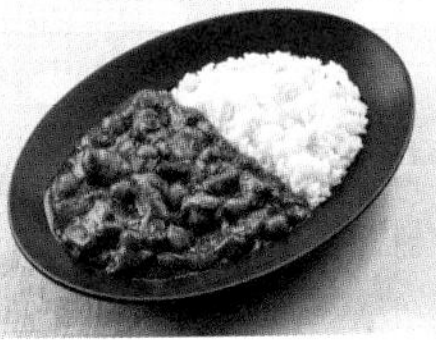

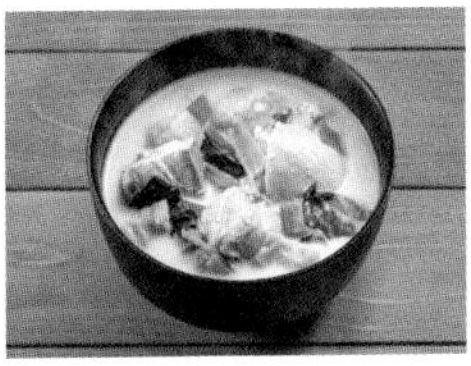

忙しいときはコンビニ食も活用！

忙しくて何も作れないときは、コンビニ食に頼りましょう。栄養バランスの整った1品料理や、たんぱく質を強化するサラダなどが手軽に手に入ります。

COLUMN-02へ

ヘルシーなスイーツで息抜きを

疲れたときやちょっと口さびしいときには、小腹を満たせるヘルシーな甘いおやつで休息をとりましょう。

COLUMN-05へ

完全栄養の土台はPFC

PFCって何？

この本での「完全栄養」とは、PFCバランスに基づく栄養の整った食事のことをいいます。PFCとは、エネルギー源となる3大栄養素の「たんぱく質（Protein）」、「脂質（Fat）」、「炭水化物（Carbohydrate）」のこと。PFCバランスとはこの3つの栄養素をとる割合を言います。これらの栄養素を過不足なくバランスよくとることで、無理なく健康的な体づくりを目指せます。

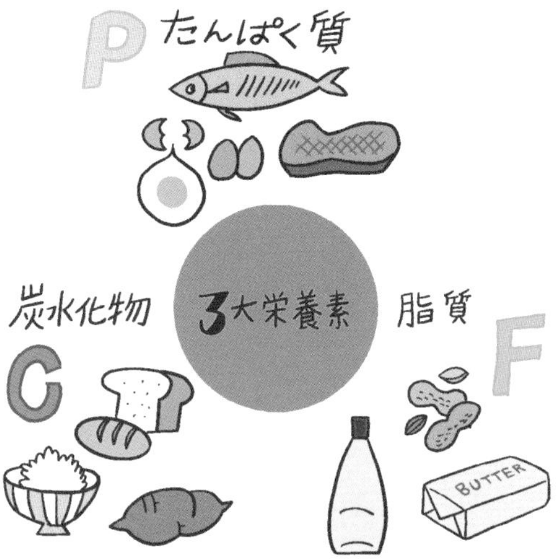

理想的なPFCバランス

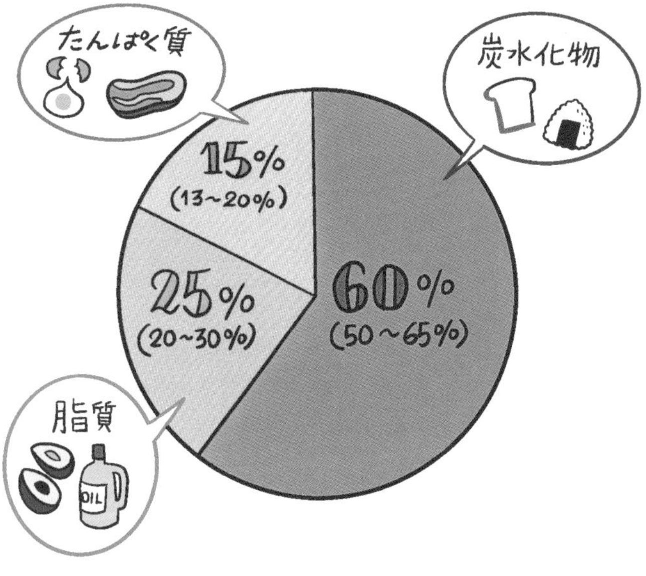

理想とされるPFCバランスは、たんぱく質が13～20%、脂質が20～30%、炭水化物が50～65%＊1とされています。これは生活習慣病の予防や重症化予防を目的とした場合の割合です。この本はダイエットに最適な、**たんぱく質が15～20%、脂質が20～25%、残りで炭水化物をとる割合**を基準にしています。

＊1　参考：厚生労働省『日本人の食事摂取基準（2020年版）』

バランス

体づくりに欠かせないP：たんぱく質、F：脂質、C：炭水化物。このPFCのバランスが整った食生活を続けると、自分の理想とする体型に近づきます。

体づくりに欠かせないのがPFCバランス

極端な食事制限や栄養のバランスが悪いと、筋肉量が減ったり、体調を崩したりする原因にもなりかねません。老若男女問わず、ダイエットをするうえでも、栄養の質やバランスに注意することが最も大切です。

子どもの健やかな成長に

学校給食はPFCバランスに基づいて献立が作成されています。これは、大事な子どもの成長期に、健康な体をつくり健やかな心をはぐくむのに必要な栄養をしっかりとるために設定されました。PFCの考え方を知って、ご家庭での食事作りにも役立てましょう。

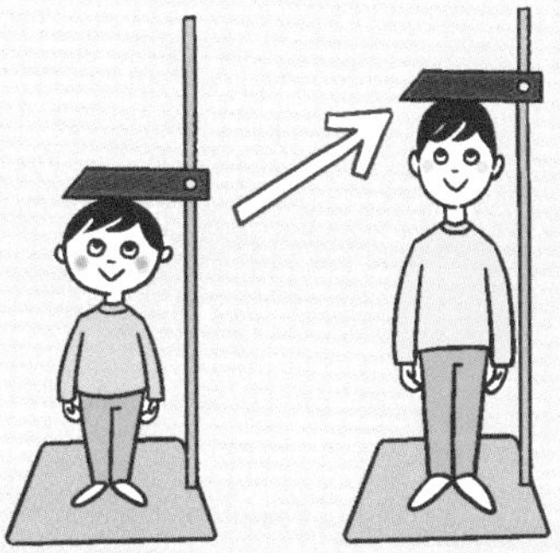

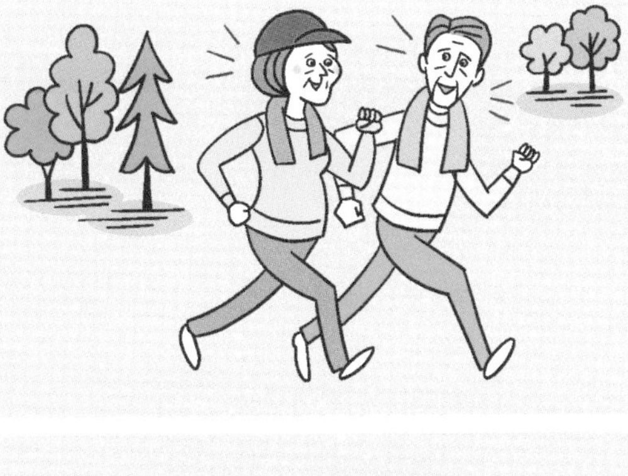

高齢者のたんぱく質不足に

一般的に、高齢になるにつれて食欲が低下し、あっさりしたものや食べやすいものを好むようになるため、食事が偏りやすくなります。特に肉や魚などの動物性たんぱく質の不足は筋肉量の低下につながるのが心配です。少量を数回に分けて食べるなど、日々の食生活で意識して取り入れると、栄養バランスも整いやすくなるでしょう。

疲れやすさの解消に

忙しいと食事のことまで意識がまわらず、栄養が偏ったり、暴飲暴食をしたりしがちに。そんなときこそ、バランスのよい食事をとることで心も安定し、ストレスや疲れやすさの軽減にもつながります。コンビニの惣菜などもうまく活用しながら、自分の負担にならないような食習慣を心がけましょう。

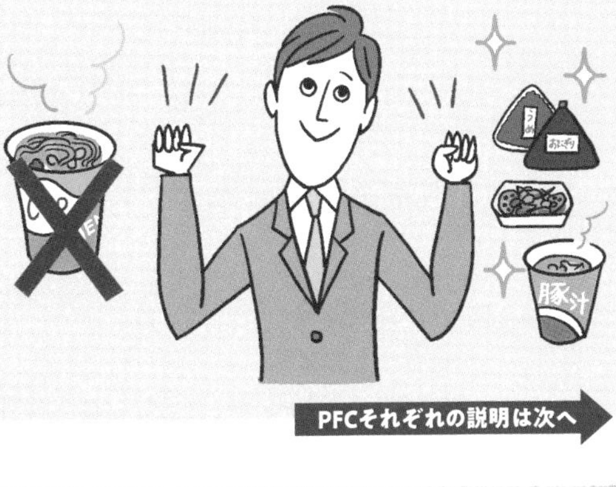

PFCそれぞれの説明は次へ

3大栄養素PFCの

P たんぱく質で筋肉や美

たんぱく質の
主なはたらき

・筋肉、内臓、皮膚、髪などをつくる
・ホルモン、酵素、抗体などをつくる

たんぱく質をとるメリット

① 筋肉増加や美しいボディラインになる

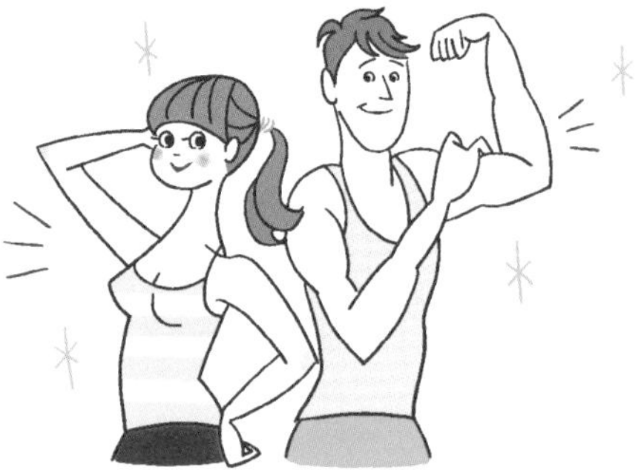

たんぱく質は筋肉の増加や、ボディメイクには必須の栄養素。たんぱく質量をキープしながらトレーニングを上手にかけ合わせると、脂肪燃焼効果で体脂肪が減って引き締まった体になります。さらにはリバウンドもしにくくなるうれしい効果が。

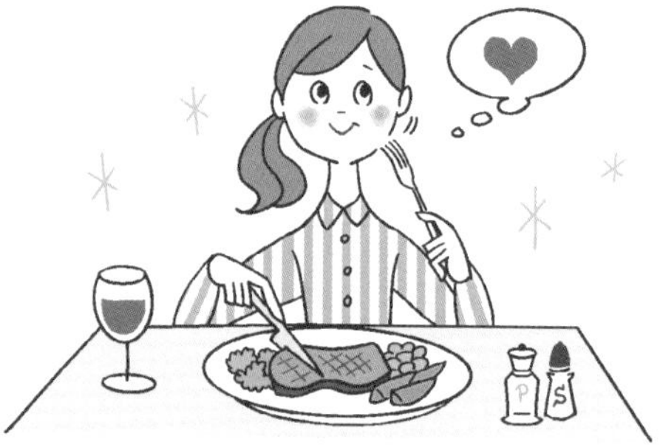

② 食欲を抑えて満足度を高めてくれる

たんぱく質は脂肪になりにくい性質のため、余分に摂取した分は体内でエネルギー源になったり、体外に排出されたりします。また、食欲を抑えるホルモンの分泌にも関わっていて、食後の満足感が得られやすくなる効果もあります。

③ 基礎代謝が上がって健康な体になる

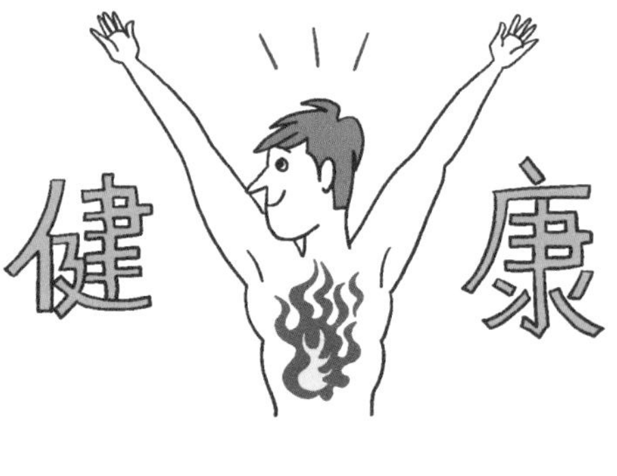

たんぱく質を摂取して筋肉量が増えると、基礎代謝が上がります。基礎代謝が上がることでダイエットのあと押しとなったり、体温も上がるため、血流がよくなり、免疫力のアップや冷え性の改善などにも役立ちます。

をつくろう

たんぱく質は、体の組織をつくる大切な役割を担っています。ダイエットやボディメイクにも欠かせないため、不足しないよう、しっかり意識してとりましょう。

おすすめたんぱく質食材

動物性たんぱく質

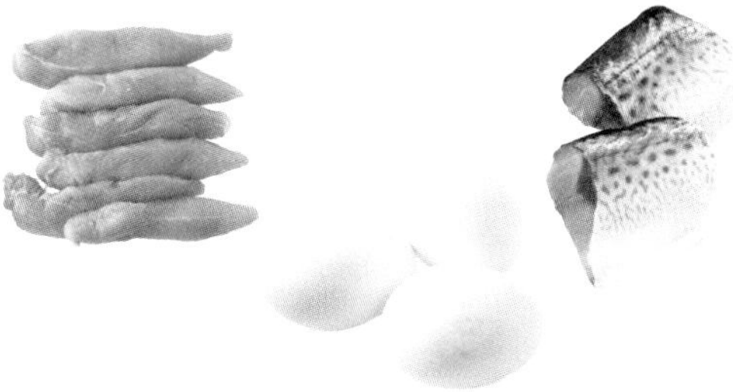

肉や魚、卵や乳製品などに含まれ、体内ではつくることのできない必須アミノ酸をバランスよく含んでいます。必須アミノ酸は、低脂質な部位の肉や魚類、卵などに豊富です。また消化や吸収が早いため、効率的に筋肉をつくり出すのにも役立ちます。

植物性たんぱく質

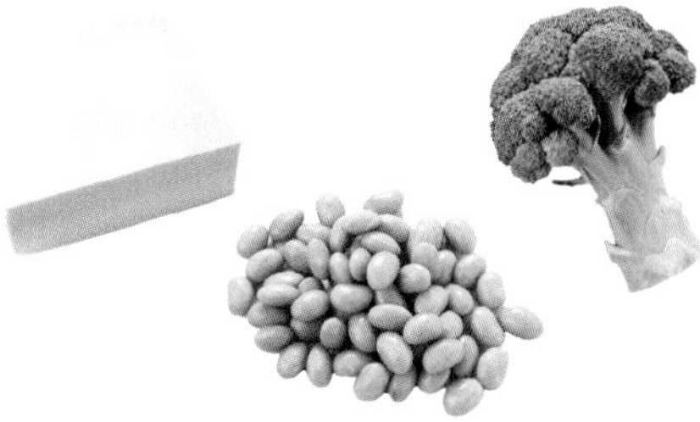

豆や大豆製品、ブロッコリーなどに含まれます。たんぱく質の含有量は動物性たんぱく質より少ないですが、低脂質、低カロリーなのが特徴です。脂肪燃焼効果が高く、食物繊維が豊富に含まれている食材が多いため、腸内環境の改善にもおすすめです。

動物性と植物性を組み合わせて質を高めよう！

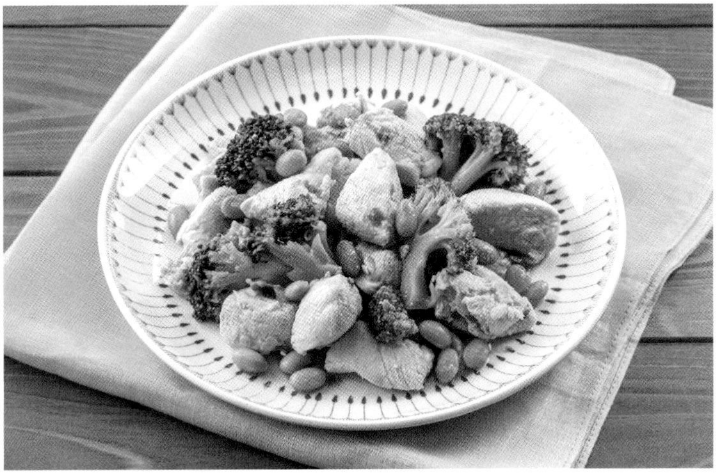

動物性たんぱく質は脂質も多く含む食材が多いため、とりすぎはカロリーオーバーの心配が。低脂質な植物性たんぱく質と1対1の割合になるのがベストバランス。両者を上手に組み合わせることが理想のボディメイクへの近道です。

3大栄養素PFCの

F 脂質で効率よくエネルギ

脂質の
主なはたらき

- 3大栄養素のうち、最も高いエネルギー源となる
- 細胞膜やホルモンなどの材料になる

脂質をとるメリット

① エネルギーが効率よくとれて腹持ちがよい

脂質は、たんぱく質や炭水化物に比べてエネルギーを最も効率よくとれるのが特徴。3大栄養素の中で1番消化吸収がゆっくりなので腹持ちもよく、空腹のストレスを感じにくくしてくれます。食事からとる必要がある、必須脂肪酸を含む良質なものを中心に選びましょう。

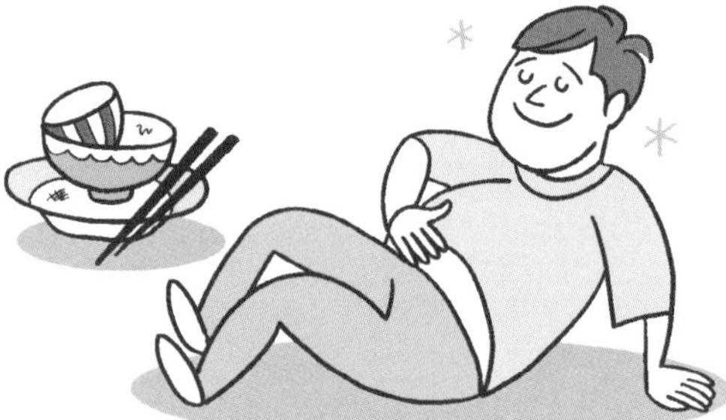

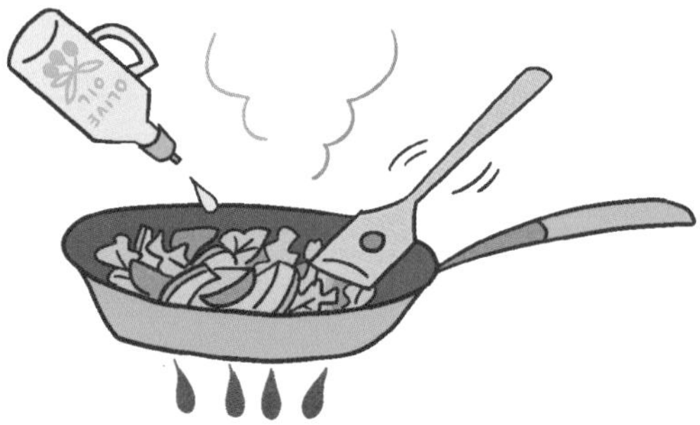

② 脂溶性ビタミンの吸収を助けてより強い体になる

油脂に溶ける脂溶性ビタミンは、脂質と摂取することでより吸収率が高まります。にんじんやほうれん草などの緑黄色野菜には脂溶性ビタミンが多く含まれており、油を使って炒め物などにすることで吸収率がアップし、健康な体を維持するのに役立ちます。

③ 体温を保持して臓器を守ってくれる

脂質は、炭水化物やたんぱく質が生み出した熱を維持し、体温を保ったり、内臓などを保護したりする役割を担っています。過剰に摂取すると肥満を招くので、1日の摂取エネルギーの20〜25%程度を心がけましょう。

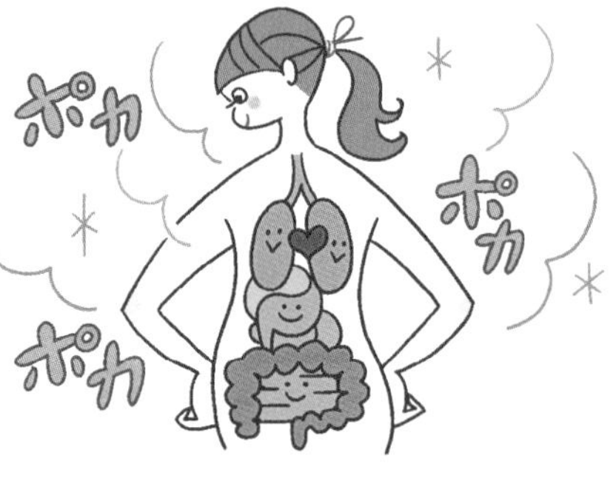

ーをつくろう

脂質はダイエットの大敵と思われがちですが、重要なはたらきがたくさん。質のよい脂質を食事で積極的にとりましょう。

おすすめ脂質食材

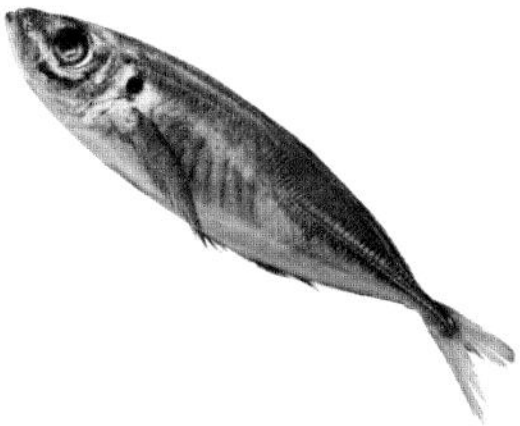
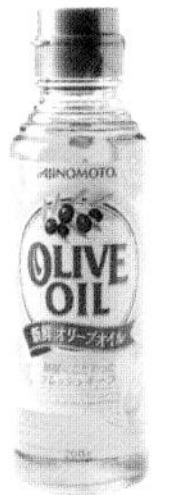

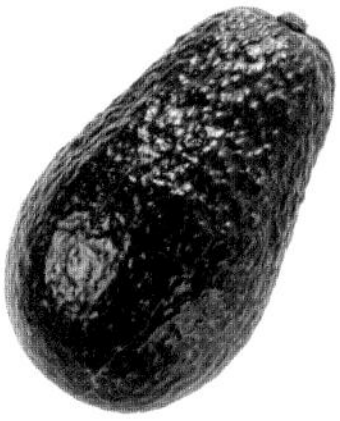
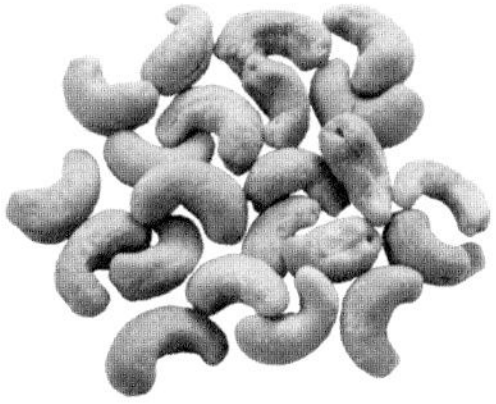

魚やオリーブオイル、アボカド、ナッツなどは、悪玉コレステロールを減らすはたらきがあり、生活習慣病の予防効果が期待できるのでおすすめです。逆に肉の脂身やバター、生クリームなどはコレステロールを上げる要因となるため、なるべく控えましょう。

体内でつくることができない「必須脂肪酸」を積極的にとろう！

n-3系脂肪酸を含む食材

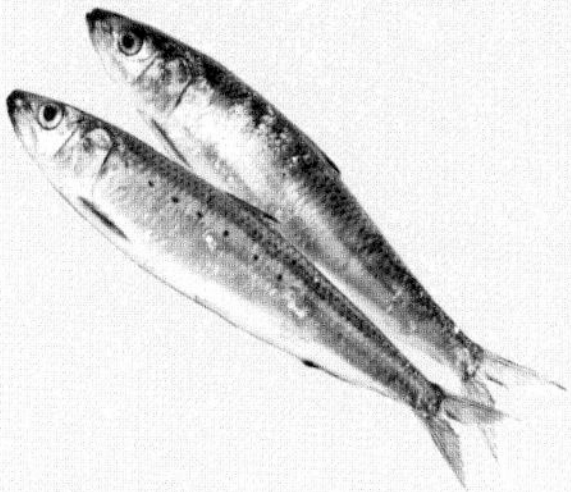
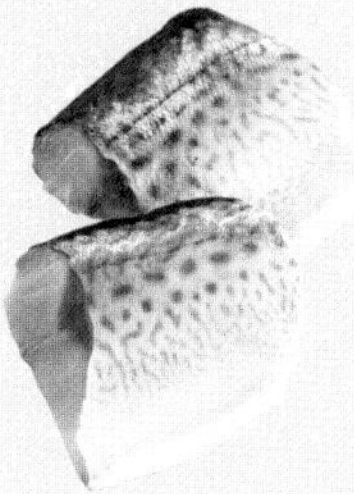

n-6系脂肪酸を含む食材

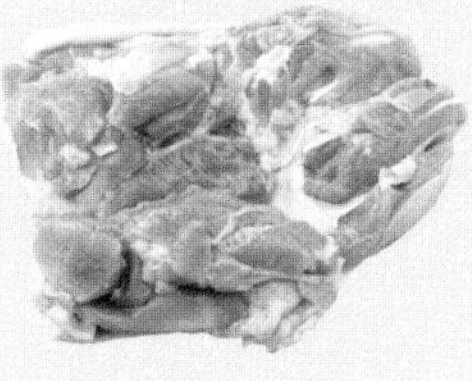
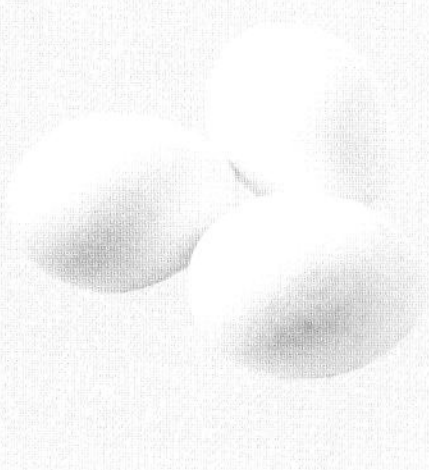

人間の体内で合成できない脂質の成分のことを必須脂肪酸と呼び、いわしやさばなどの青魚に含まれるn-3系と、鶏もも肉や卵などに含まれるn-6系に分類されます。必須脂肪酸は人間の健康維持には不可欠な栄養素であり、食品からしか摂取できないので適量をしっかりとることが大切です。

3大栄養素PFCの

C 炭水化物で脳や体を活

炭水化物の
主なはたらき

- 脳などにエネルギーを供給する
- 体内でエネルギーを生み出して体を動かす

炭水化物をとるメリット

① すぐにエネルギー源となり元気になれる

炭水化物に含まれる糖質は消化吸収がよく、効率よくエネルギーに変わります。エネルギーが足りないと疲れやすくなり、免疫力の低下にもつながります。摂取エネルギーのうち50～65%をめやすにきちんと摂取しましょう。

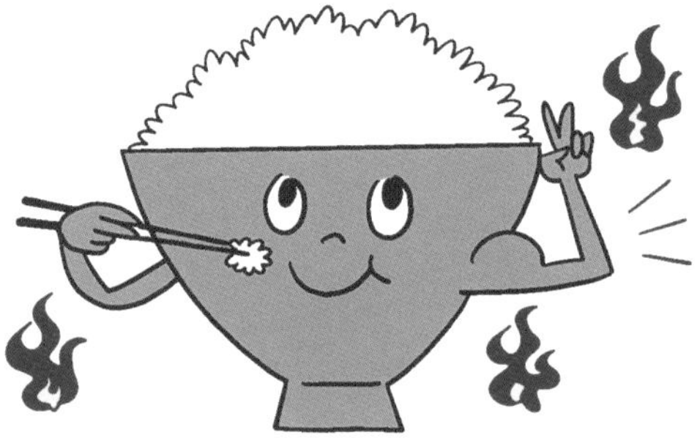

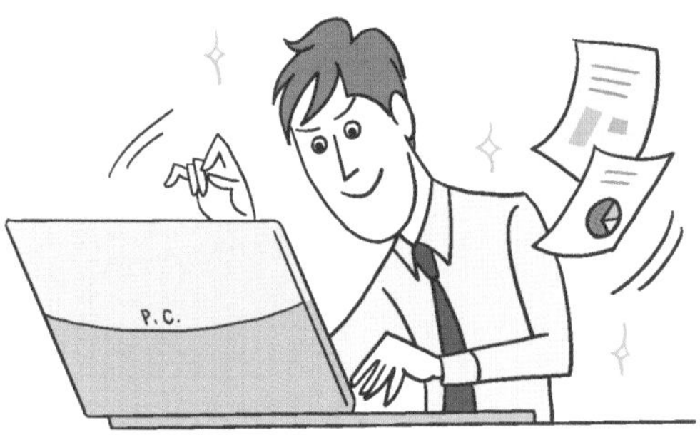

② 脳が冴え集中力がアップする

炭水化物に含まれるブドウ糖は脳や神経系のエネルギー源です。特に脳のエネルギー源のほとんどはブドウ糖のため、しっかりと摂取することで思考力や集中力が高まります。

③ スタミナがつき体が動かしやすくなる

炭水化物は、脂質とともに体を動かすためのエネルギーとして使われます。しっかりスタミナをつけて持久力を維持したいなら、炭水化物が不可欠。運動をする前は、おにぎりなどの手軽な主食をとるのがよいでしょう。

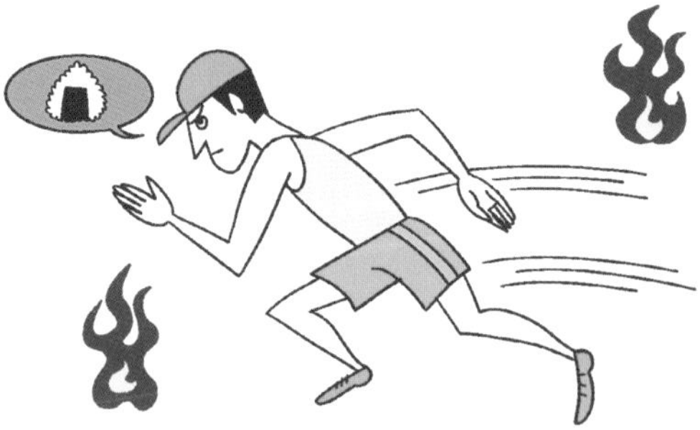

性化させよう

炭水化物はダイエット中には敬遠されることが多いですが、脳や神経系にとっての唯一のエネルギー源。適量をきちんと食べましょう。

やせたいなら糖質をしっかりとることも大事！

炭水化物とは、糖質と食物繊維の総称。糖質制限ダイエットで、炭水化物の摂取を控えている人も多いのではないでしょうか。しかし食事から主食を抜くのは、エネルギー不足や集中力の低下、ストレスがたまってドカ食いをしてしまうなど危険がいっぱい。さらにリバウンドの原因にもなってしまいます。炭水化物も、他との栄養バランスを見ながらしっかりとることが、やせる近道といえます。

おすすめ炭水化物食材

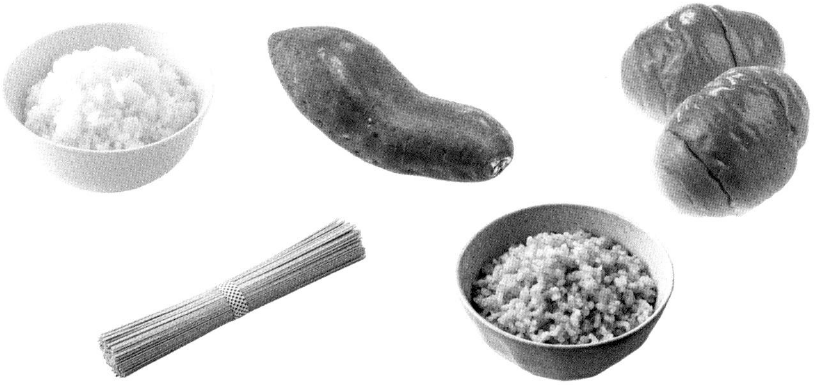

私たちがよく慣れ親しんでいる白米は食べごたえがあり、1杯で腹持ちもよいのが特徴。ロールパンは1個あたりのカロリーが低いので、1食に2個くらい食べられて満足感が高まります。その他にも、食物繊維が多い玄米やそば、さつまいもなどは、腸内環境を改善するはたらきがある優秀食材です。

低GI食品をとって効率よくやせよう

GI（Glycemic Index）とは食後の血糖値の上昇度を示す指標。GI値が低い食品は血糖値の上昇を穏やかにする特徴があり、脂肪が蓄積されるのを防ぐことができるため、ダイエットにおいては低GIの食品を活用することはおすすめされています。白米や食パンよりも、玄米やそば、全粒粉パンなどの茶色い炭水化物のほうがGI値が低く、おすすめです。

主食のめやす一覧表はP.126へ

より効果アップ!

ビタミン・ミネラルでさらに

「5大栄養素」で無敵食に!

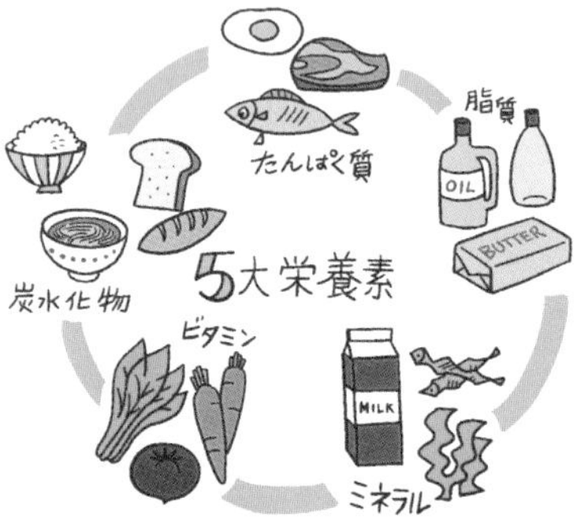

たんぱく質、脂質、炭水化物に加え、体の調子を整えるために欠かせない栄養素がビタミン・ミネラル。この5つの栄養素を合わせて「5大栄養素」といいます。ビタミン・ミネラルはエネルギーにはなりませんが、たんぱく質、脂質、糖質の分解や合成を助けるはたらきを持つため、しっかりと補うことをおすすめします。

ダイエットの効率を上げてきれいにやせるのに欠かせないビタミン

ビタミンB群は糖質や脂質の代謝には欠かせない栄養素で、疲労軽減にも効果的。ビタミンDは筋肉強化を促し、やせやすい体づくりに役立ちます。またビタミンCは、たんぱく質といっしょにとることで、コラーゲンをつくり、肌のシミやたるみを解消できます。きれいにやせるには、ビタミンもしっかりとることが大切です。

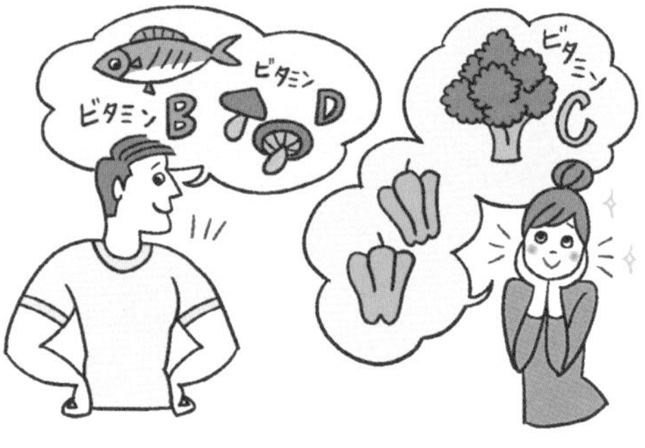

やせたいなら積極的にミネラル摂取を

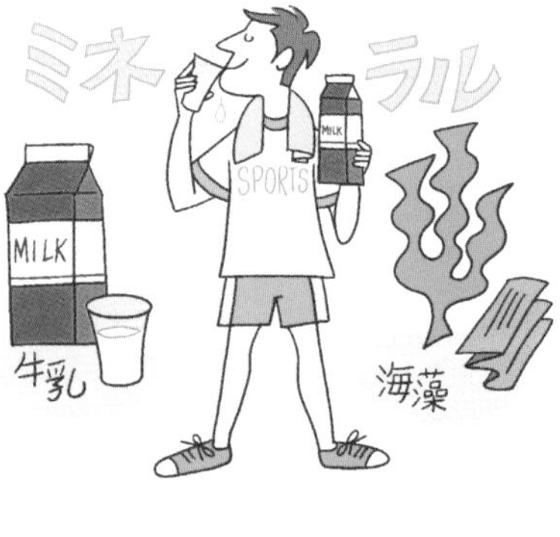

ミネラルもビタミン同様、体づくりをサポートする大切な栄養素。マグネシウムや亜鉛は、脂肪の燃焼を助けるはたらきがあります。またカルシウムは、筋肉の成長を助けるため、トレーニングの効果を高めてくれます。トレーニング中は汗で多くのミネラルが失われるので、運動後には積極的にミネラルをとって筋力低下や体調不良を予防し、やせやすい体質をつくりましょう。

完ぺき!

3大栄養素を体内で効率よく活用するにはビタミン・ミネラルが必要不可欠。野菜や海藻類などをプラスして。食べごたえもアップできますよ。

ビタミン・ミネラルがとれるおすすめ食材

ビタミン

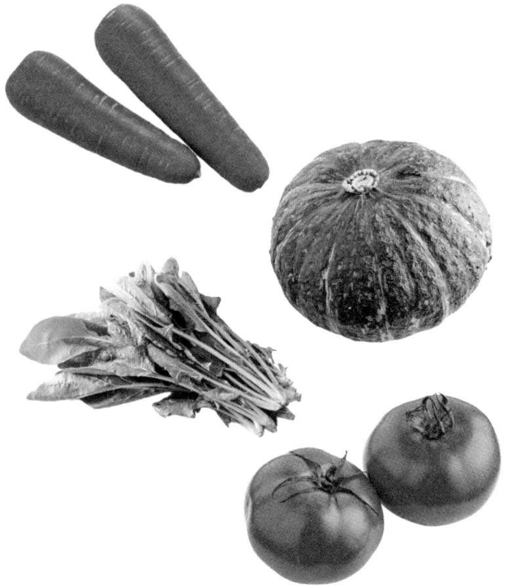

ビタミンは大きく分けて油脂に溶けやすい脂溶性、水に溶けやすい水溶性の2種類があります。緑黄色野菜のにんじんやかぼちゃ、ほうれん草、トマトはその2種のビタミンをバランスよく含んでいるため、積極的にとりましょう。

ミネラル

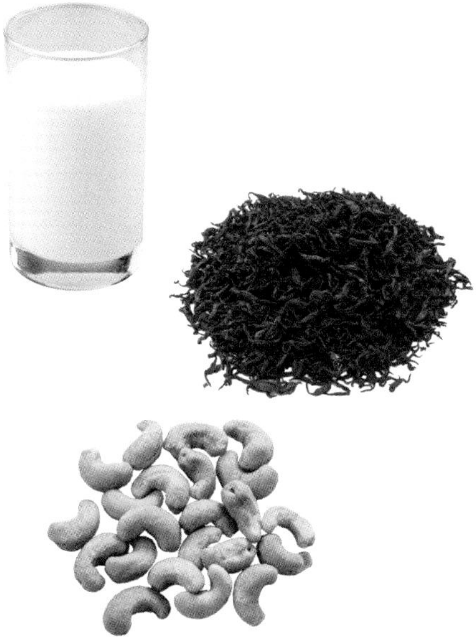

カルシウムは牛乳などの乳製品や、魚介類、大豆製品に、マグネシウムはひじきなどの海藻類やナッツに多く含まれています。これらをバランスよくプラスすることで、さらに体調を整えることができます。

腸内環境を整えるなら食物繊維が大事!

野菜や海藻類には、食物繊維が多く含まれています。現代人の食生活では不足気味になることも多いので、ビタミンやミネラルも含まれているきのこやごぼうなどをとり入れるのがおすすめ。腸内環境の改善を目指せるので、おなかの中からきれいに。

完全栄養でやせるをかなえる!

あなたはどのくらい？1日の目標カ

1日の目標カロリー計算の3STEP

STEP -1- なりたい体重の基礎代謝量をもとめる

まずは自分の目指す体重の、基礎代謝量を計算しましょう。下表の自分に該当する基礎代謝基準値と、自分が目標とする体重をかけて、基礎代謝量をもとめます。

年齢（歳）	男性:基礎代謝基準値（kcal／kg／日）	女性:基礎代謝基準値（kcal／kg／日）
18〜29	23.7	22.1
30〜49	22.5	21.9
50〜64	21.8	20.7

＊1

なりたい体重×自分の基礎代謝基準値=基礎代謝量

STEP -2- 自分の活動量をチェックする

次に、自分の活動量を調べましょう。レベルは３段階に分かれ、「あまり動かない」、「デスクワーク中心」、「体をよく動かす」から選びます。

身体活動レベル	あまり動かない	デスクワーク中心	体をよく動かす
	低い（I）	普通（II）	高い（III）
日常生活の内容	仕事の日でも休みの日でも、1日のうち座っていることがほとんどである。	座り仕事が中心だが、立位での接客や作業がある。また通勤や散歩、買い物や家事などで軽く体を動かしている。	立位や重いものを持ち上げるなどの作業が多い。または、スポーツなどの活発な運動習慣がある。
活動量	×1.50	×1.75	×2.00

＊2

STEP -3- 1日の目標摂取カロリーをもとめる

最後に STEP -1- と STEP -2- をかけて、目標とする摂取カロリーをもとめます。

基礎代謝量（kcal/日）×活動量
=1日の目標摂取カロリー（kcal/日）

＊1、＊2　参考：厚生労働省『日本人の食事摂取基準（2020年版）』

ロリーを知ろう

目指す体型は人それぞれ。ここでは3STEPの計算式から、なりたい体重ごとに、1日どれだけ食べていいかを知ることができます。

計算例と食べ方のポイント

男性（40代・筋肉をつけてやせたい）

STEP 1

なりたい体重		基礎代謝基準値		基礎代謝量
68kg	×	22.5	=	1,530kcal

STEP 2

身体活動レベルと活動量

ふつう（1.75）

STEP 3

1,530kcal×1.75
=2,677kcal　1日の目標摂取カロリー

食べ方のポイント

- たんぱく質量が多めの「**筋力アップ**」マークのレシピを中心に選ぶ。
- 主食は、1食あたり**ごはん大盛り1杯分**がめやす。
- トレーニング前に**間食をはさむ**のがベター。

女性（30代・きれいにやせたい）

STEP 1

なりたい体重		基礎代謝基準値		基礎代謝量
53kg	×	21.9	=	1,160kcal

STEP 2

身体活動レベルと活動量

ふつう（1.75）

STEP 3

1,160kcal×1.75
=2,030kcal　1日の目標摂取カロリー

食べ方のポイント

- 美やせが目指せる「**きれいやせ**」マークのレシピを中心に選ぶ。
- 主食は、1食あたり**ごはん普通盛り1杯分**がめやす。
- 昼食に**サラダをプラス**するのがベター。

この本の主菜レシピはおおよそ200kcal～450kcalです。カロリーや各レシピのマークを参考にし、まずは目的に合ったおかずを3食選択しましょう。プラスする主食は1食あたり150～280kcalをベースに考えるとよいでしょう。主食のめやす量はP.126参照。1食分のカロリー調整は、量を1と½人分に増やす、½人分に減らすなど、ご自身で工夫してみてください。

ダイエット時に気をつけたいこと

- なりたい体重は「BMI＝22」を基準としましょう。BMIが18.5未満のやせすぎになると免疫力が落ち、病気にかかりやすくなります。
  ※BMI…体格を表す指標。[体重(kg)]÷[身長(m)の2乗]で計算できます。
- 1か月で減らすのは、全体重の5％までにとどめましょう。短期間に過度なダイエットをすると、「ホメオスタシス（恒常性）」という体の機能により、脳が飢餓状態であると認識して脂肪を余計に蓄えてしまい、リバウンドの原因になります。
- 適度な運動習慣をつけて、カロリーを消費することも大切。汗をかいて代謝を上げると食べてよい量も増えるので、食事制限のストレスなくダイエットを続けられます。

タイプ別献立のコツ① 食事の

ヘルシーな食材選びがカギ！

食事はカロリーを抑えられるヘルシーなものが基本です。肉や魚は低脂質のものを、ごはんやパンは血糖値の上昇を緩やかにする茶色いものを選びましょう。

P
脂肪の少ない部位を選ぶ

鶏肉ならむねやささみ、豚肉や牛肉ならももやヒレなど、赤身の部位を選びましょう。魚はたらやたいなどの淡白な白身魚や、いかやたこなどが低カロリー。枝豆や大豆などの植物性たんぱく質をプラスすれば、たんぱく質をバランスよく上手にとれます。

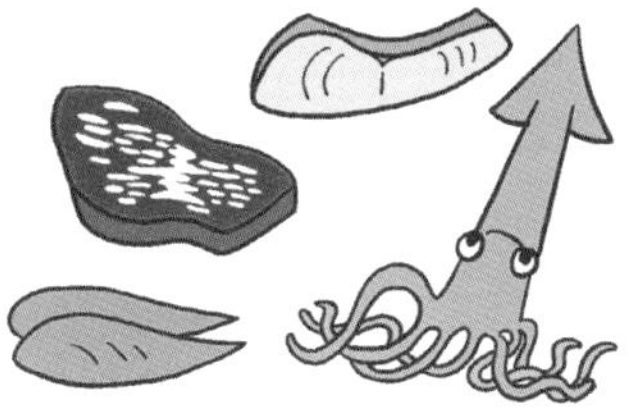

F
調味料の油に要注意

脂質は肉や魚、バターやマヨネーズ、ドレッシングなど、多くの食品に含まれており、特に調味料を多用すると、うっかりカロリーをとりすぎてしまうことに。調理法も蒸し物、煮物など工夫しましょう。サラダに使うドレッシングは、ノンオイルのものを選ぶか、手作りして。

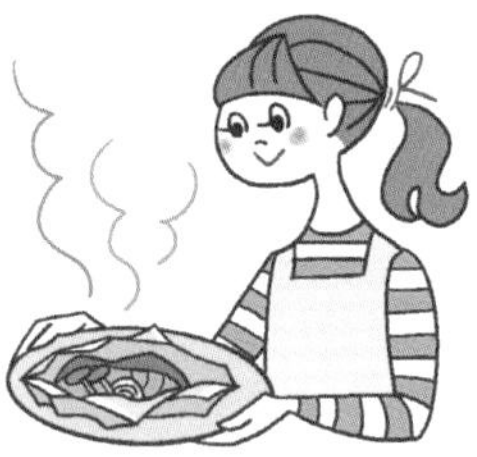

C
低GI食品が正解！

主食はライ麦パンや玄米ごはん、そばなど、血糖値の急上昇を防ぐ低GI食品を選びましょう。特に朝食に低GI食品をとると、昼食時でも血糖値が上がりにくく、脂肪の蓄積を抑える効果が。朝、昼はしっかり、夕食はおかずのカロリーに応じて量を調整するとよいでしょう。

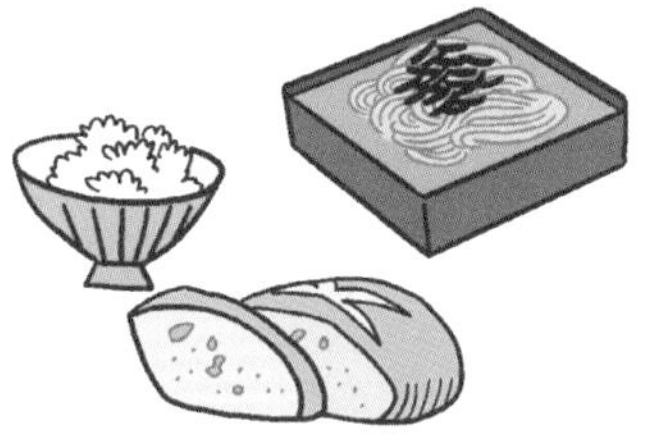

POINT

食事はゆっくり、よく噛んで！ 食べる順番にもコツが。

噛む回数を増やすと満腹中枢が刺激され、食べすぎ予防に。また食べる順番を変えるだけでも太りにくい体をつくることができます。まずは野菜、次にたんぱく質を食べ、主食を最後にすると血糖値の上昇が緩やかになり、脂肪を蓄えにくくなります。

コントロールでやせたい人

運動が苦手な人でも、3食しっかり食べながら健康的にやせられる！ ポイントと献立例を参考に、無理なく始めてみてください。

食事で無理なくやせたい人の献立例（女性・30代）

「ヘルシー」マークのレシピがおすすめです。朝と昼はしっかり食べて、夕食は就寝3時間前には済ませるようにしましょう。

ガッツリ

たくさん食べたいときは我慢しないでOK。
ヘルシー食材でかさ増しした料理を選び、満足感を高めて。

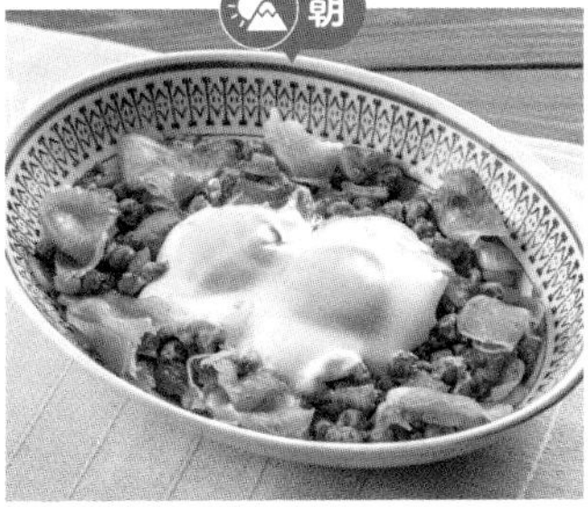

フラメンカエッグ／P.96

＋

ロールパン
3個

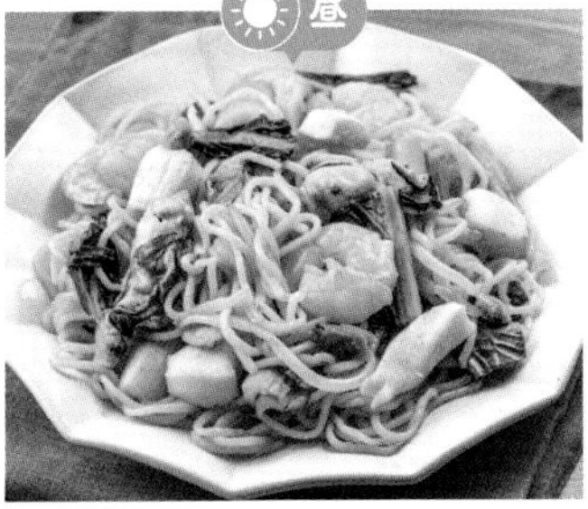

上海焼きそば／P.125
※1と½人分

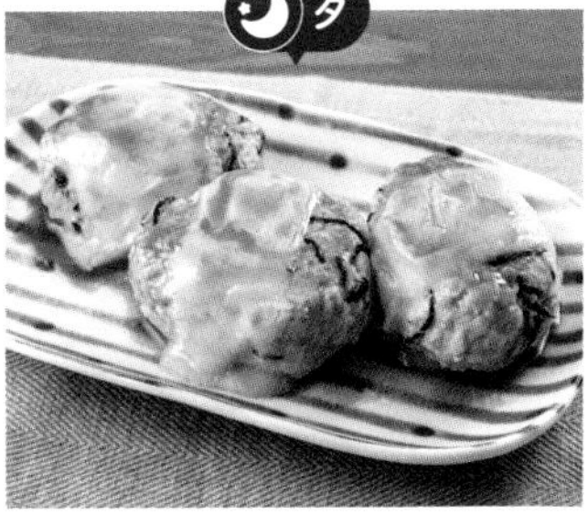

ひじき入りチーズつくね／P.59

＋

雑穀ごはん
普通盛り1杯

低カロリー

卵はビタミンやミネラルをバランスよく含み、ヘルシーでダイエット中におすすめです。主食は茶色い食品を中心に選びましょう。

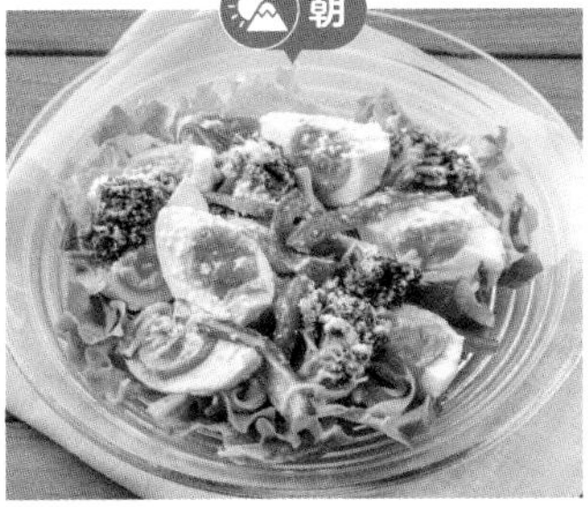

ゆで卵とかにかまのヨーグルトあえ／P.95

＋

ライ麦パン
2枚

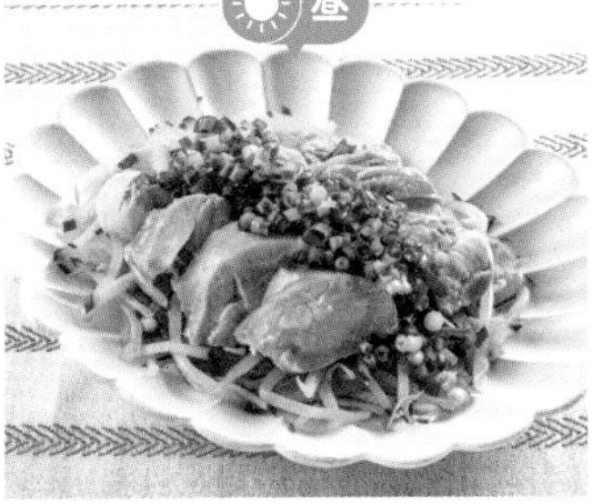

ヘルシーよだれ鶏／P.34

＋

雑穀ごはん
普通盛り1杯

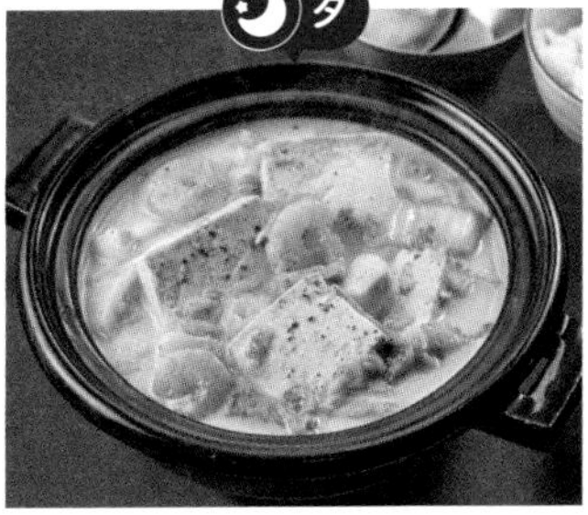

海鮮豆乳チゲ／P.100

＋

玄米ごはん
普通盛り1杯

タイプ別献立のコツ② 筋肉を

高たんぱく質なおかずと主食をしっかり食べる！

体をつくるたんぱく質と、運動時のエネルギー源となる炭水化物で、効率よく筋肉をつけましょう。

P

BCAAを含むものをとる

BCAAとは、必須アミノ酸のバリン、ロイシン、イソロイシンの総称。筋肉を増やしたり維持したりするはたらきがあり、体を動かす人にとって心強い味方です。鶏むね肉やまぐろ、かつおなどに含まれる他、卵や大豆製品にも含まれています。

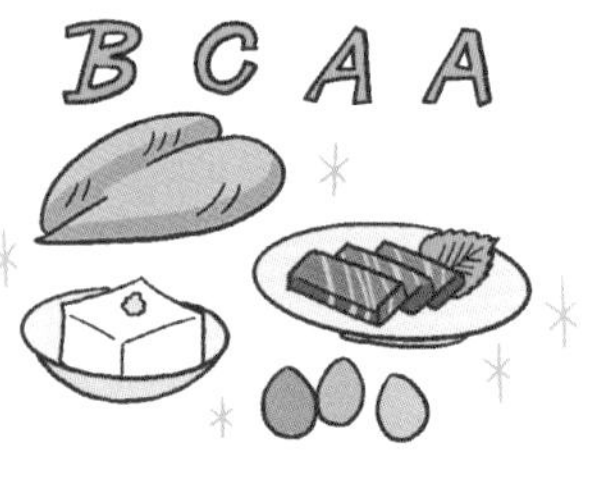

F

肉の脂に気をつけて

肉類には飽和脂肪酸が多く、とりすぎると中性脂肪を増やす原因になります。鶏の皮や脂の多い部位は避けましょう。逆に青魚には、血の巡りをよくして代謝の改善に効果のあるn-3系の不飽和脂肪酸が含まれています。魚料理もしっかり食べるようにしましょう。

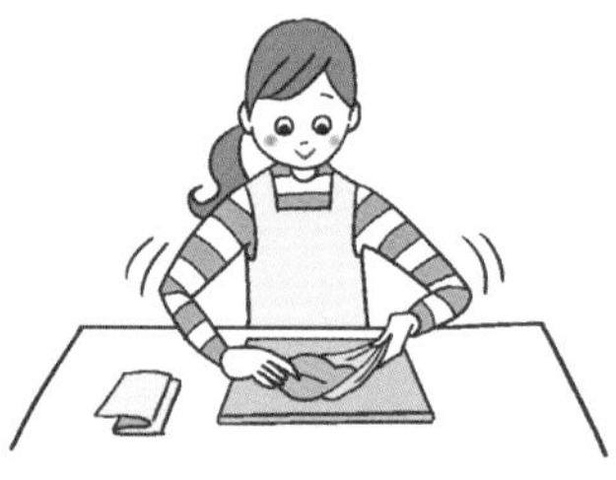

C

エネルギー切れにならないよう適量を

炭水化物が不足すると、必要なエネルギーを得るために体が筋肉を分解してしまうので要注意。特に体をよく動かす人は、3食しっかり食べることに加えて運動前の栄養補給が大事になります。バナナやおにぎり、うどんなど、消化がよくエネルギーに代わりやすいものがおすすめです。

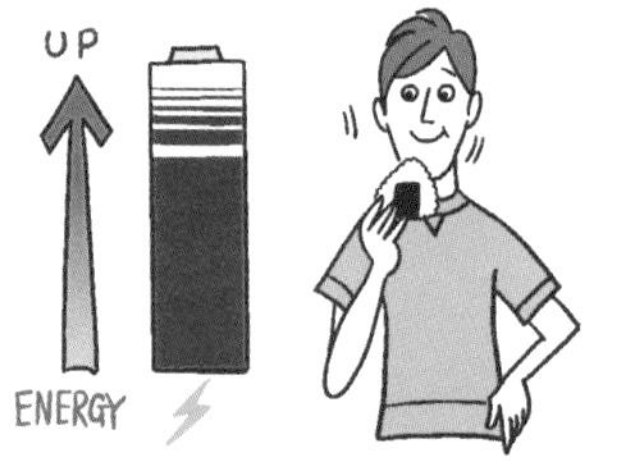

POINT

筋トレ＋ランニングが効果的！運動前後のたんぱく質補給で筋力アップ！

細マッチョを目指すなら、無酸素と有酸素を組み合わせたトレーニングが効果的。運動前後は筋肉の分解を防ぐため、消化吸収の早いたんぱく質をとりましょう。ヨーグルトや牛乳の他、プロテインドリンクなどの市販品で補うのもおすすめです。

つけて引き締めたい人

引き締まった体を目指すには、運動はもちろん、運動前後の食事も大切。トレーニングする人におすすめの食事法を紹介します。

筋肉をつけたい人の献立例（男性・40代）

「筋肉アップ」マークのレシピがおすすめです。なるべく運動前後に、炭水化物とたんぱく質をしっかりとるよう心がけましょう。

トレーニング

しっかり運動する日は高たんぱく質なメニューに。
カロリー不足にならないよう、補食も取り入れてしっかり栄養補給を。

朝

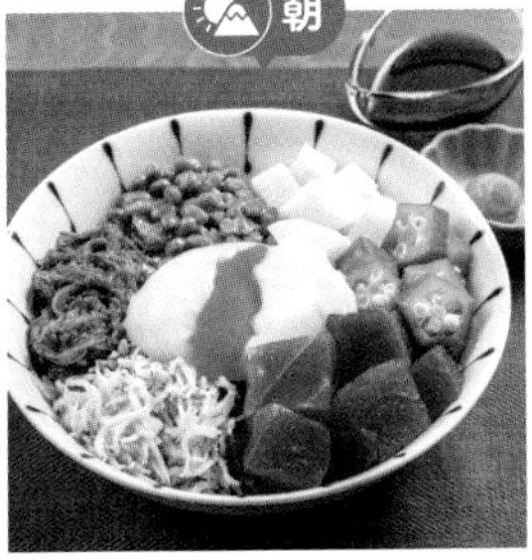

まぐろとしらすのばくだん／P.76

＋

白米
普通盛り1杯～大盛り1杯

昼

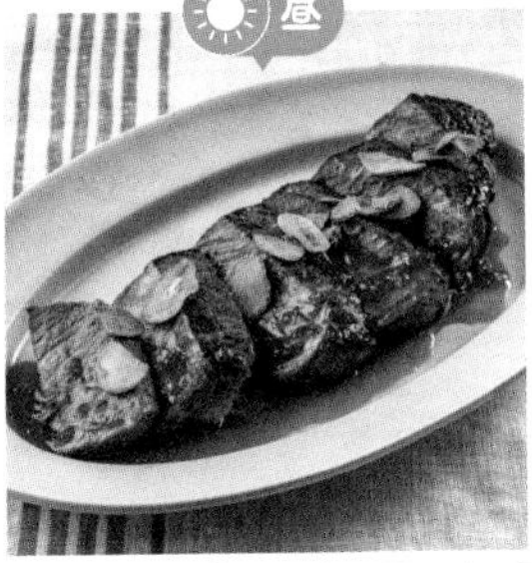

牛もも肉のガーリックステーキ／P.53
※1と½人分

＋

白米
大盛り1杯

栄養補給（運動前）

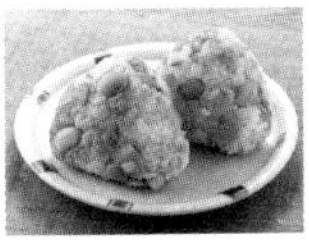

鮭と枝豆のおにぎり／P.115

栄養補給（運動後）

プロテインドリンク
1杯

夕

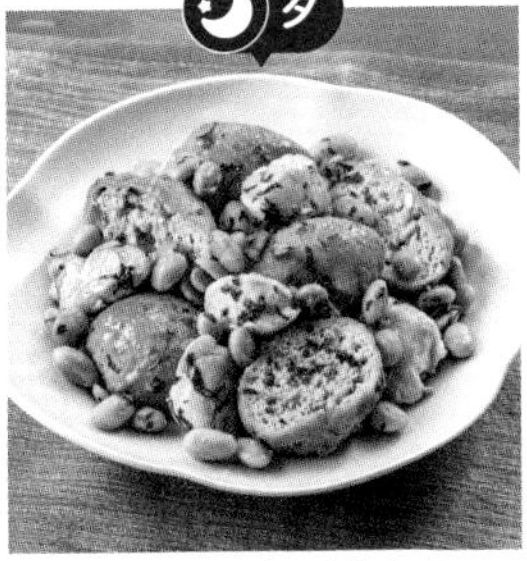

がんもとささみの青じそ炒め／P.106

＋

雑穀米
大盛り1杯

オフ

軽く体を動かす程度の日は消費エネルギーが少なくなるので、
食べすぎにならないよう、運動する日よりも全体量を少し減らしましょう。

朝

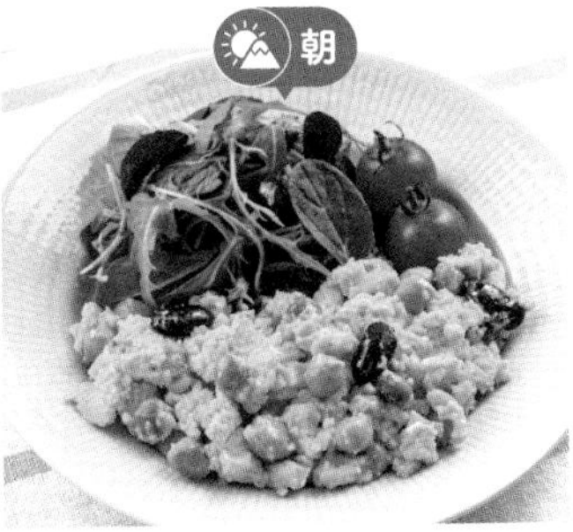

スクランブルビーンズエッグ／P.97

＋

ライ麦パン
3枚

昼

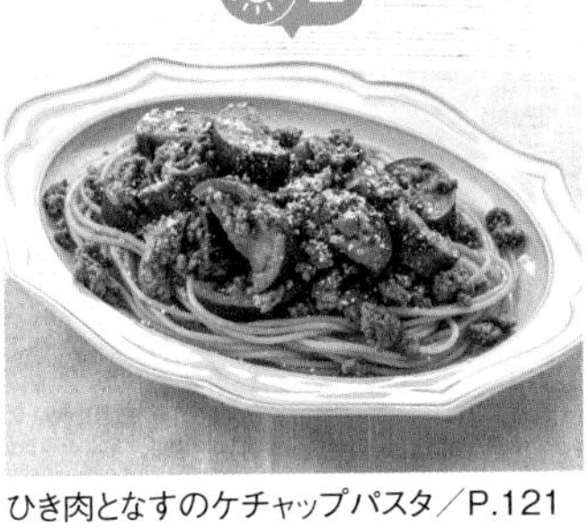

ひき肉となすのケチャップパスタ／P.121
※1と½人分

夕

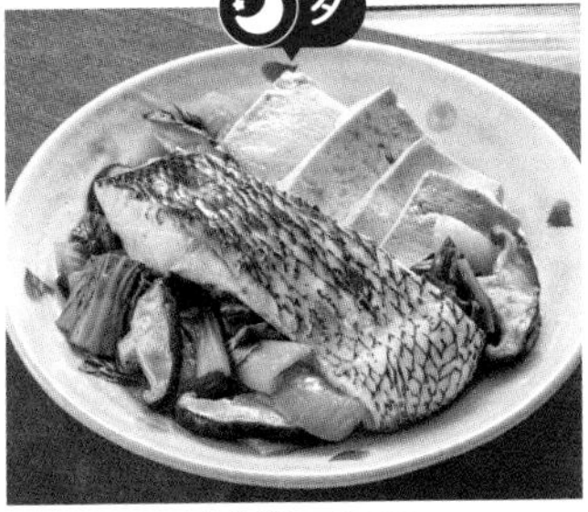

たいと豆腐の中華蒸し／P.70

＋

雑穀米
普通盛り1杯～大盛り1杯

タイプ別献立のコツ③ きれいを

5大栄養素を意識しよう！

肌や髪のツヤをキープするには良質なたんぱく質と脂質が不可欠。さらに、ビタミンやミネラルが美しさをサポートします。

P

大豆製品をしっかりとる

大豆製品にはたんぱく質以外にも美容効果が高いとされる大豆イソフラボンやポリフェノール、食物繊維などが豊富。また、脂肪の分解に関わるホルモンの分泌を高めるはたらきもあり、美しくやせたい人におすすめです。動物性たんぱく質といっしょにバランスよくとるとよいでしょう。

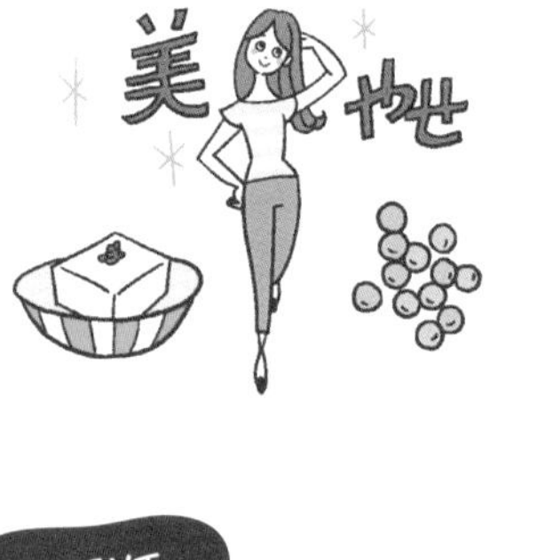

F

不飽和脂肪酸を含むものを選ぶ

不飽和脂肪酸には中性脂肪を減らすはたらきがあり、おもに植物油や青魚に含まれます。中でも青魚やナッツなどに含まれるn-3系脂肪酸は、新陳代謝を活発にして美肌をキープするはたらきが。また、アボカドに含まれるオレイン酸には皮膚をまもり、潤いを保つ効果があります。

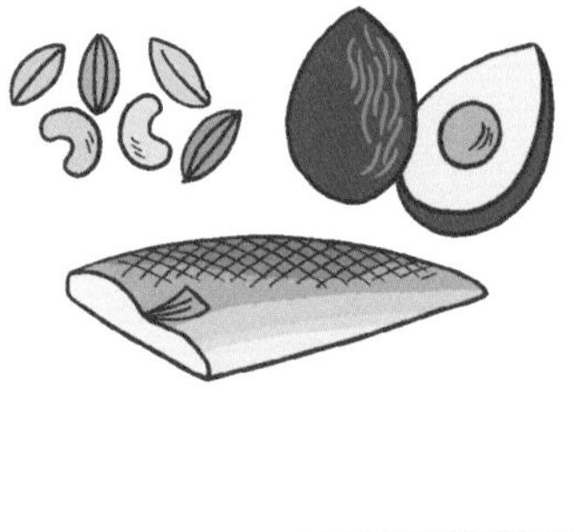

C

食物繊維を多く含むものを積極的に

食物繊維は腸内環境を整えて肌荒れの改善などに役立ちます。主食は玄米や全粒粉、ライ麦などの茶色い食品を中心にとりましょう。また、じゃがいもやさつまいも、かぼちゃは食物繊維の他にコラーゲンの合成に不可欠なビタミンCも含むのでおすすめです。

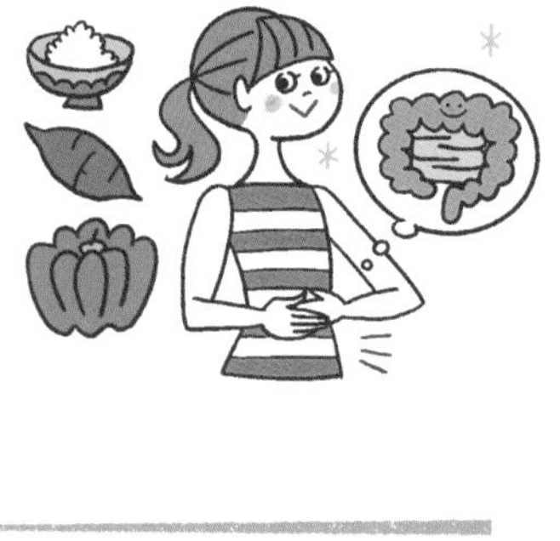

POINT

姿勢を意識してスタイルよく、効果的に脂肪を燃やす！

背筋を伸ばす、おしりを締めるなど、普段から姿勢を意識しながら生活すると筋肉や内臓の動きがよくなり基礎代謝が上がるので、ダイエットの効果が高まります。美しい立ち姿で、自然とプロポーションもよく見えます。

キープしながらやせたい人

美を維持しながらやせるには、PFCはもちろん、ビタミンやミネラルも重要。体の中から体調を整え、美髪や美肌をキープしましょう。

きれいやせを目指したい人の献立例（女性・30代）

「きれいやせ」マークのレシピがおすすめ。野菜をたっぷり使ったおかずや、具だくさんなスープを選びましょう。サラダをプラスすればさらに栄養バランスアップ。

ハリツヤアップ

美容に効果的なたんぱく質と脂質に、
コラーゲンの合成を助けるビタミン C がとれる食材をプラスして。

朝

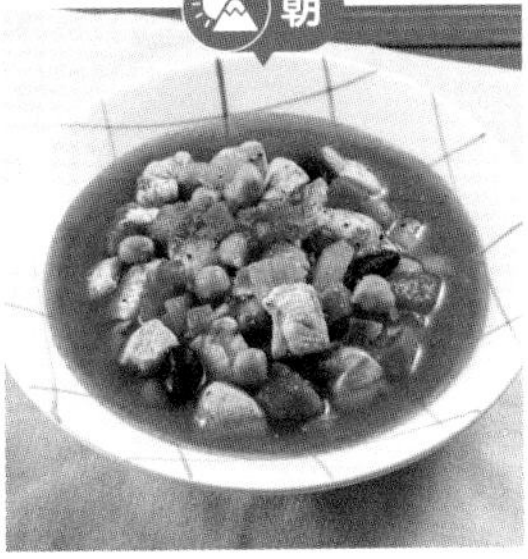

鶏と豆の美やせミネストローネ／P.137

＋

ライ麦パン
2枚

昼

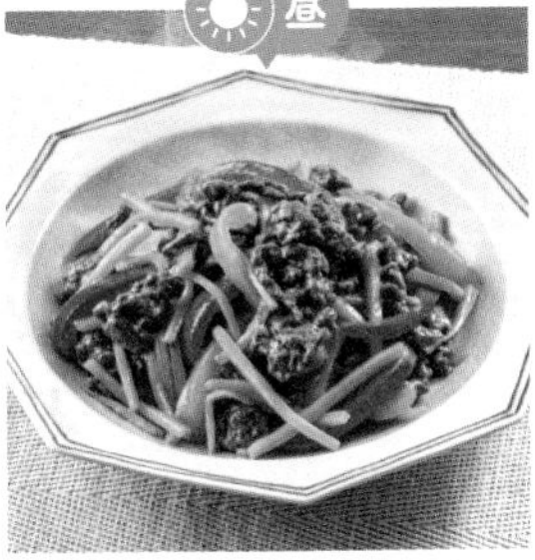

パプリカチンジャオロース／P.54

＋

玄米ごはん
普通盛り1杯

昼にプラス1品

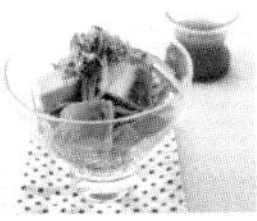

オニオンとアボカドのサラダ／P.111

夕

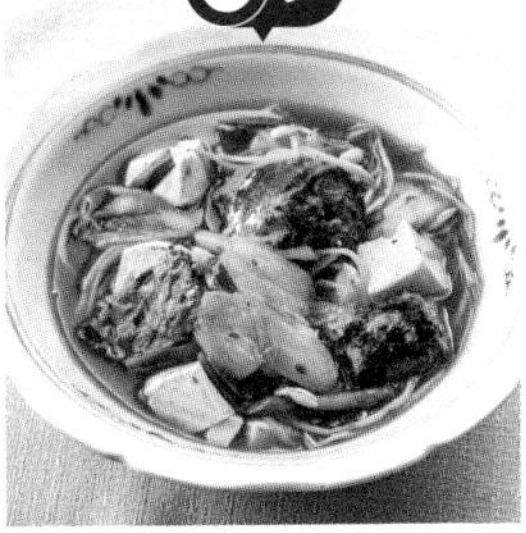

さばみそキムチ煮／P.84

＋

雑穀ごはん
普通盛り1杯

便秘改善

豆や野菜、海藻が含まれた、
食物繊維がたっぷりとれる料理を選びましょう。

朝

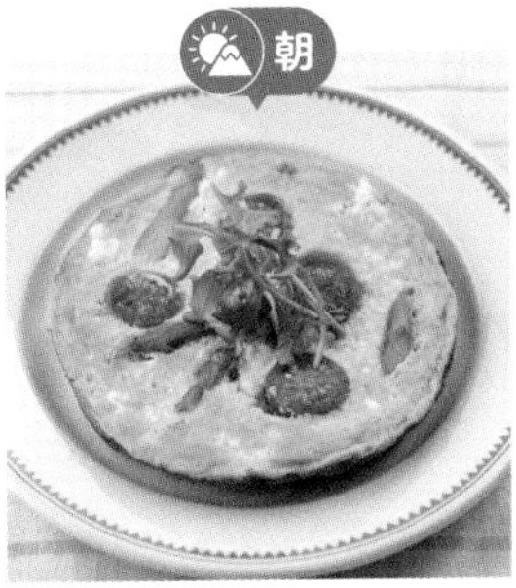

カッテージチーズのオープンオムレツ／P.93

＋

ライ麦
2枚

昼

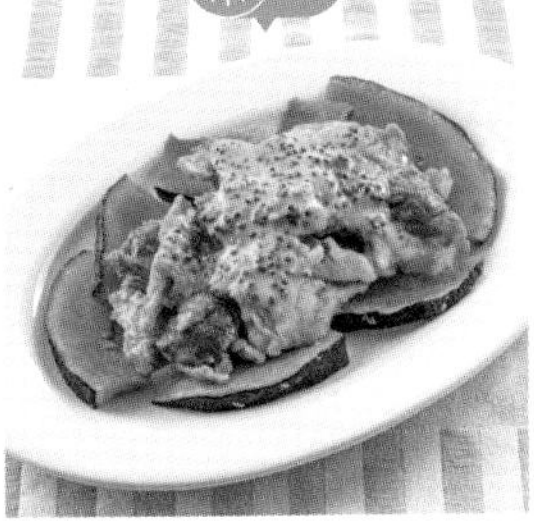

豚肉とかぼちゃのハニーマスタード／P.47

＋

雑穀ごはん
普通盛り1杯

昼にプラス1品

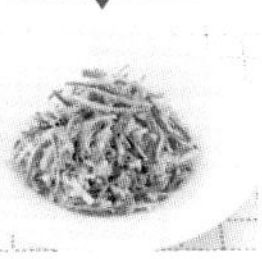

ごぼうの具だくさんサラダ／P.112

夕

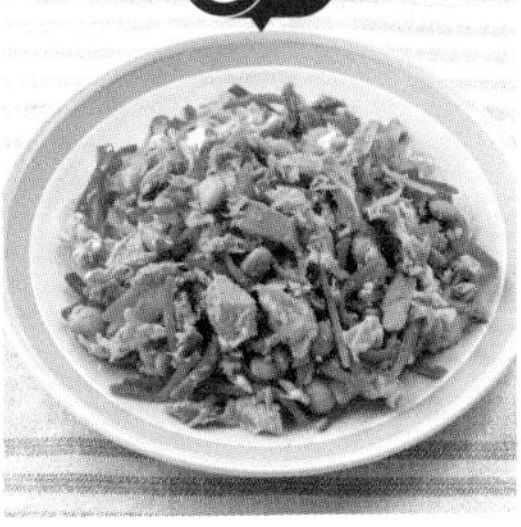

ツナの彩りしりしり／P.85

＋

玄米ごはん
普通盛り1杯

この本の使い方

本書のPART1～3では、お好みの主食をプラスすればPFCバランスがよくなるおかずを、
PART4～5では、具だくさんの主食やおかずになる汁物を紹介しています。

❶ 食材紹介とポイント

食材ごとに、栄養素や食べ方などのポイントを解説。

❷ 調理時間

調理にかかる時間がひと目で分かります。

❸ 栄養素

1人分のカロリー、P:たんぱく質、F:脂質、C:炭水化物量を記載。

❹ やせPOINT

ヘルシーに調理するコツや、おすすめの主食を記載。

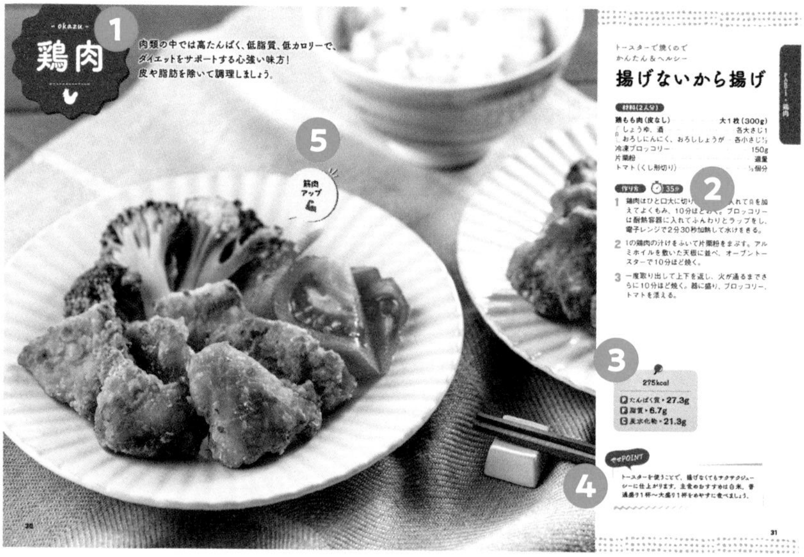

❺ 4種類のおすすめマーク

筋肉アップ
たんぱく質たっぷり！しっかり運動する人に。

きれいやせ
野菜をたっぷり使った、ビタミン豊富なレシピ。

メンタルケア
ストレス緩和や心の安定にかかわる成分を含むレシピ。

ヘルシー
しっかりダイエットしたい人向けの、低カロリーレシピ。

この本のきまり

- 本書の栄養価計算は、文部科学省『日本食品標準成分表2020年版（八訂）』に準じています。たんぱく質は「アミノ酸組成によるたんぱく質」を、脂質は「脂肪酸のトリアシルグリセロール当量」を、炭水化物は「炭水化物」の項目をそれぞれ反映しています。
- 1カップは200㎖、大さじ1は15㎖、小さじ1は5㎖です。
- 材料で特に記載がない場合、塩は精製塩、しょうゆは濃口しょうゆ、砂糖は上白糖、小麦粉は薄力粉を使用しています。また熱湯や乾物のもどし、塩ゆで、冷水に使用する水および塩は、分量外です。
- 野菜類で特に記載がない場合、洗う、皮をむく、ヘタと種を除くなどの下処理を済ませたあとの手順を説明しています。
- 電子レンジは600Wを使用しています。500Wの場合は加熱時間を1.2倍、700Wの場合は0.8倍にしてください。
- 魚焼きグリルは両面焼きを使用しています。
- オーブントースター、電子レンジの時間はめやすです。メーカーや機種によって異なる場合があるので、様子を見ながら調整してください。
- 持病のある人や食事指導を受けている人は、医師と相談してください。
- 本書の記載内容を利用して生じた結果については、一切の責任を負いかねます。

PART
1

やせるをかなえる

肉のおかず

鶏、豚、牛はたんぱく質たっぷりで、体づくりに欠かせない食材。ダイエット向けに部位選びや調理法にひと工夫した、食べごたえバツグンの大満足おかずをご紹介します。

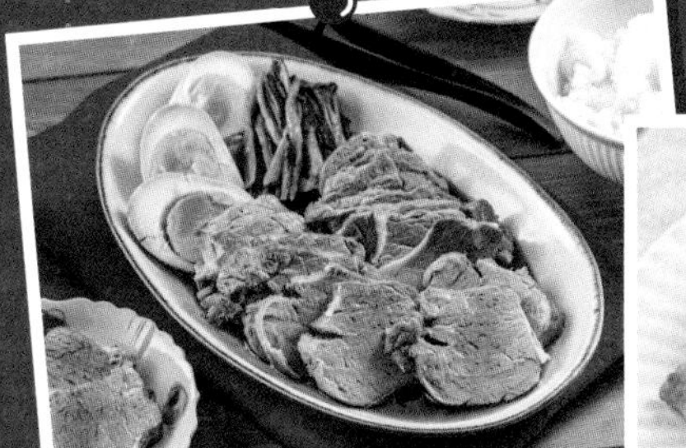

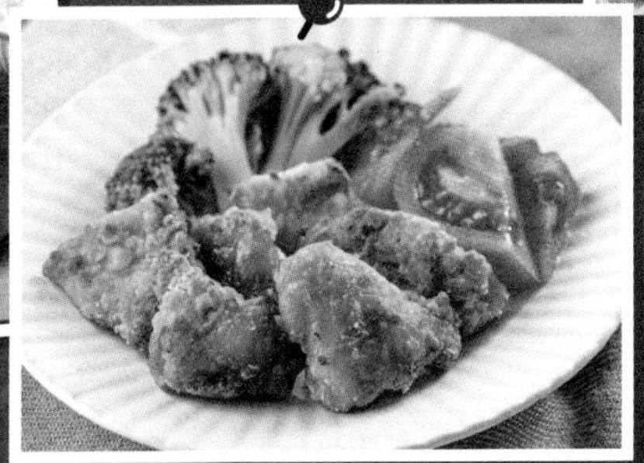

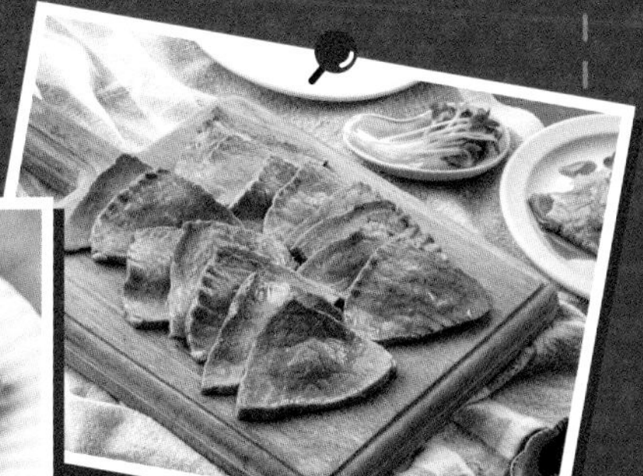

- okazu -

鶏肉

肉類の中では高たんぱく、低脂質、低カロリーで、ダイエットをサポートする心強い味方！
皮や脂肪を除いて調理しましょう。

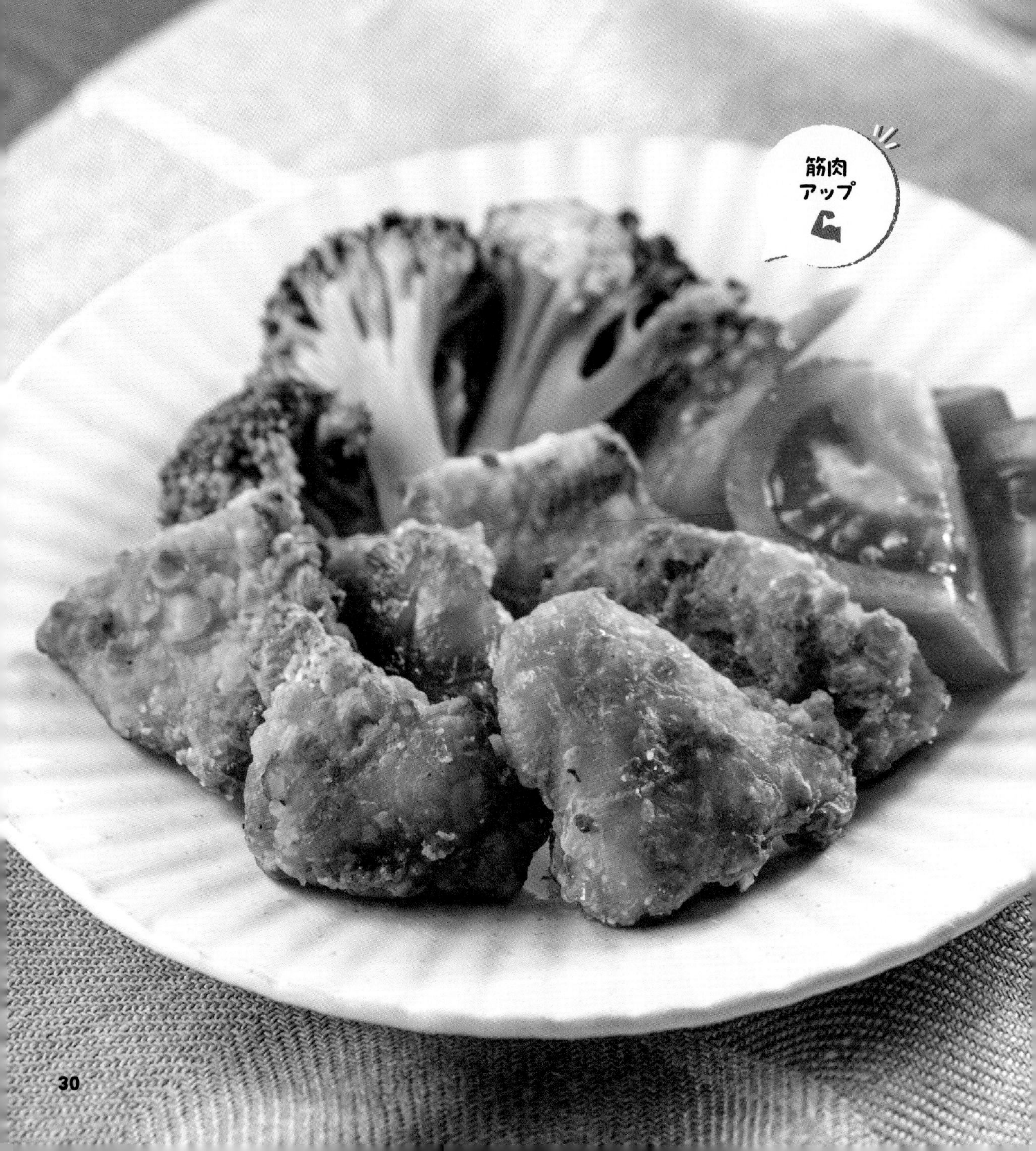

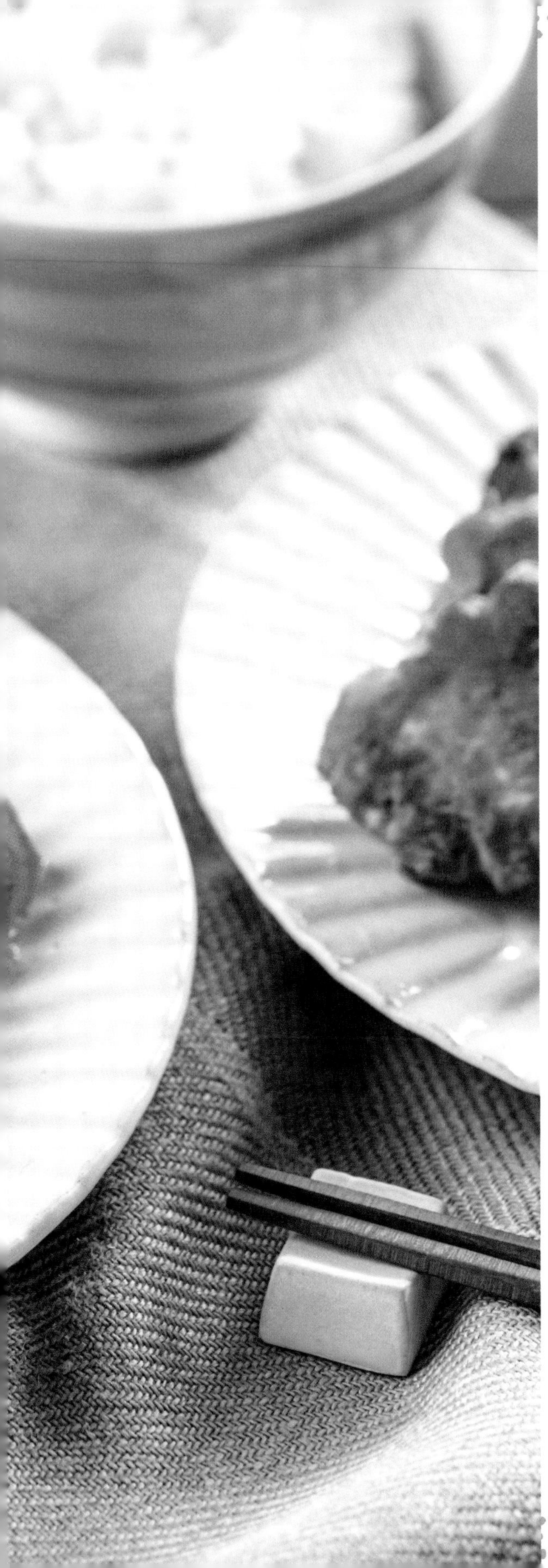

トースターで焼くので
かんたん＆ヘルシー

揚げないから揚げ

材料（2人分）

鶏もも肉（皮なし） …… **大1枚（300g）**
A「しょうゆ、酒 …… 各大さじ1
A └おろしにんにく、おろししょうが …… 各小さじ½
冷凍ブロッコリー …… 150g
片栗粉 …… 適量
トマト（くし形切り） …… ½個分

作り方 35分

1 鶏肉はひと口大に切り、ポリ袋に入れてAを加えてよくもみ、10分ほどおく。ブロッコリーは耐熱容器に入れてふんわりとラップをし、電子レンジで2分30秒加熱して水けをきる。

2 1の鶏肉の汁けをふいて片栗粉をまぶす。アルミホイルを敷いた天板に並べ、オーブントースターで10分ほど焼く。

3 一度取り出して上下を返し、火が通るまでさらに10分ほど焼く。器に盛り、ブロッコリー、トマトを添える。

275kcal

P たんぱく質 ▸ **27.3g**
F 脂質 ▸ **6.7g**
C 炭水化物 ▸ **21.3g**

やせPOINT

トースターを使うことで、揚げなくてもサクサクジューシーに仕上がります。主食のおすすめは白米。普通盛り1杯～大盛り1杯をめやすに食べましょう。

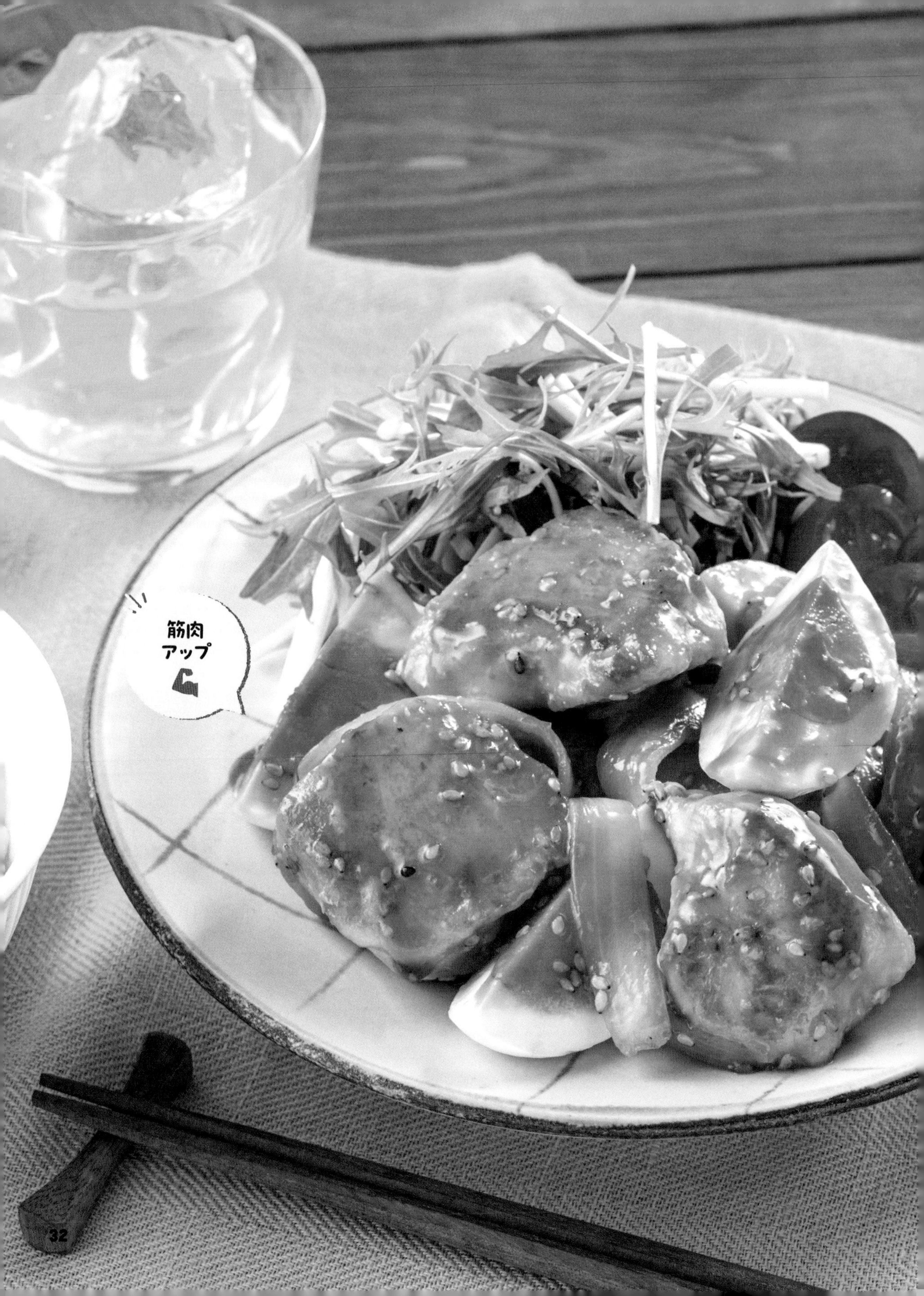
筋肉
アップ

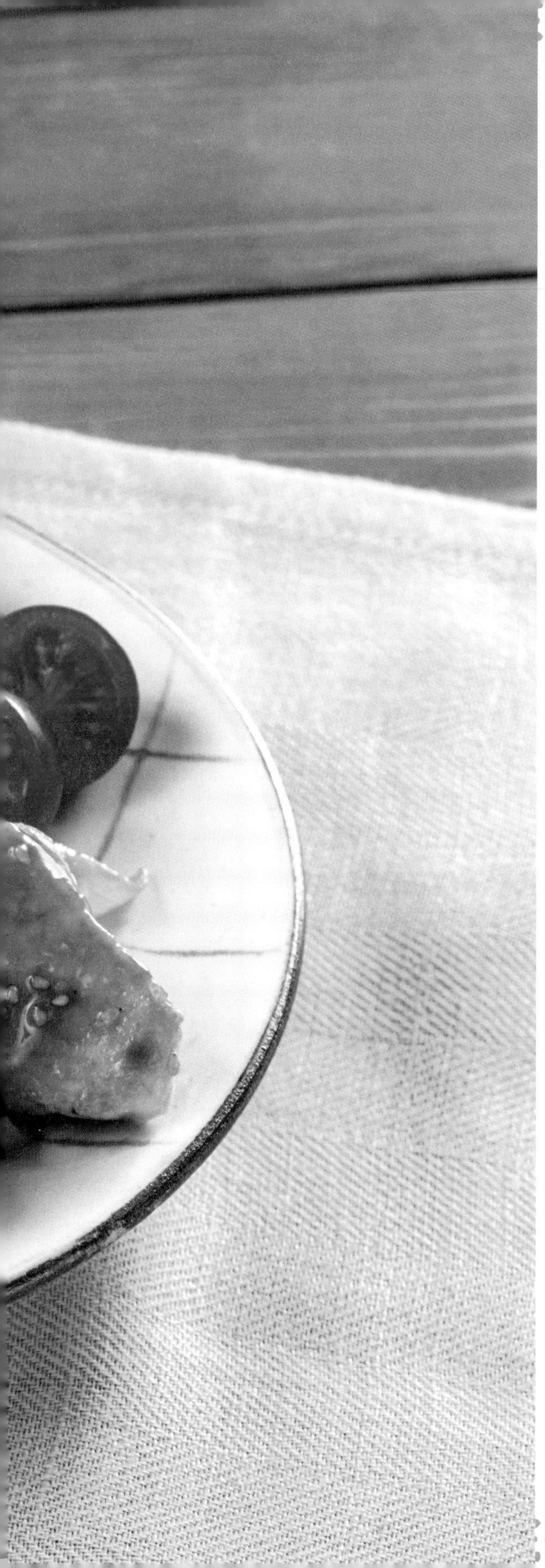

肉も卵も！
ボリュームたっぷり

鶏肉とゆで卵のごま照り焼き

材料（2人分）

鶏むね肉（皮なし）	**大1枚（300g）**
A 酒、片栗粉	各大さじ1
A おろしにんにく	小さじ½
玉ねぎ	½個
サラダ油	大さじ½
ゆで卵	2個
B しょうゆ、みりん	各大さじ1
B 砂糖、白いりごま	各小さじ1
水菜（ざく切り）	100g
ミニトマト（半分に切る）	4個

作り方 25分

1. 鶏肉はひと口大に切り、ボウルに入れてAを加えてよくもむ。玉ねぎはくし形切りにする。
2. フライパンにサラダ油を熱し、1を炒める。
3. 肉に火が通ったら、4つ割りにしたゆで卵を加え、合わせたBを加えて炒める。器に盛り、水菜とミニトマトを添える。

363kcal

P たんぱく質 ▸ 37.2g
F 脂質 ▸ 11.6g
C 炭水化物 ▸ 19.0g

やせPOINT

ゆで卵を加えると、たんぱく質量がアップ！ ボリュームも増えるので、食べごたえのある満足度の高いおかずに仕上がります。白米はもちろん、低GIの玄米もおすすめです。

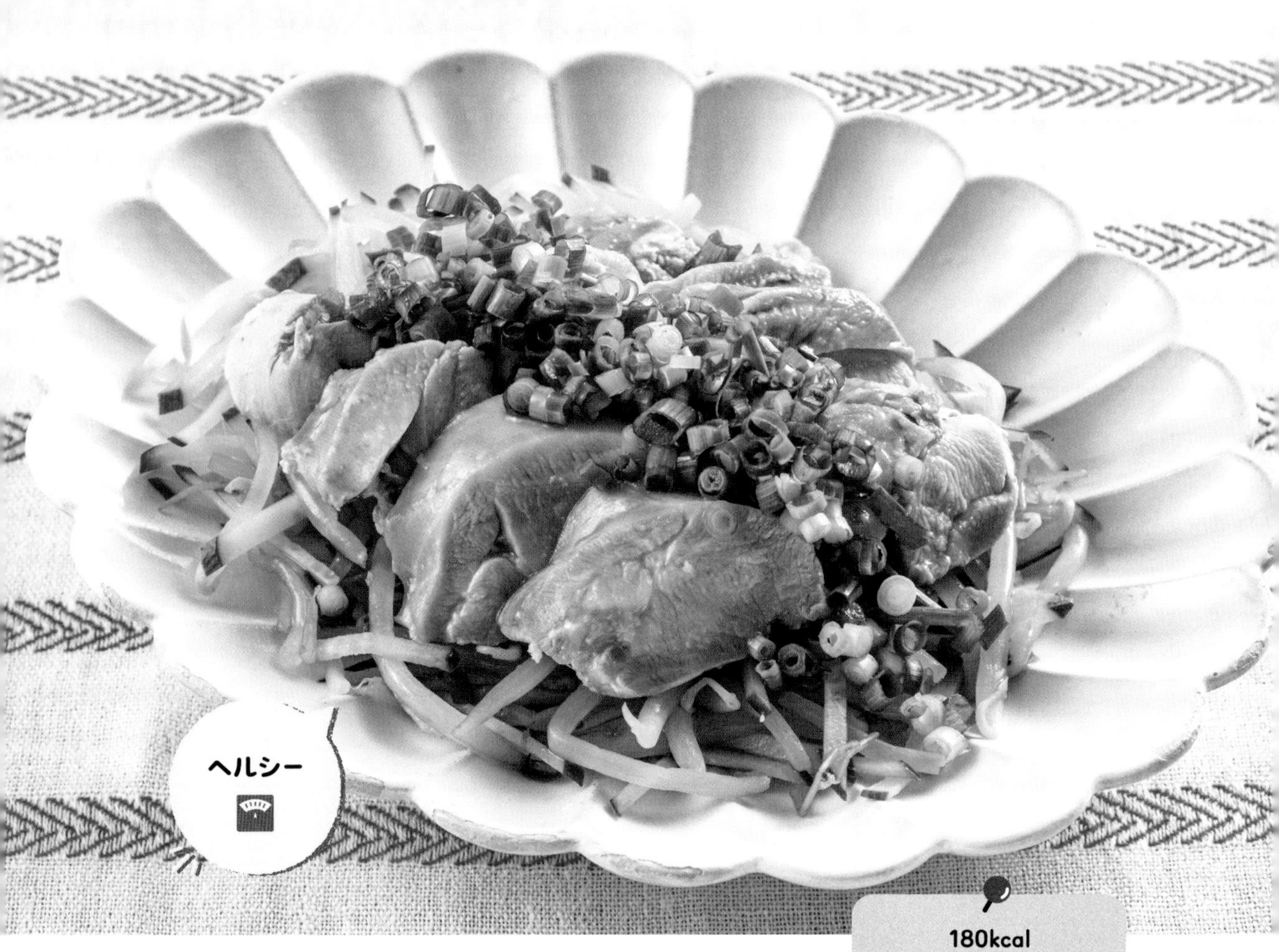

ヘルシー

180kcal

- P たんぱく質 ▸ 21.8g
- F 脂質 ▸ 6.4g
- C 炭水化物 ▸ 5.5g

酸味のあるピリ辛だれでどうぞ

ヘルシーよだれ鶏

材料(2人分)

鶏もも肉(皮なし) …… **1枚(250g)**
きゅうり …… ½本
もやし …… 100g
A
- しょうゆ、酢 …… 各大さじ1
- 砂糖 …… 大さじ½
- ラー油 …… 小さじ½

小ねぎ(小口切り) …… 適量

作り方 30分

1. きゅうりはせん切りにする。もやしは耐熱容器に入れ、ふんわりとラップをして電子レンジで2分30秒加熱し、水けをきる。
2. 鍋に熱湯を沸かして鶏肉を入れ、再び沸騰したら3分ほど加熱して火を止め、そのまま15分ほどおく。
3. 器に1を敷き、食べやすく切った2をのせ、合わせたAをかけて小ねぎを散らす。

やせPOINT

一般的なよだれ鶏のたれよりも、砂糖を控えめにしたレシピ。辛さは、ラー油の分量を調節して、お好みの味にしてください。ごはんや中華麺と相性がよいです。

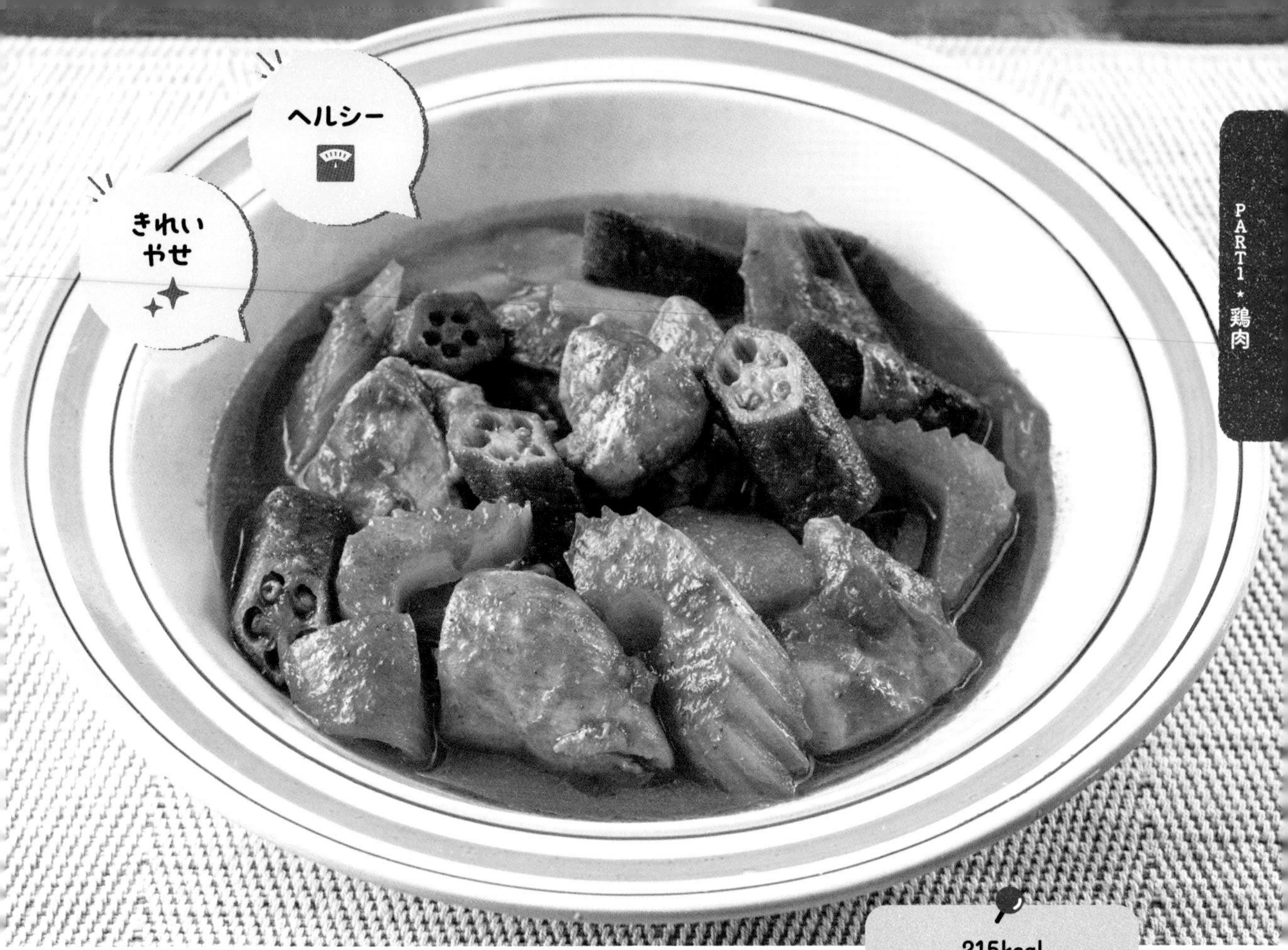

215kcal

P たんぱく質▸22.0g
F 脂質▸9.1g
C 炭水化物▸9.8g

野菜がたっぷりとれるトマト煮込み

チキンガンボ

材料(2人分)

鶏もも肉(皮なし)	1枚(250g)
セロリ	1本
オクラ	8本
玉ねぎ	¼個
オリーブオイル	大さじ½
A カットトマト缶	100g
A 水	½カップ
A 顆粒コンソメスープの素	小さじ2
A チリパウダー	小さじ1

作り方 25分

1 鶏肉はひと口大に切る。セロリは斜め切りに、オクラと玉ねぎは食べやすい大きさの乱切りにする。

2 鍋にオリーブオイルを熱し、鶏肉をうっすらと焼き色がつくまで両面焼く。セロリ、玉ねぎを加えてさらに炒める。

3 野菜がしんなりしたらAを加え、弱めの中火で10分ほど煮込む。オクラを加え、とろみがつくまで煮る。

やせPOINT

たくさんの野菜を使った、ヘルシーなアメリカ南部伝統の煮込み料理。スパゲッティ(乾麺)50～80gをゆでて、スープパスタにするのもおすすめです。

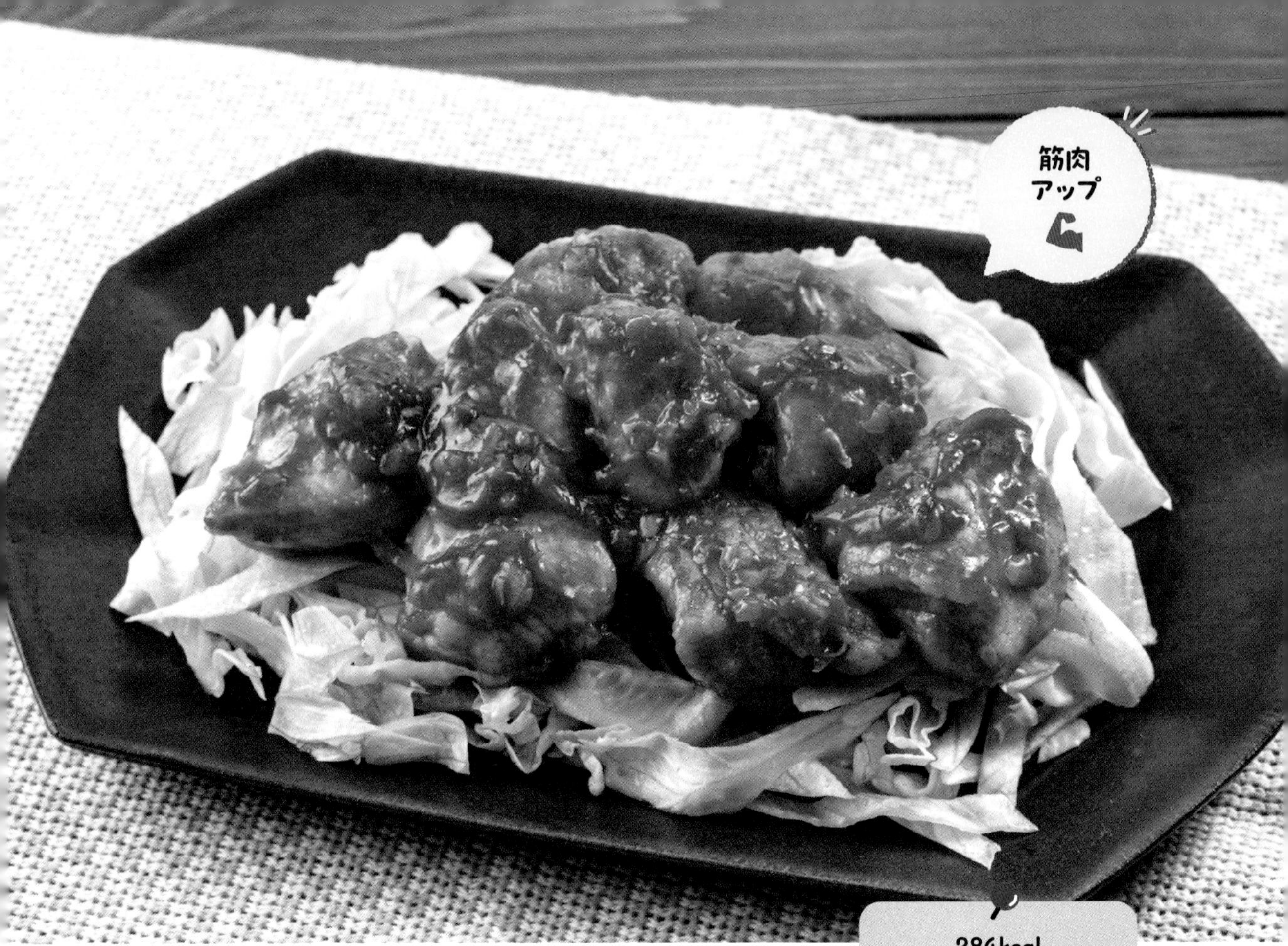

284kcal

P たんぱく質 ▸ 29.8g
F 脂質 ▸ 9.1g
C 炭水化物 ▸ 16.9g

トマトケチャップでほんのり甘く

鶏チリ

材料（2人分）

鶏むね肉（皮なし）
…………**大1枚（300g）**
片栗粉、サラダ油……各大さじ1
長ねぎ（みじん切り）……1/3本分
A
水……1/4カップ
トマトケチャップ……大さじ4
豆板醤、鶏ガラスープの素
……各小さじ1
レタス（せん切り）……2枚分

作り方 15分

1 鶏肉はひと口大に切り、片栗粉をまぶす。
2 フライパンにサラダ油を熱し、1を火が通るまで焼く。
3 長ねぎを加えて炒めたら、合わせたAを加えてからめる。
4 器にレタスを敷き、3を盛る。

やせPOINT

砂糖不使用のかんたんチリソースで、市販のものよりもカロリーダウン！ トマトケチャップで甘さを出します。食パン1枚にのせて、軽く焼いて食べるのも◎。

おだしを使ってやさしい味わいに

鶏肉と高野豆腐の煮物

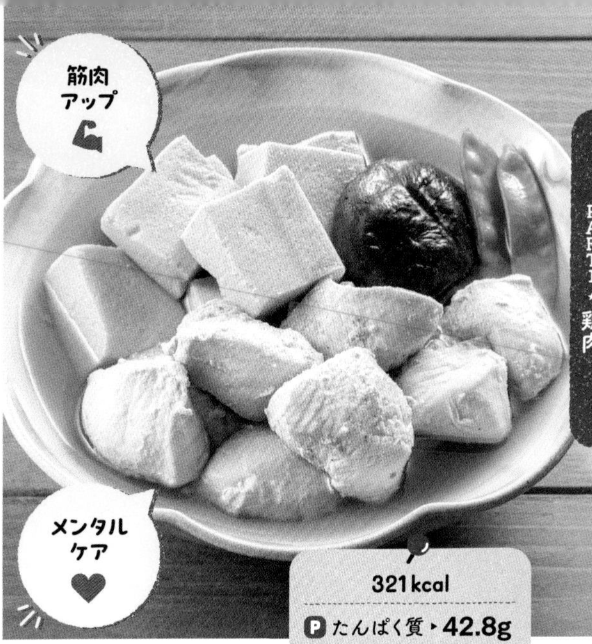

321kcal
P たんぱく質 ▸ 42.8g
F 脂質 ▸ 10.7g
C 炭水化物 ▸ 7.4g

材料(2人分)

鶏むね肉(皮なし)
…… **大1枚(300g)**
高野豆腐……3枚
さやえんどう……適量
A
- 水……1と½カップ
- しょうゆ、みりん……各大さじ1
- 顆粒和風だし……小さじ1

しいたけ……2枚

作り方 15分(もどす時間は除く)

1 鶏肉はひと口大に切る。高野豆腐はぬるま湯でもどし、水けを絞ってひと口大に切る。

2 さやえんどうは熱湯でさっとゆでる。

3 鍋にAを煮立て、1、しいたけを加えてふたをし、肉に火が通るまで、弱めの中火で煮る。器に盛り、2を添える。

やせPOINT

鶏むね肉＋高野豆腐で、たんぱく質量たっぷり。筋肉アップをしながらやせたい人に、おすすめのレシピです。

うまみのあるオイスターソースが隠し味

鶏と枝豆の中華炒め

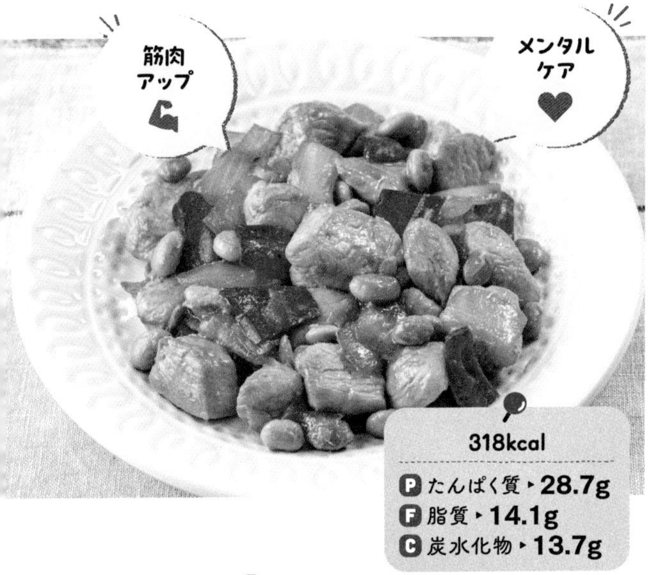

318kcal
P たんぱく質 ▸ 28.7g
F 脂質 ▸ 14.1g
C 炭水化物 ▸ 13.7g

材料(2人分)

鶏むね肉(皮なし)
…… **1枚(250g)**
塩、酒……各少々
赤ピーマン……2個
玉ねぎ……½個
冷凍枝豆(さやなし)……60g
サラダ油……大さじ1と½
おろしにんにく、おろししょうが……各小さじ1
A
- 酒、しょうゆ……各大さじ1
- オイスターソース、酢、砂糖……各小さじ1
- こしょう……少々

作り方 20分(解凍する時間は除く)

1 鶏肉は2cm角に切り、塩、酒をもみ込む。赤ピーマン、玉ねぎは1.5cm角に切る。枝豆は解凍する。

2 フライパンにサラダ油を熱しておろしにんにく、おろししょうがを炒め、香りが立ったら鶏肉を加えて色が変わるまで炒める。

3 赤ピーマン、玉ねぎを加えて炒め合わせ、しんなりしたら枝豆、Aを加えて汁けがなくなるまで炒め合わせる。

筋肉アップ

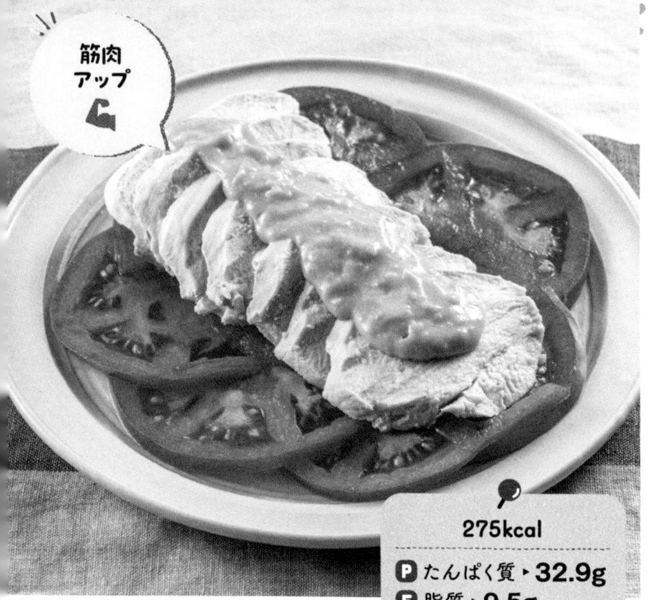

275kcal
P たんぱく質 ▸ 32.9g
F 脂質 ▸ 9.5g
C 炭水化物 ▸ 10.1g

やせPOINT

ピーナッツバターを加えることで、他に甘みを加えなくても濃厚で深みのある味のたれに仕上がります。白米がバランスよし。

しっとりむね肉にこってりとしたソースがからむ

蒸し鶏のピーナッツソース

材料(2人分)

鶏むね肉(皮なし)
…… **大1枚(300g)**

A
- 長ねぎ(青い部分) …… 1本分
- しょうが(薄切り) …… 1片分

B
- ピーナッツバター(加糖) …… 大さじ1と½
- 酢、みそ …… 各大さじ1

トマト(半月切り) …… 1個分

作り方 25分

1. 鍋に熱湯を沸かし、A、鶏肉を入れる。再び沸騰したら火を止め、そのまま15分ほどおく。
2. ボウルにBを混ぜ合わせ、1のゆで汁を大さじ1加える。
3. 器にトマトを敷き、食べやすく切った1をのせ、2をかける。

甘じょっぱい味でお弁当にもぴったり!

鶏肉ののり照り焼き

材料(2人分)

鶏ささみ(筋なし)
…… **6本(300g)**
焼きのり …… 全形1枚
小麦粉、ごま油 …… 各大さじ1

A
- しょうゆ、酒、みりん …… 各大さじ1

サラダ用レタスミックス …… 70g

作り方 15分

1. 鶏ささみは半分に切る。焼きのりは12等分に切って鶏ささみの中央に1切れずつ巻き、小麦粉をまぶす。全部で12個作る。
2. フライパンにごま油を熱して1を焼き、火が通ったら弱火にしてAを加え、からめる。レタスミックスをのせた器に盛る。

筋肉アップ

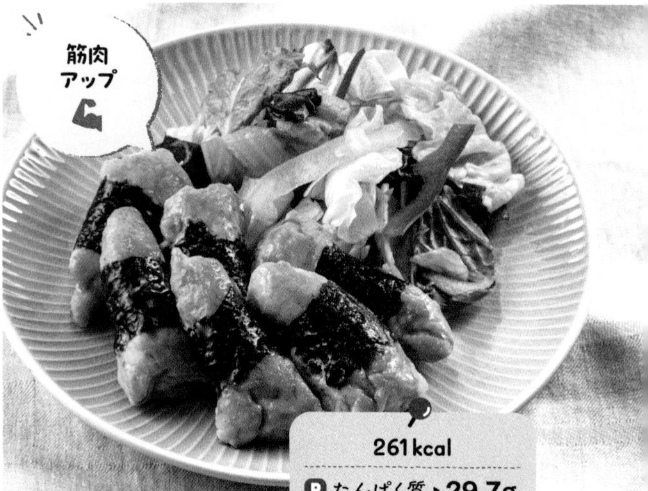

261kcal
P たんぱく質 ▸ 29.7g
F 脂質 ▸ 7.6g
C 炭水化物 ▸ 10.0g

やせPOINT

低脂質の鶏ささみは、ヘルシーかつ高たんぱく食材。筋トレする人におすすめのメニューです。運動前にとるのも効果的です。

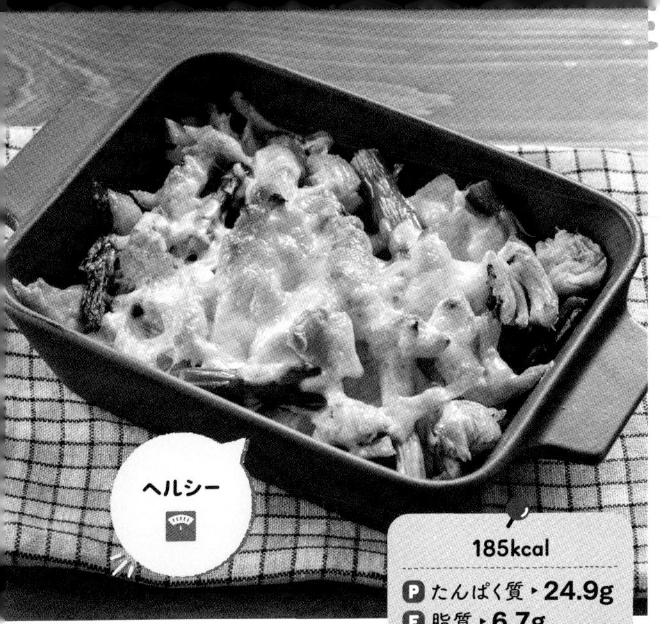

ヘルシー

185kcal

P たんぱく質 ▸ 24.9g
F 脂質 ▸ 6.7g
C 炭水化物 ▸ 2.2g

とろ〜りチーズの洋風おかず

ささみとアスパラガスのチーズ焼き

材料(2人分)

- 鶏ささみ(筋なし)……4本(200g)
- グリーンアスパラガス……5本
- 塩……少々
- 酒……小さじ2
- ピザ用チーズ……50g

作り方 15分

1. アスパラガスは3cm長さに切り、鶏ささみとともに耐熱容器に入れる。塩、酒をふり、ふんわりとラップをして電子レンジで3分30秒加熱する。粗熱がとれたらささみは手で粗くさく。
2. 耐熱容器に1を入れ、ピザ用チーズをかける。オーブントースターでチーズが溶けるまで焼く。

やせPOINT

低脂質な鶏ささみに、アスパラガス、チーズを加えて栄養を高めた筋肉アップが目指せるレシピです。パン類と合わせるのがイチ推し。

アンチョビの塩けがイイ

ささみとブロッコリーのアンチョビマヨ炒め

筋肉アップ

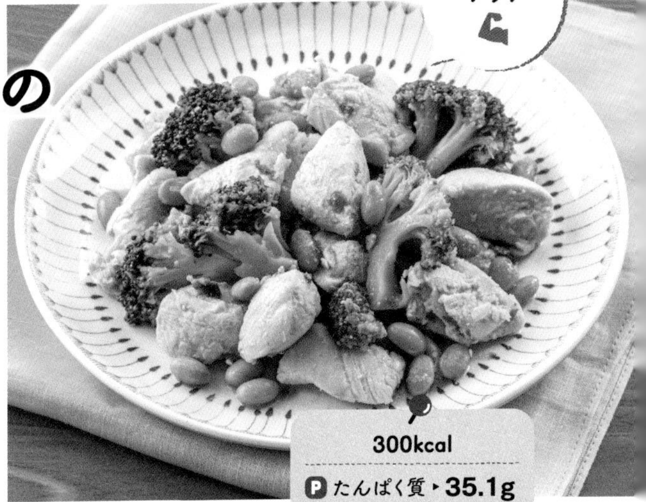

300kcal

P たんぱく質 ▸ 35.1g
F 脂質 ▸ 13.6g
C 炭水化物 ▸ 4.8g

材料(2人分)

- 鶏ささみ(筋なし)……6本(300g)
- 冷凍ブロッコリー……100g
- マヨネーズ……大さじ2
- 水煮大豆……50g
- A
  - アンチョビ(刻む)……6枚分
  - 粉チーズ……小さじ1

作り方 15分(解凍する時間は除く)

1. 鶏ささみはひと口大に切る。ブロッコリーは解凍する。
2. フライパンを熱してマヨネーズを溶かし、鶏ささみを炒める。肉に火が通ったらブロッコリーと大豆を加え、Aを加えて炒め合わせる。

やせPOINT

マヨネーズは、油代わりにも調味料にもなり、2役を任せられる便利な存在です。こっくりした味わいで食べたあとの満足度も高まります。

- okazu -

豚肉

糖質をエネルギーに変えるサポートをするビタミンB_1が豊富に含まれており、疲労回復にも効果バツグン。ヒレやももなど、なるべく脂身が少ないものを選んで。

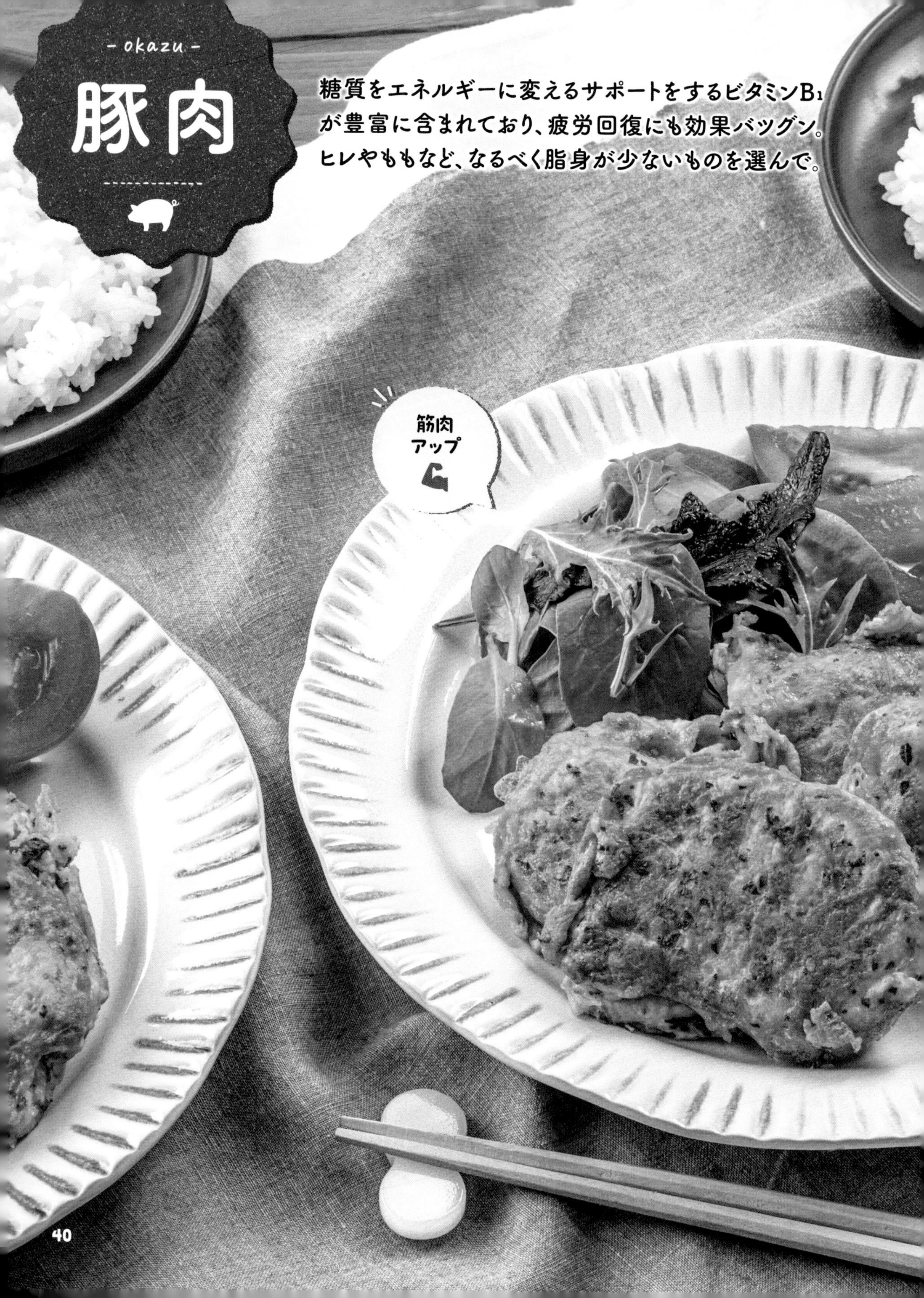

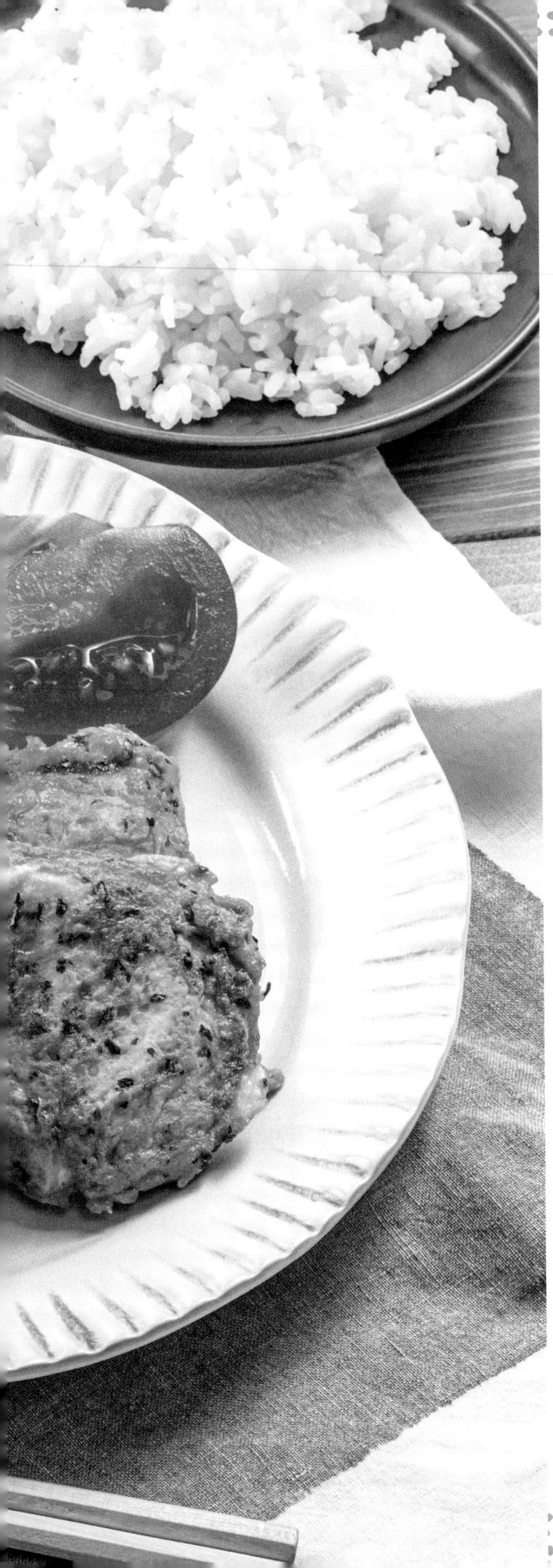

卵でコーティングして
冷めてもおいしい

豚ヒレ肉のハーブピカタ

材料(2人分)

	豚ヒレかたまり肉	300g
	塩、こしょう	各少々
	小麦粉	適量
A	溶き卵	2個分
A	粉チーズ	大さじ1
A	乾燥バジル	小さじ2
A	塩	小さじ⅓
A	こしょう	少々
	オリーブオイル	大さじ½
	ベビーリーフ	30g
	トマト(くし形切り)	½個分

作り方 25分

1. 豚肉は2cm幅に切って麺棒などで軽くたたき、塩、こしょう、小麦粉をまぶす。
2. ボウルにAを混ぜ合わせ、1をくぐらせる。
3. フライパンにオリーブオイルを熱し、2の豚肉を入れ、残りの卵液を流し入れて肉にからめる。両面こんがりと焼き色がついたら、ふたをして5分ほど蒸し焼きにする。器に盛り、ベビーリーフとトマトを添える。

333kcal

P たんぱく質 ▸ 36.4g
F 脂質 ▸ 14.4g
C 炭水化物 ▸ 7.8g

やせPOINT

豚肉は、脂肪が少なく赤身の多いヒレ肉を使用するとヘルシー。卵液に粉チーズを加えると、コクが出て食べごたえのある味になります。白米なら小盛り1杯〜普通盛り1杯に抑えましょう。

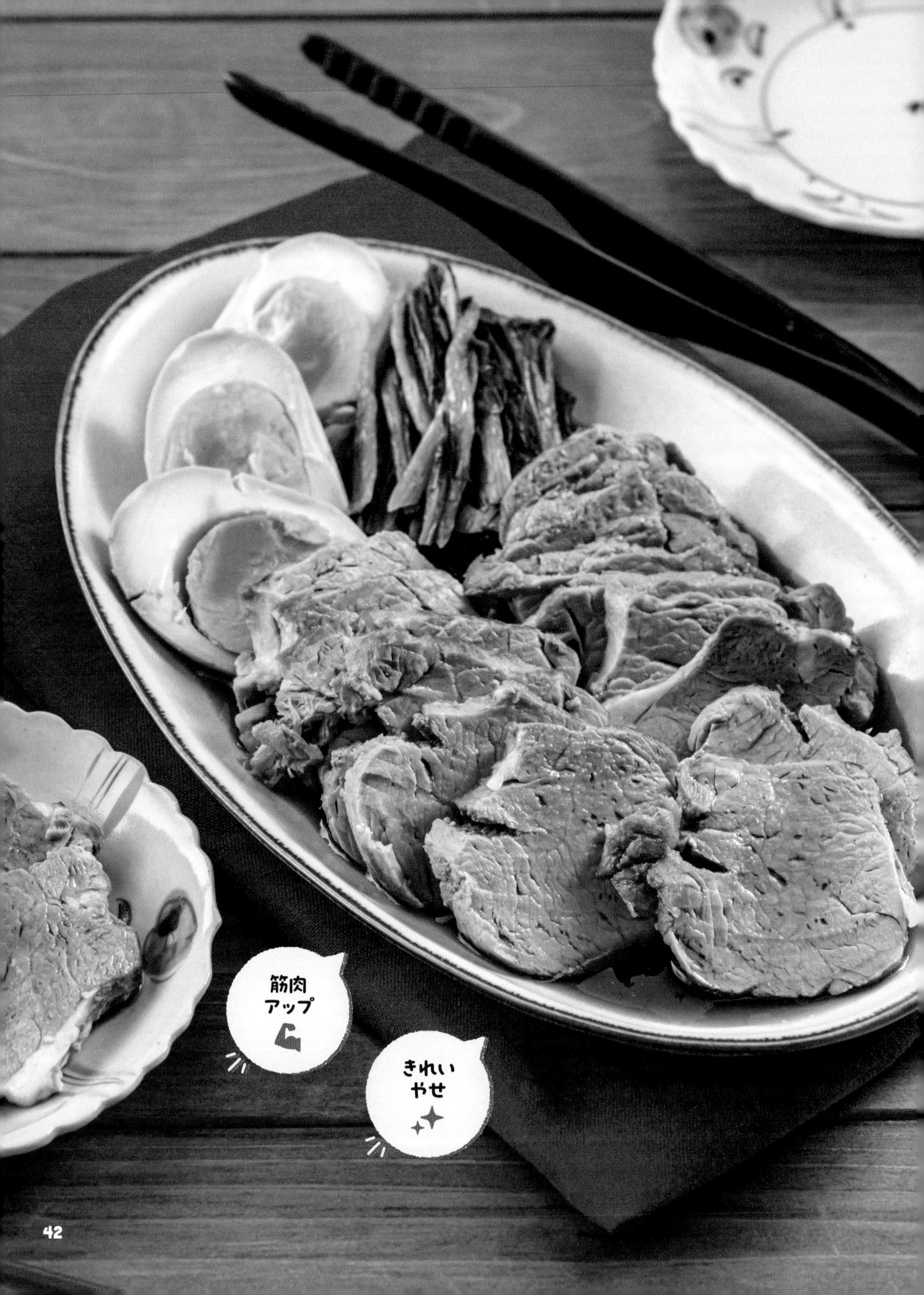
筋肉アップ
きれいやせ

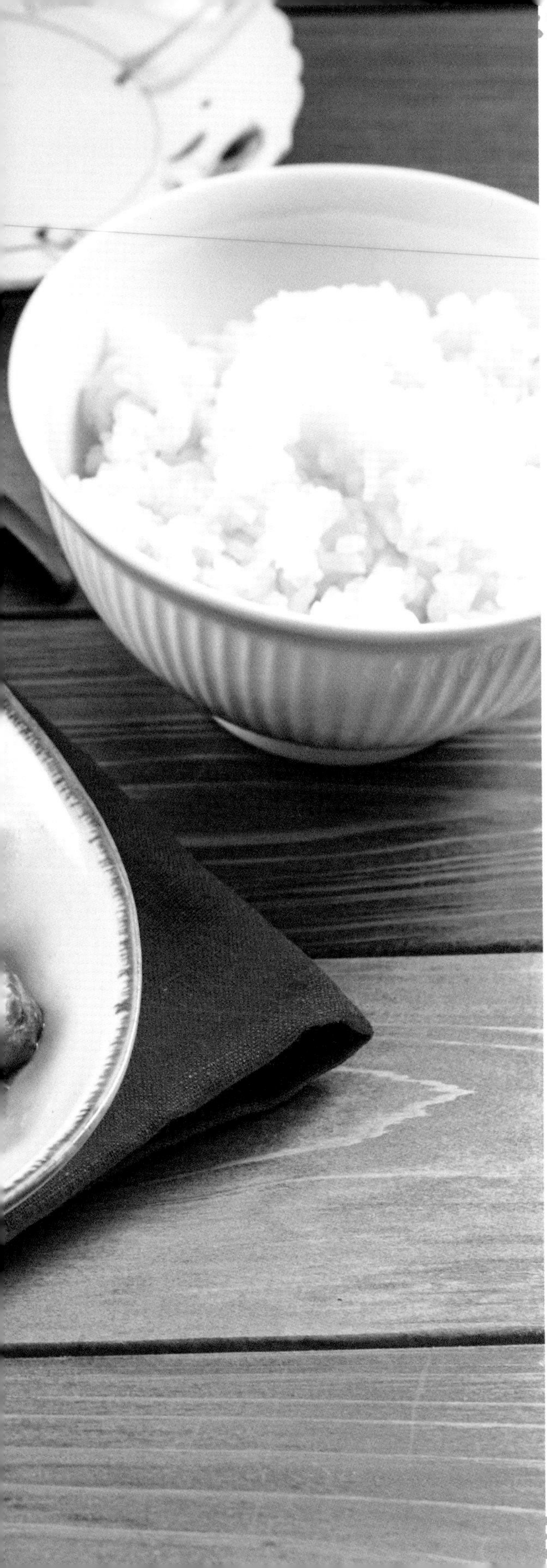

ジューシーでやわらかい

しっとり煮豚

材料(2人分)

豚ヒレかたまり肉 …… **350g**
サラダ油 …… 小さじ1
A
- 長ねぎ(青い部分) …… 1本分
- 水 …… 1と½カップ
- しょうゆ …… 大さじ3
- 砂糖 …… 大さじ1

ゆで卵 …… 2個
ほうれん草 …… ½束

作り方 30分

1 フライパンにサラダ油を強火で熱し、豚肉を焼き色がつくまで両面焼いたら火を止める。Aを加えて煮立て、ゆで卵を加えてふたをし、弱火にしてときどき上下を返しながら15分ほど煮る。

2 ほうれん草は熱湯でさっとゆで、水にさらして水けを絞り、4cm長さに切る。

3 肉に火が通ったら豚肉とゆで卵を取り出して食べやすく切り、器に盛って2を添える。煮汁を5分ほど煮つめてかける。

336kcal

P たんぱく質 ▸ **40.4g**
F 脂質 ▸ **13.0g**
C 炭水化物 ▸ **7.0g**

やせPOINT

ビタミンAを多く含むほうれん草をプラスすることで、お肌をきれいに保つメニューに。低脂質なヒレ肉や卵とともに食べて、きれいやせを目指しましょう。白米普通盛り1杯と合わせたり、ゆでそば1玉にトッピングしたりするのもおすすめです。

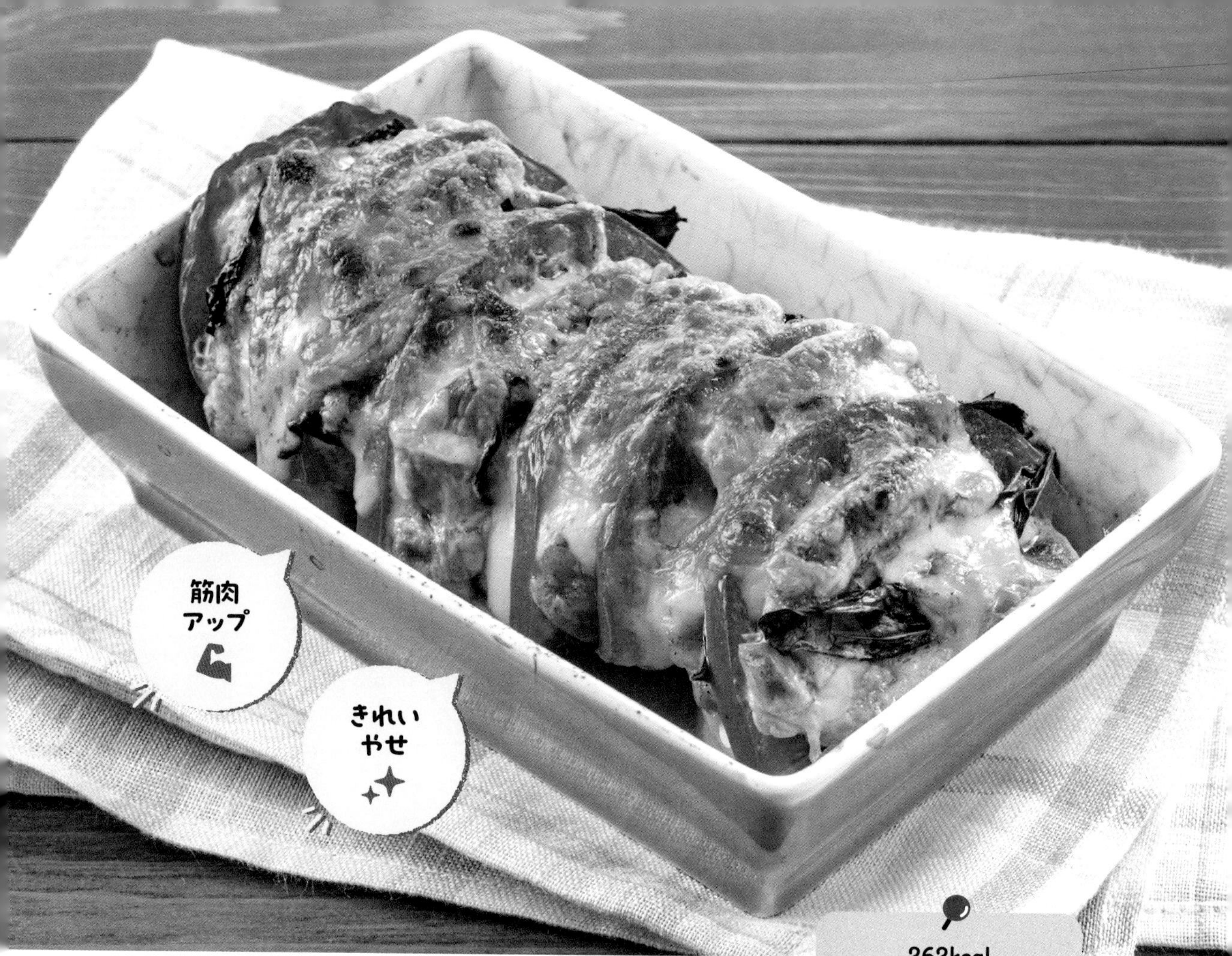

262kcal

P たんぱく質 ▸ 30.1g
F 脂質 ▸ 11.7g
C 炭水化物 ▸ 5.5g

ピザ風味のおかずをトースターでパパッと

豚肉とトマトのチーズ焼き

材料（2人分）

豚ヒレかたまり肉	250g
塩	小さじ¼
こしょう	少々
トマト	1個
バジル	10g
ピザ用チーズ	60g

作り方 20分

1 豚肉は5㎜幅に切り、塩、こしょうをふる。トマトは7㎜幅の半月切りにする。

2 耐熱容器に1とバジルを交互にのせ、ピザ用チーズを散らし、オーブントースターで肉に火が通るまで15分ほど焼く。

やせPOINT

トマトに含まれるリコピンは抗酸化作用にすぐれ、美肌効果も期待できます。ダイエット中はお肌がかさつきがちなので、積極的にとって。

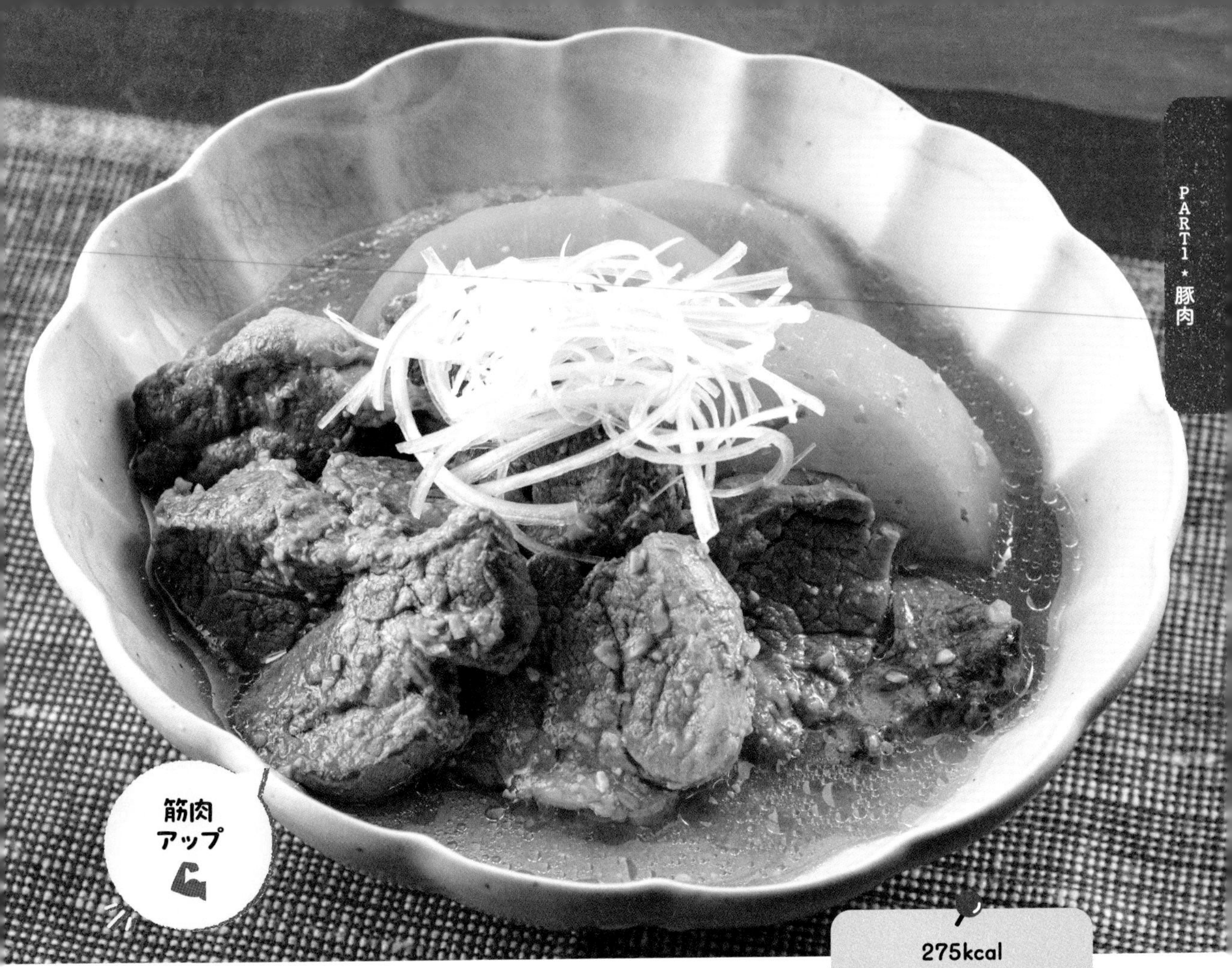

275kcal

P たんぱく質 ▸ 29.8g
F 脂質 ▸ 8.8g
C 炭水化物 ▸ 13.0g

みそのコクでこってりした味に

豚ヒレ肉と大根のみそ煮

材料（2人分）

豚ヒレかたまり肉	**300g**
大根	200g
サラダ油	小さじ1
A 水	1と½カップ
A みそ	大さじ2と½
A みりん	大さじ2
白髪ねぎ	適量

作り方 20分

1 豚肉は5mm幅に切り、大根は1cm幅の半月切りにする。

2 鍋にサラダ油を熱し、豚肉を入れて焼き色がつくまで両面焼く。火を止めてAを加えてみそを溶き入れ、大根を加えてふたをして、弱火で大根に火が通るまで煮る。器に盛り、白髪ねぎをのせる。

やせPOINT

豚肉に含まれるビタミンB_1は、炭水化物をエネルギーに変える手助けをしてくれます。ごはんをいっしょに食べても、効率よく代謝してくれます。

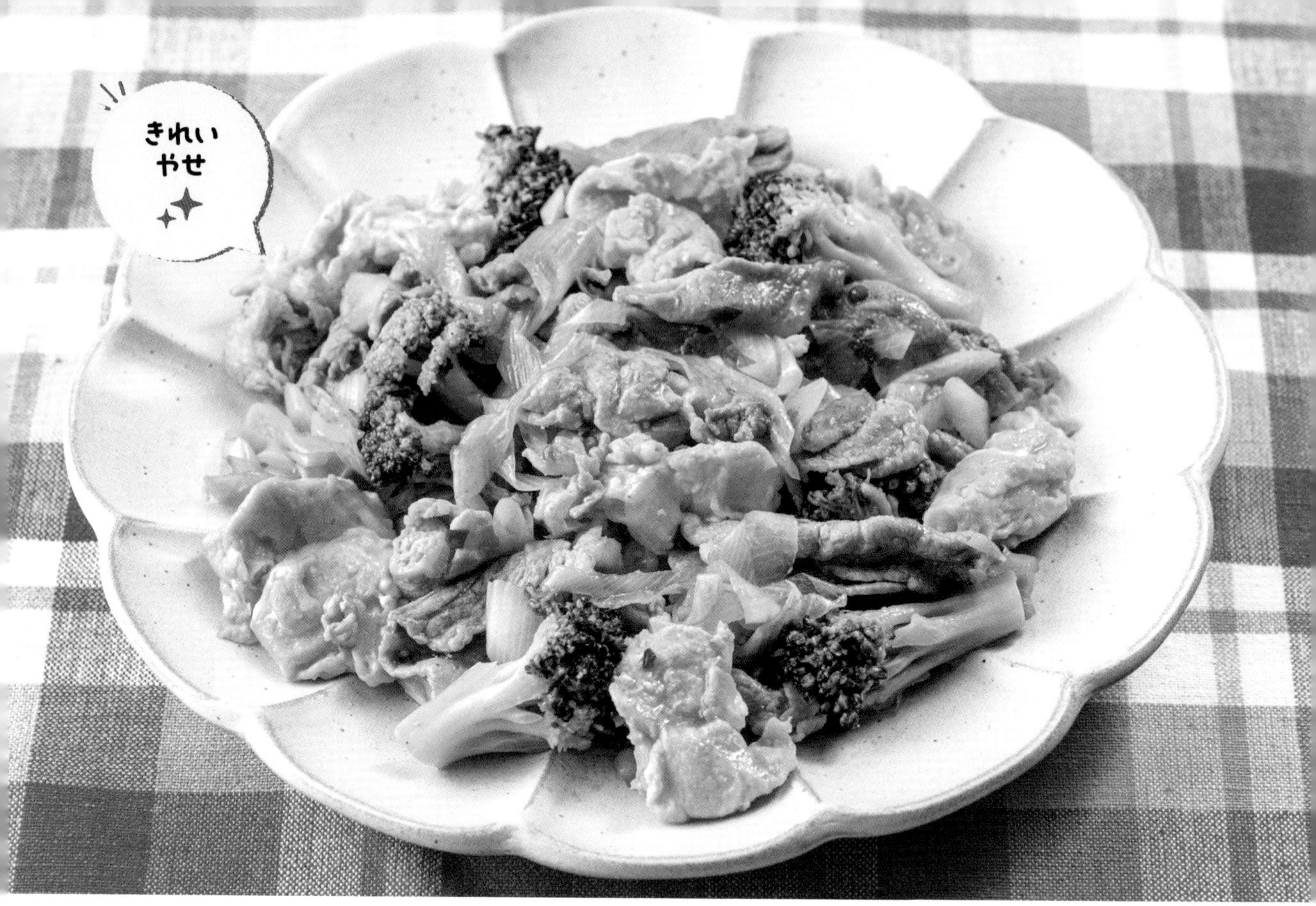

ピリ辛中華で飽きのこない味に

豚肉とブロッコリー、卵の豆板醤炒め

286kcal

P たんぱく質 ▸ 21.8g
F 脂質 ▸ 14.7g
C 炭水化物 ▸ 11.3g

材料（2人分）

豚こま切れ肉	**150g**
冷凍ブロッコリー	150g
長ねぎ	1本
ごま油	小さじ1
溶き卵	2個分
A しょうゆ、酒	各小さじ2
A 砂糖、豆板醤	各小さじ1
A おろしにんにく、おろししょうが	各小さじ¼

作り方 15分（解凍する時間は除く）

1. ブロッコリーは解凍する。長ねぎは斜め薄切りにする。
2. フライパンにごま油を熱して豚肉を炒め、肉の色が変わったら1を加えて炒める。
3. 野菜がしんなりとしたら具材を端に寄せ、空いたスペースに溶き卵を加えて半熟状に炒める。
4. 全体を炒め合わせ、合わせたAを加えて炒める。

やせPOINT

豆板醤に含まれる唐辛子には、代謝をアップさせ、脂肪燃焼効果が期待できる成分が含まれているので、ダイエットにより効果的！

いつものおかずがスパイシーに

カレー肉じゃが

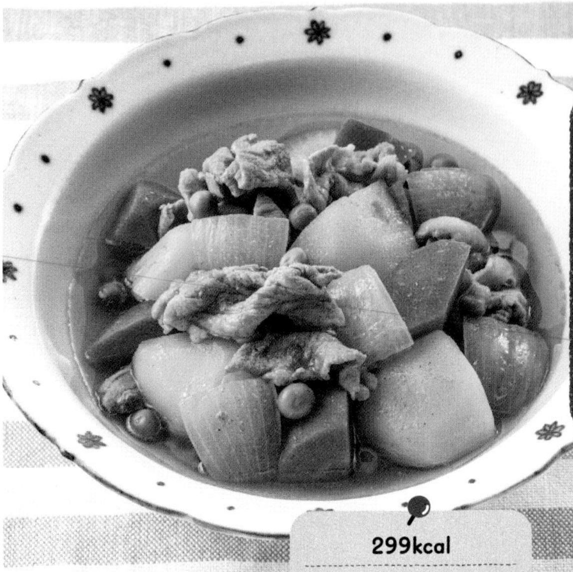

材料(2人分)

豚こま切れ肉……200g
じゃがいも……1個
にんじん……½本
玉ねぎ……½個
冷凍グリンピース……10g
サラダ油……小さじ1
A 水……1と½カップ
A カレー粉、しょうゆ、みりん……各大さじ1

作り方 ⏱20分

1. じゃがいも、にんじん、玉ねぎはひと口大の乱切りにする。
2. グリンピースは耐熱容器に入れてふんわりとラップをし、電子レンジで30秒加熱して水けをきる。
3. 鍋にサラダ油を熱し、豚肉と1を炒める。肉に火が通ったらAを加え、落としぶたをしてじゃがいもがやわらかくなるまで煮る。器に盛り、2を散らす。

299kcal
P たんぱく質▸19.4g
F 脂質▸12.1g
C 炭水化物▸26.1g

やせPOINT

スパイスは発汗を促し、新陳代謝をアップする効果が期待できます。いつもの肉じゃがにプラスするだけでダイエットメニューに！

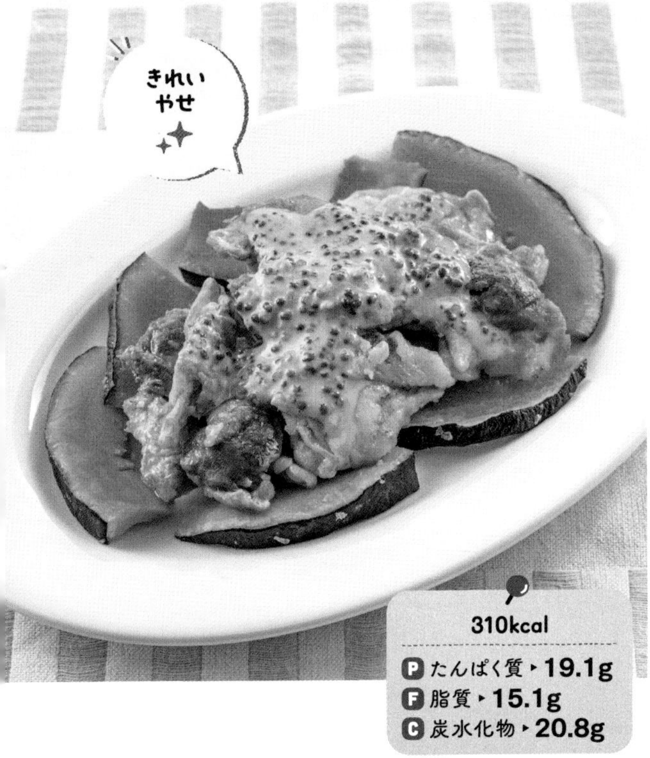

はちみつのやさしい甘さがクセになる

豚肉とかぼちゃのハニーマスタード

材料(2人分)

豚こま切れ肉……200g
かぼちゃ……100g
A 粒マスタード……大さじ2
A はちみつ……大さじ1
A マヨネーズ……大さじ½
A しょうゆ……小さじ2

作り方 ⏱15分

1. かぼちゃは5㎜幅の薄切りにする。
2. 耐熱容器に1、豚肉の順にのせ、ふんわりとラップをして電子レンジで6分加熱する。器に盛り、合わせたAをかける。

310kcal
P たんぱく質▸19.1g
F 脂質▸15.1g
C 炭水化物▸20.8g

やせPOINT

砂糖よりもヘルシーで甘みが強いはちみつを使うと、コクがアップして濃厚な味わいになり、満足感が高まります。

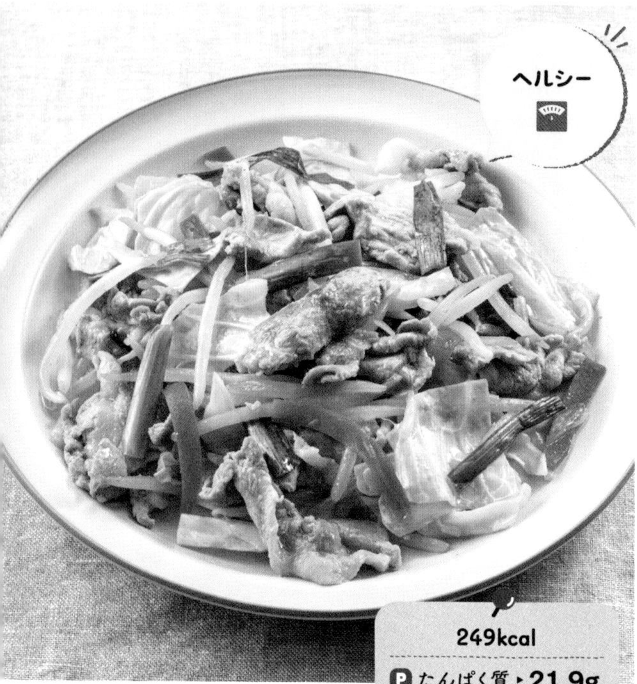

249kcal

P たんぱく質 ▸ 21.9g
F 脂質 ▸ 14.1g
C 炭水化物 ▸ 3.5g

塩、こしょうだけのシンプル味

豚肉野菜炒め

材料（2人分）

豚こま切れ肉 ………… **250g**
サラダ油 ……… 小さじ1
野菜炒めミックス ………… 150g
塩 ………… 小さじ½
こしょう ………… 少々

作り方 15分

1. フライパンにサラダ油を熱し、豚肉を炒める。
2. 肉に火が通ったら野菜炒めミックスを加え、しんなりしたら塩、こしょうで味をととのえる。

やせPOINT

野菜の食感が残るように炒めると、食べごたえがあって満足度が高まります。よく噛んで味わって食べましょう。焼きそばにすれば1皿で完結！

酸味のあるたれで食欲のない日にも

梅だれ豚もやし

材料（2人分）

豚もも薄切り肉（赤身） ………… **200g**
大豆もやし ……… 200g
A
- めんつゆ（3倍濃縮） ………… 大さじ1
- 梅肉（市販） ………… 小さじ1

作り方 15分

1. 耐熱容器に大豆もやし、豚肉の順にのせ、ふんわりとラップをして電子レンジで6分加熱する。
2. 1を器に盛り、合わせたAをかける。

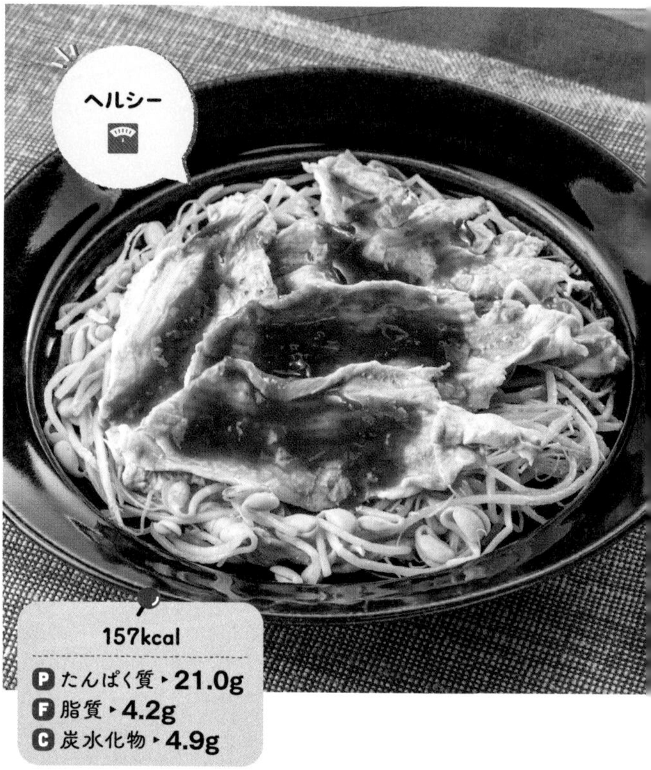

157kcal

P たんぱく質 ▸ 21.0g
F 脂質 ▸ 4.2g
C 炭水化物 ▸ 4.9g

やせPOINT

大豆もやしはヘルシーながらもたんぱく質が豊富。大豆イソフラボンも含まれているので、女性にはうれしい食材。かさ増しにもなります。

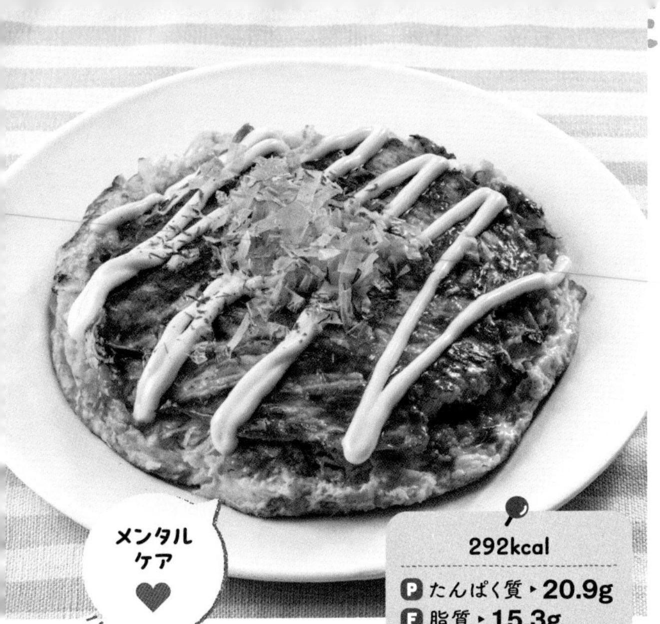

メンタルケア

292kcal
P たんぱく質 ▸ 20.9g
F 脂質 ▸ 15.3g
C 炭水化物 ▸ 15.5g

おからとキャベツで食べごたえ満点

美やせ 豚お好み焼き

材料(2人分)

- **豚もも薄切り肉(赤身)** …… 100g
- A
  - 溶き卵 …… 2個分
  - 生おから …… 100g
  - 水 …… ½カップ
  - 顆粒和風だし …… 小さじ½
- B
  - キャベツ(せん切り) …… 150g
  - 桜えび、きりいか …… 各5g
- サラダ油 …… 大さじ½
- お好み焼きソース …… 大さじ1
- マヨネーズ …… 小さじ2
- かつお節、青のり …… 各適量

※乾燥おからを代用する場合は、乾燥おから20gに水大さじ5を加えてよく混ぜて使う。メーカーにより異なるため、パッケージに記載の表記に従ってください。

作り方 25分

1 豚肉は半分に切る。

2 ボウルにAをよく混ぜ合わせ、Bを加えてさっくり混ぜる。

3 フライパンに½量のサラダ油を熱し、½量の2を流し入れる。上に½量の1をのせて焼き、焼き色がついたら裏返して火を通し、器に盛る。同様にもう1枚焼き、全部で2枚作る。それぞれお好み焼きソースを塗り、マヨネーズをかけ、かつお節、青のりをのせる。

青じそでさっぱりといただく

豚肉とれんこんのごまポン炒め

材料(2人分)

- **豚もも薄切り肉(赤身)** …… 200g
- れんこん …… 150g
- ごま油 …… 大さじ½
- A
  - ポン酢しょうゆ …… 大さじ2
  - 白すりごま …… 大さじ1
- 青じそ(せん切り) …… 5枚分

作り方 15分

1 豚肉は4cm長さに切り、れんこんは8mm幅の半月切りにする。

2 フライパンにごま油を熱し、1を炒める。肉に火が通ったらAを加え、炒め合わせる。器に盛り、青じそをのせる。

やせPOINT

れんこんは炒めすぎず、火が通る程度で仕上げると、シャキシャキとした食感が満足度を高めてくれます。

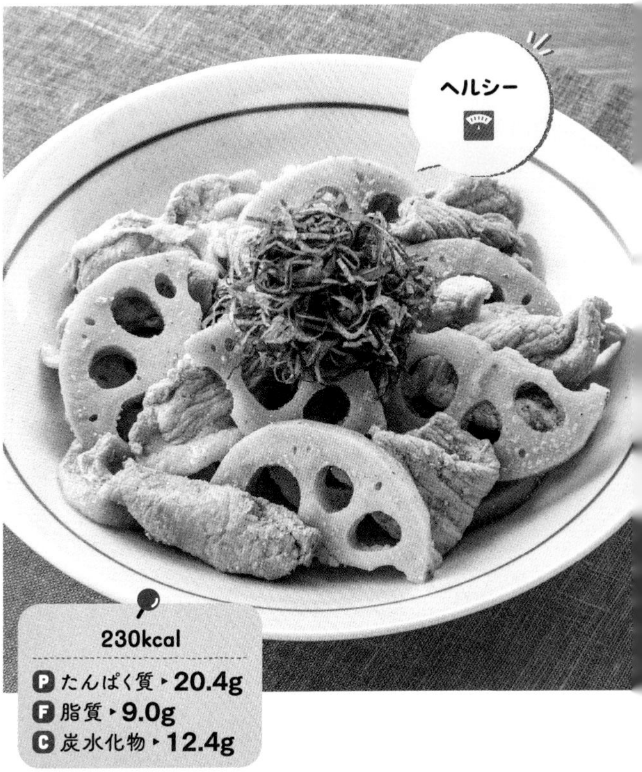

ヘルシー

230kcal
P たんぱく質 ▸ 20.4g
F 脂質 ▸ 9.0g
C 炭水化物 ▸ 12.4g

- okazu -

牛肉

赤身部分には鉄分が多く含まれ、貧血予防に効果的。また、脂肪の代謝をスムーズに行うはたらきもあるため、ヒレやももなどの部位を選ぶようにしましょう。

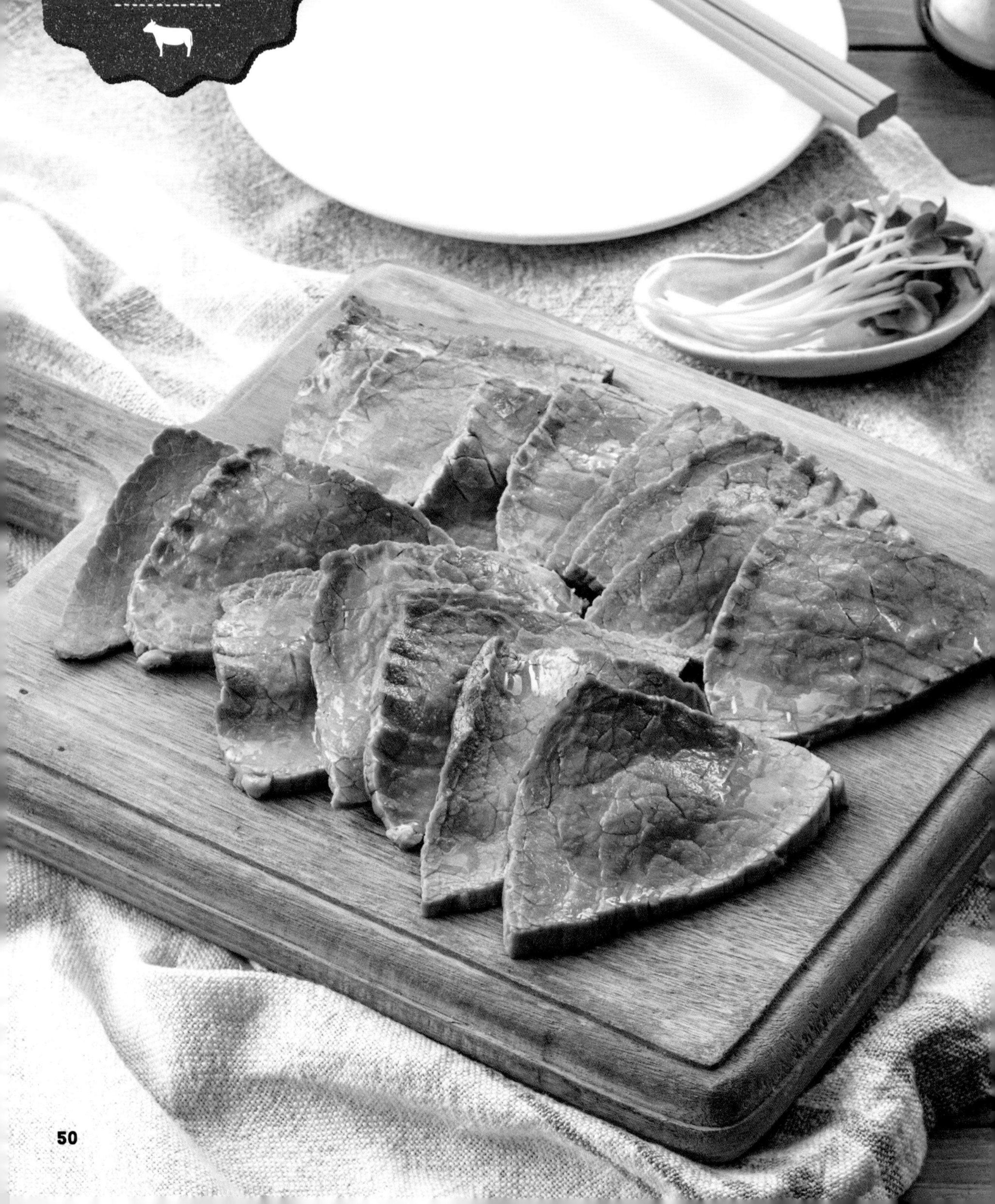

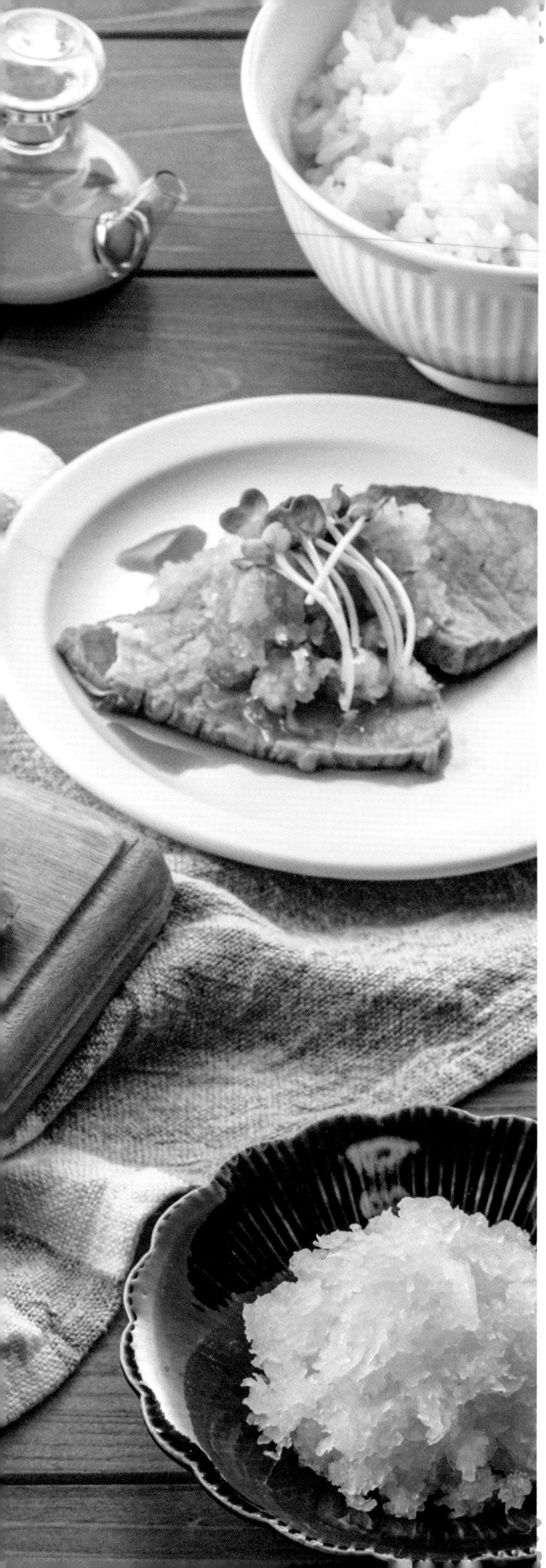

ダイエット中こそ
気分が上がるメニューで

和風 ローストビーフ

材料(2人分)

	牛ヒレかたまり肉	**250g**
A	おろしにんにく	小さじ1
A	塩	小さじ¼
A	こしょう	少々
	オリーブオイル	小さじ1
B	大根おろし	100g
B	ポン酢しょうゆ	大さじ2
B	カイワレ菜	適量

作り方 15分(おく時間は除く)

1. 牛肉にAをもみ込む。フライパンにオリーブオイルを強火で熱し、牛肉を入れて全面に焼き色をつける。
2. 1を耐熱性のポリ袋に入れ、熱湯で2分ほど湯煎して火を止め、そのまま20～30分おく。
3. 袋から取り出し、食べやすく切り分けて器に盛り、Bを添える。

270kcal

- P たんぱく質 ▸ **23.1g**
- F 脂質 ▸ **15.0g**
- C 炭水化物 ▸ **7.6g**

やせPOINT

たっぷりの大根おろしをのせて食べると、消化を助けて胃腸に負担がかかりにくくなります。ごはんや雑穀米を普通盛り1杯～大盛り1杯や、ロールパン2～3個にはさんで食べるのがおすすめです。

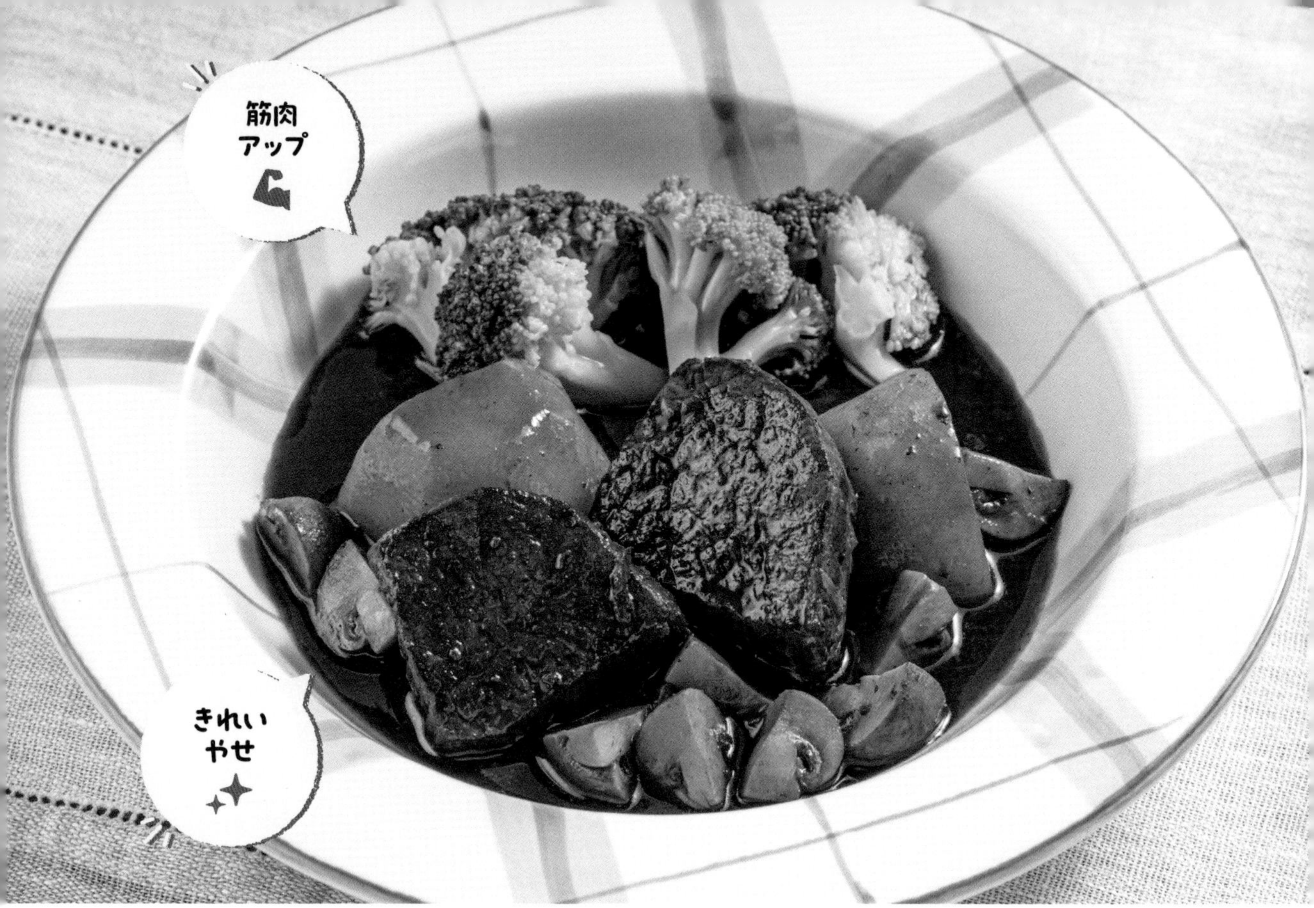

やわらかく煮た牛肉がごちそうに

牛ヒレ肉の赤ワイン煮込み

435kcal

- P たんぱく質 ▸ 25.2g
- F 脂質 ▸ 15.1g
- C 炭水化物 ▸ 25.8g

材料（2人分）

- **牛ヒレかたまり肉** …… 250g
- じゃがいも …… 1個
- マッシュルーム …… 4個
- 冷凍ブロッコリー …… 100g
- オリーブオイル …… 小さじ1
- A
  - 赤ワイン …… 1と½カップ
  - トマトケチャップ、ウスターソース …… 各大さじ1
  - 顆粒コンソメスープの素、はちみつ …… 各小さじ1

作り方 30分

1. 牛肉は4等分に切る。じゃがいもは8等分、マッシュルームは4つ割りにする。ブロッコリーは耐熱容器に入れ、ふんわりとラップをして電子レンジで2分加熱して水けをきる。
2. 鍋にオリーブオイルを熱し、牛肉を焼き色がつくまで両面焼く。じゃがいも、マッシュルーム、Aを加えてふたをし、弱火で煮る。
3. 具材に火が通ったら具材を取り出し、煮汁が⅓量になるまで煮つめる。具材と煮汁を器に盛り、ブロッコリーを添える。

やせPOINT

いもときのこの食物繊維で、腸活にGood！ パンに合わせるなら、ライ麦や全粒粉を選んで。

レンチンでできる和風ソースをかけて

牛もも肉の ガーリックステーキ

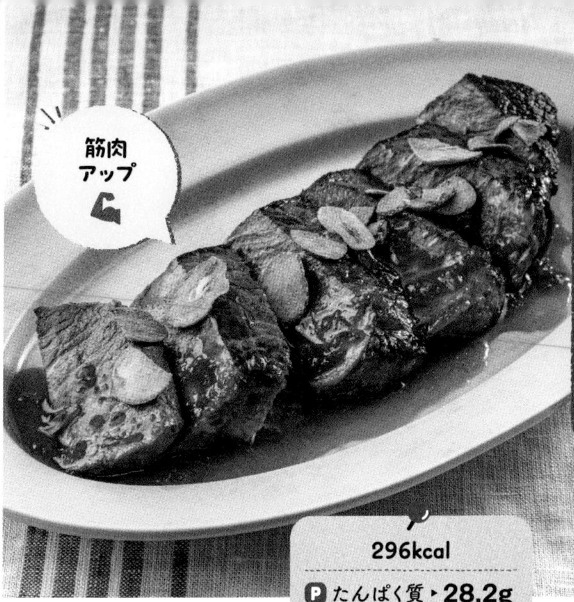

296kcal

P たんぱく質 ▸ **28.2g**
F 脂質 ▸ **8.7g**
C 炭水化物 ▸ **12.1g**

材料（2人分）

- **牛ももステーキ用（赤身）** …… 300g
- 塩、こしょう …… 各少々
- オリーブオイル …… 小さじ1
- A
  - 玉ねぎ（すりおろし） …… 1/8個分
  - しょうゆ、みりん、酒 …… 各大さじ2
- ガーリックチップ …… 適量

作り方 10分

1 牛肉は塩、こしょうをふり、フライパンにオリーブオイルを熱して焼き色がつくまで両面焼き、お好みの焼き加減まで焼く。

2 耐熱容器にAを入れ、ラップをせずに電子レンジで30秒加熱する。

3 1を食べやすく切って器に盛り、2をかけ、ガーリックチップをのせる。

やせPOINT

脂質が比較的少ないもも肉にするとヘルシーに。たまにはごちそうステーキをぜひ！

みそとにんにくで食欲をそそる

牛肉と厚揚げの みそ炒め

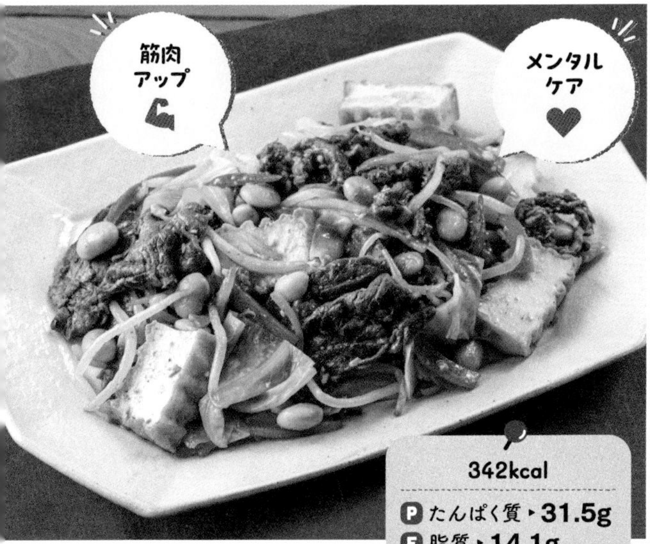

342kcal

P たんぱく質 ▸ **31.5g**
F 脂質 ▸ **14.1g**
C 炭水化物 ▸ **14.7g**

材料（2人分）

- **牛もも薄切り肉（赤身）** …… 250g
- A
  - しょうゆ、酒、片栗粉 …… 各小さじ1
- 厚揚げ …… 大1/3枚（80g）
- 冷凍枝豆（さやなし） …… 50g
- サラダ油 …… 小さじ1
- 野菜炒めミックス …… 200g
- B
  - みそ、酒 …… 各大さじ1
  - しょうゆ、砂糖 …… 各小さじ1
  - おろしにんにく …… 少々

作り方 15分（解凍する時間は除く）

1 ポリ袋に食べやすく切った牛肉とAを加えてよくもむ。厚揚げは熱湯を回しかけて油抜きし、ひと口大に切る。枝豆は解凍する。

2 フライパンにサラダ油を熱し、牛肉を炒める。肉の色が変わったら厚揚げ、枝豆、野菜炒めミックスを加えて炒める。

3 野菜がしんなりしたら、合わせたBを加えて炒め合わせる。

たっぷりの野菜で彩りもきれい

パプリカ チンジャオロース

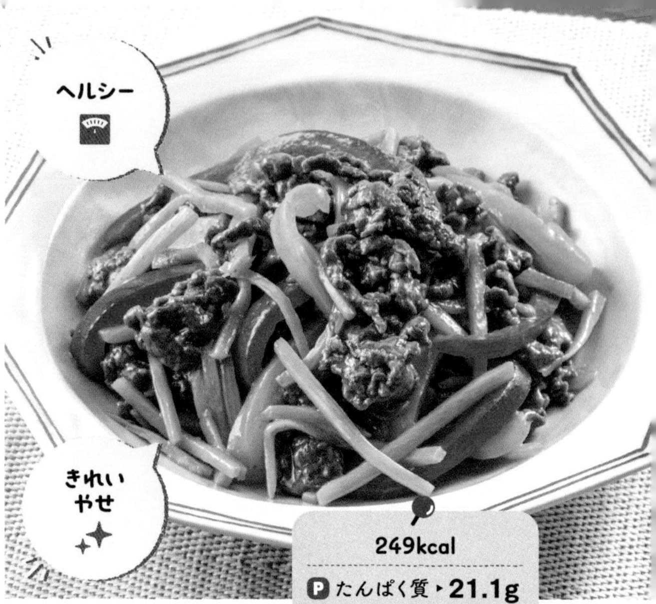

249kcal
P たんぱく質 ▸ 21.1g
F 脂質 ▸ 7.8g
C 炭水化物 ▸ 17.7g

材料(2人分)

- **牛もも薄切り肉(赤身)** …… **200g**
- A 酒 …… 大さじ1
- A 塩、こしょう …… 各少々
- 片栗粉 …… 大さじ1
- 赤・黄パプリカ …… 各½個
- ごま油 …… 大さじ½
- 水煮たけのこ(細切り) …… 150g
- B オイスターソース …… 大さじ2
- B しょうゆ、砂糖 …… 各小さじ1

作り方 15分

1 牛肉は食べやすく切ってAをもみ込み、片栗粉をまぶす。パプリカはせん切りにする。

2 フライパンにごま油を熱し、牛肉を炒める。肉に火が通ったらたけのこ、パプリカを加え、しんなりしたらBを加えて炒め合わせる。

やせPOINT

ピーマンをパプリカで代用することで、美肌や肌荒れ改善に欠かせないビタミンCをより多く補えます。食物繊維の多い、玄米を合わせるとより効果アップ。

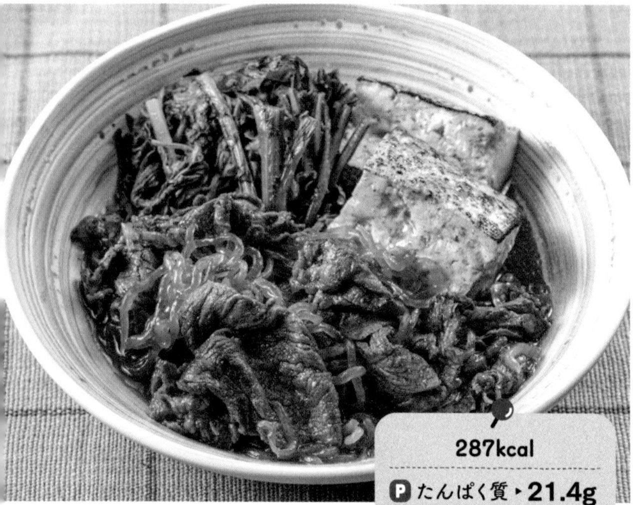

287kcal
P たんぱく質 ▸ 21.4g
F 脂質 ▸ 9.3g
C 炭水化物 ▸ 23.2g

人気のすき焼きをダイエット仕様に

牛すき煮

材料(2人分)

- **牛もも薄切り肉(赤身)** …… **150g**
- 焼き豆腐 …… 150g
- しらたき、春菊 …… 各100g
- サラダ油 …… 小さじ1
- A 水 …… ¼カップ
- A しょうゆ、砂糖、みりん …… 各大さじ2

作り方 20分

1 豆腐はひと口大に切る。しらたきと春菊は食べやすい長さに切る。

2 鍋にサラダ油を熱し、牛肉を炒める。肉に火が通ったら豆腐としらたき、Aを加え、ふたをして5分ほど煮る。

3 春菊を加えてさっと煮る。

やせPOINT

しらたきと焼き豆腐を加えてかさ増し! どちらもヘルシーで、ダイエットのお助け役として重宝します。白米や雑穀米といっしょに。

ピリ辛だれと卵のまろやかさが合う

牛肉とスナップえんどうのコチュジャンマヨ炒め

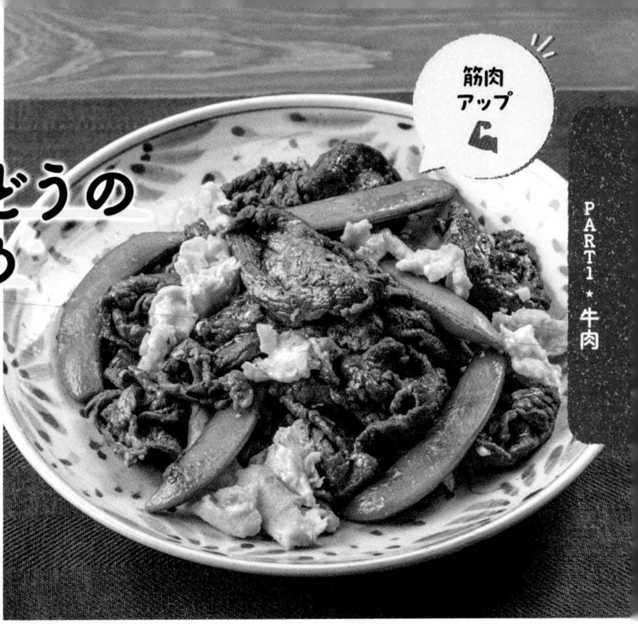

材料(2人分)

- **牛もも薄切り肉(赤身)** …… 400g
- マヨネーズ …… 小さじ2
- A
  - 溶き卵 …… 1個分
  - 塩、こしょう …… 各少々
- スナップえんどう …… 100g
- コチュジャン …… 大さじ1

作り方 10分

1. フライパンに½量のマヨネーズを溶かして牛肉を炒める。
2. 肉の色が変わったら合わせたA、スナップえんどうを加えてさっと炒め、残りのマヨネーズ、コチュジャンを加えて炒め合わせる。

374kcal

- P たんぱく質 ▸ 40.4g
- F 脂質 ▸ 14.7g
- C 炭水化物 ▸ 9.6g

やせPOINT

油の代わりにマヨネーズを使うと、調味料としても活躍してくれます。マヨネーズの香りで、食べたときの満足感もアップ!

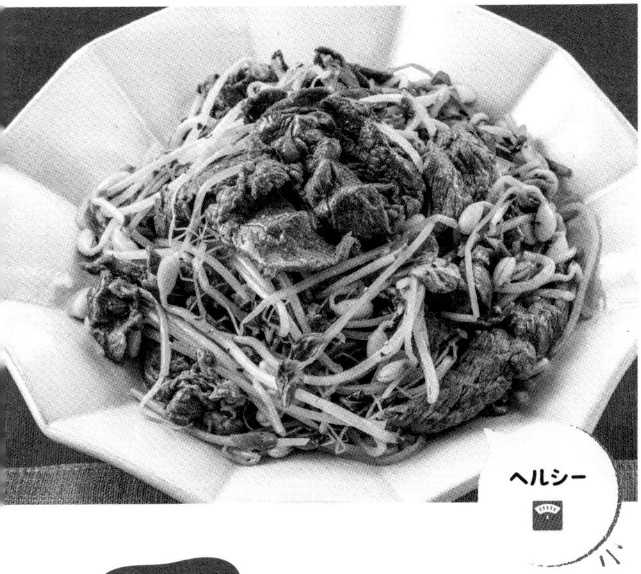

たっぷり野菜で炒めものでも低カロリー

牛肉と豆苗のヘルシー炒め

材料(2人分)

- **牛こま切れ肉** …… 200g
- 豆苗 …… 1パック(100g)
- サラダ油 …… 小さじ1
- 大豆もやし …… 100g
- A
  - 鶏ガラスープの素 …… 小さじ2
  - 粗びき黒こしょう …… 適量

作り方 10分

1. 豆苗は食べやすい長さに切る。
2. フライパンにサラダ油を熱し、牛肉を炒める。肉に火が通ったら1と大豆もやしを加え、Aを加えて炒め合わせる。

247kcal

- P たんぱく質 ▸ 18.5g
- F 脂質 ▸ 15.6g
- C 炭水化物 ▸ 4.0g

やせPOINT

野菜の中でも豆苗と大豆もやしは、たんぱく質が豊富。肉だけでは補えない分は、野菜からもしっかりたんぱく質を摂取してバランスをとりましょう。

- okazu -

ひき肉

かたまり肉よりたんぱく質の吸収がスムーズなひき肉。
なるべく脂身が少ないものを選びましょう。

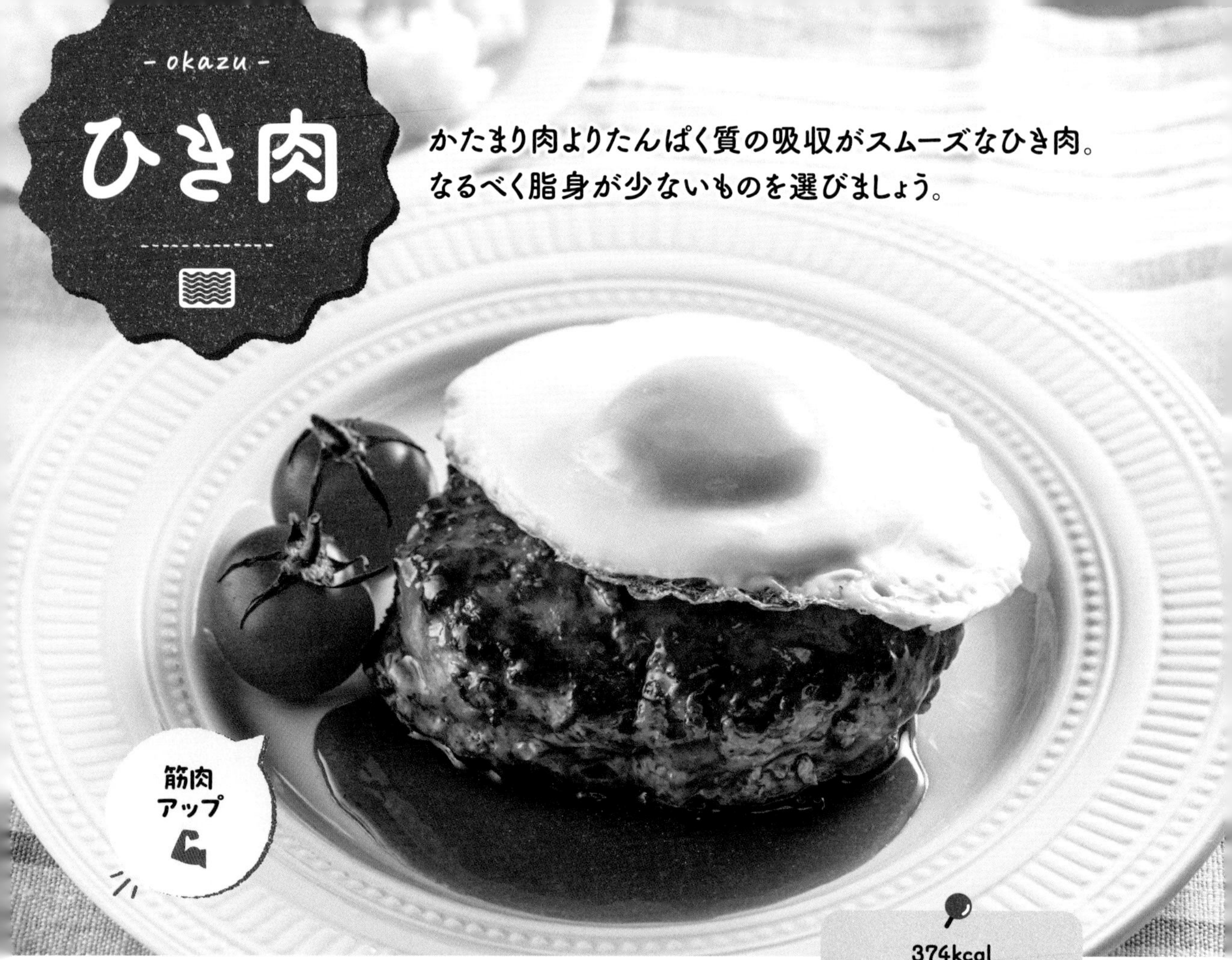

筋肉アップ

374kcal

P たんぱく質▸37.4g
F 脂質▸16.0g
C 炭水化物▸8.9g

ダイエット中でも食べたいものはあきらめない！

てりたまハンバーグ

材料（2人分）

豚ひき肉（赤身）	300g
A 玉ねぎ（みじん切り）	1/4個分
A 溶き卵	1個分
A パン粉、牛乳	各大さじ1
A 塩、こしょう	各少々
サラダ油	小さじ1
卵	2個
B しょうゆ	大さじ1
B 酒、みりん	各小さじ2
ミニトマト	4個

作り方 30分

1. ボウルにひき肉とAを入れてよく練り混ぜ、2等分にして楕円型に成型する。
2. フライパンに1/2量のサラダ油を熱して卵を割り入れ、ふたをして黄身がお好みの固さになるまで焼き、取り出す。
3. 2のフライパンをさっとふき、残りのサラダ油を熱して1を入れ、こんがりと焼き色がつくまで両面焼く。ふたをして5分ほど蒸し焼きにし、火が通ったらBを加えてからめる。
4. 3を器に盛り、それぞれに2をのせ、ミニトマトを添える。

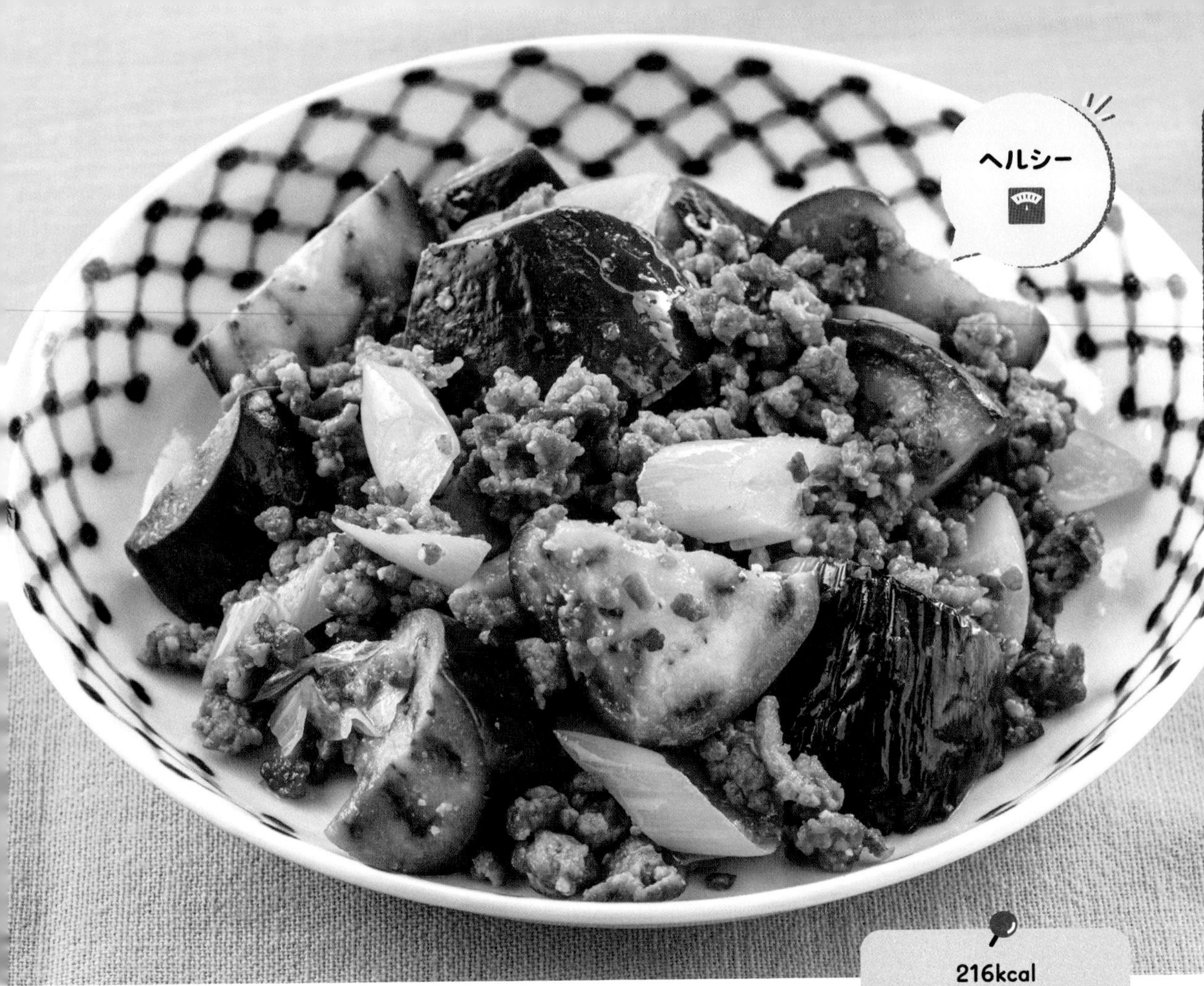

ヘルシー

216kcal

- P たんぱく質 ▸ 20.5g
- F 脂質 ▸ 7.3g
- C 炭水化物 ▸ 13.2g

大きめに切ったなすで食べごたえ満点

ごろっとなすの肉みそ炒め

材料（2人分）

豚ひき肉（赤身）	**200g**
なす	3本
長ねぎ	½本
ごま油	大さじ1
A みそ	大さじ1と½
A みりん	小さじ2

作り方 15分

1. なすはひと口大の乱切りに、長ねぎは1cm幅の斜め切りにする。
2. フライパンにごま油を熱し、ひき肉をほぐしながら炒める。なす、長ねぎを加えてさらに炒め、具材に火が通ったら合わせたAを加えて炒め合わせる。

やせPOINT

なすを大きめに切ることでボリューム感と食べごたえを出しましょう。白米はもちろん、焼きそばやラーメンの具にすると、満足度が高まります。

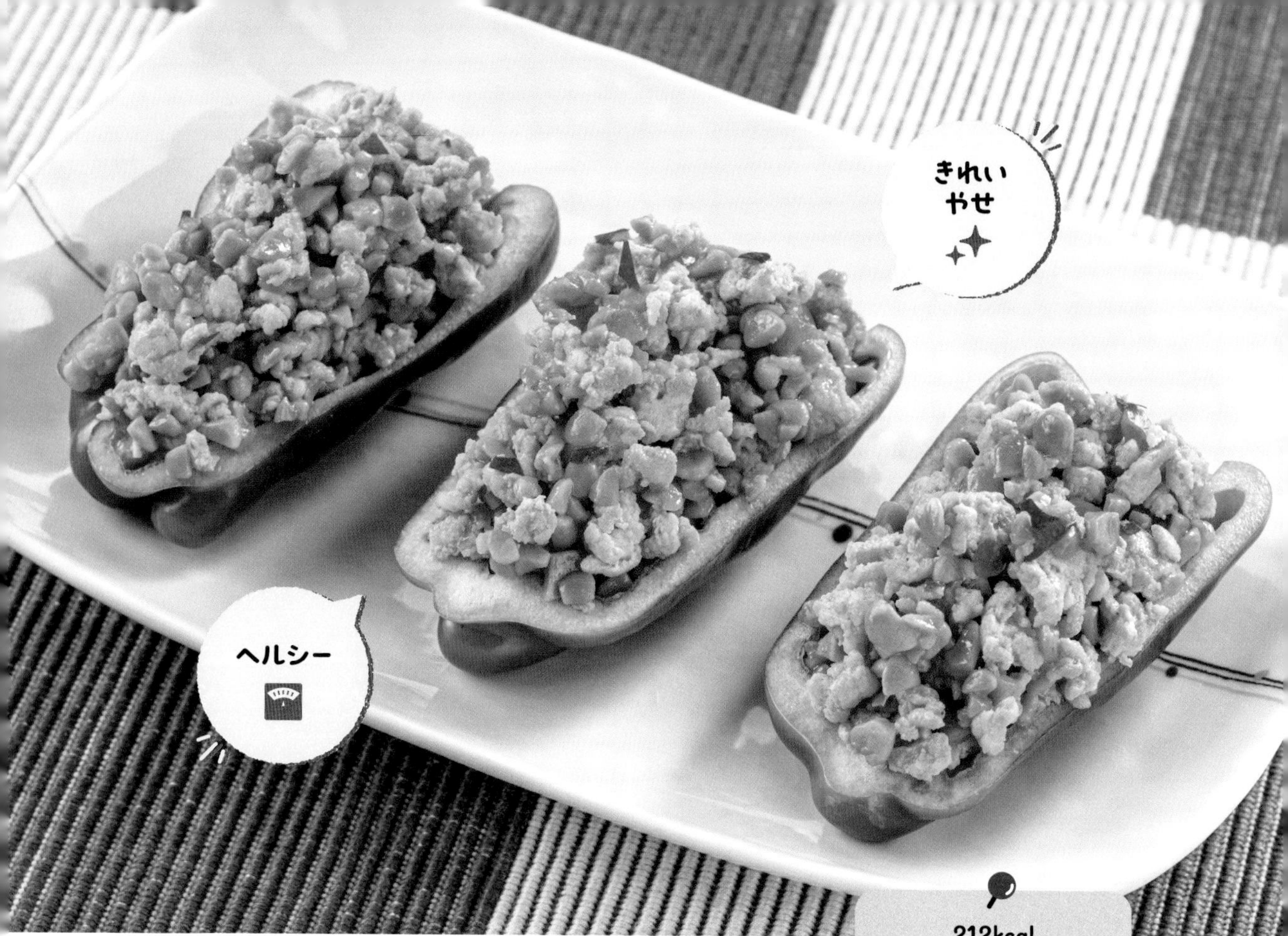

212kcal

P たんぱく質 ▸ 25.8g
F 脂質 ▸ 7.7g
C 炭水化物 ▸ 7.1g

パリッとしたピーマンにのせて

ピーマンの 納豆鶏そぼろのせ

材料(2人分)

鶏むねひき肉 ……… **200g**
ピーマン ……… 3個
サラダ油 ……… 小さじ1
ひきわり納豆(たれつき) ……… 2パック(80g)
A ┌ しょうゆ ……… 小さじ1
A └ 豆板醤 ……… 小さじ½

作り方 10分

1. ピーマンは縦半分に切って器に盛る。
2. フライパンにサラダ油を熱し、ひき肉をほぐしながら炒める。肉に火が通ったら納豆と添付のたれ、Aを加えて炒め合わせる。
3. 1の上に2を等分にのせる。

やせPOINT

生のピーマンは噛みごたえがあるので、満足感を得られやすい食材。鶏ひき肉や納豆の良質なたんぱく質で、きれいやせしましょう。

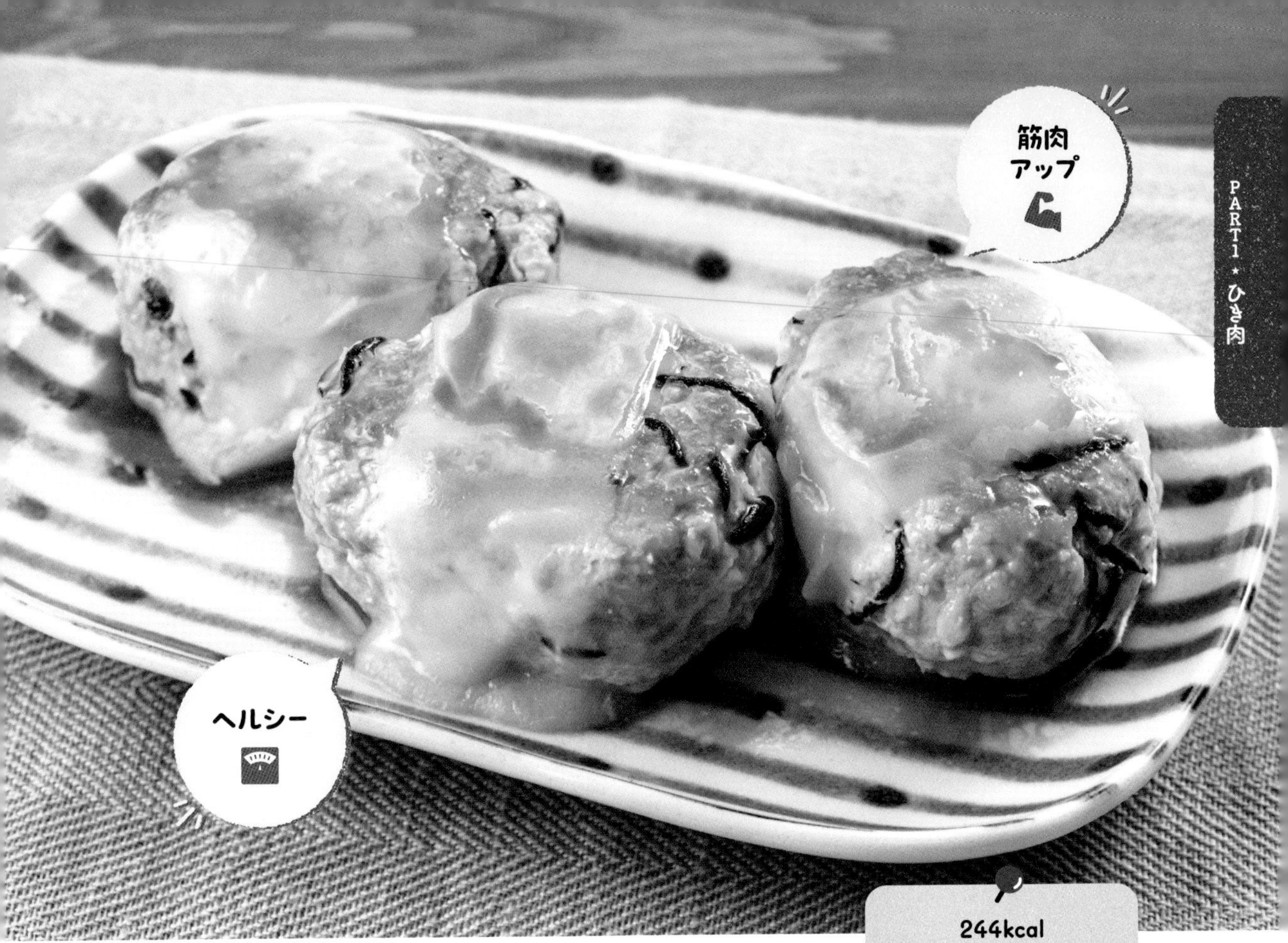

244kcal

- **P** たんぱく質 ▸ **33.1g**
- **F** 脂質 ▸ **9.1g**
- **C** 炭水化物 ▸ **2.7g**

ひじきの食感で食べごたえアップ

ひじき入りチーズつくね

材料(2人分)

鶏むねひき肉 …… **300g**
乾燥ひじき …… 3g
スライスチーズ(溶けるタイプ) …… 2枚
おろししょうが …… 小さじ$\frac{1}{2}$
サラダ油 …… 小さじ1
めんつゆ(3倍濃縮) …… 大さじ1

作り方 25分(もどす時間は除く)

1. ひじきは水でもどし、水けをきる。スライスチーズは1枚を3等分にする。
2. ボウルにひき肉、ひじき、おろししょうがを入れてよく練り混ぜ、6等分にして小判型に成型する。
3. フライパンにサラダ油を熱し、2を入れてこんがりと焼き色がつくまで両面焼く。スライスチーズをのせ、ふたをして5分ほど蒸し焼きにし、火が通ったらめんつゆを加えてからめる。

やせPOINT

ヘルシーな鶏つくねは、ひじきで食感をプラスし、チーズでボリュームアップ！ 玄米や雑穀米を合わせるのがおすすめ。

COLUMN -01-

鍋で！完全栄養ごはん

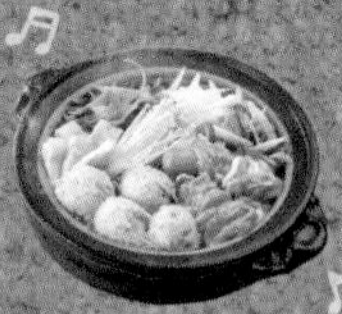

肉や魚、野菜がたっぷり食べられる鍋は、PFCバランスがよく、
食物繊維もとれるおすすめの料理。
自身の目標カロリーに合わせて食べる量を調整しましょう。

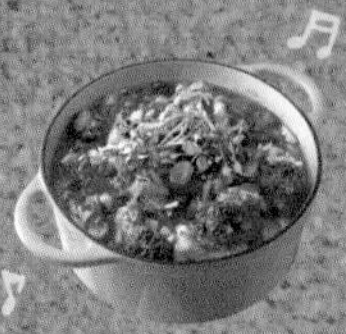

※栄養計算の（ ）内の値は、【〆ーシメー】を含めた数値です。

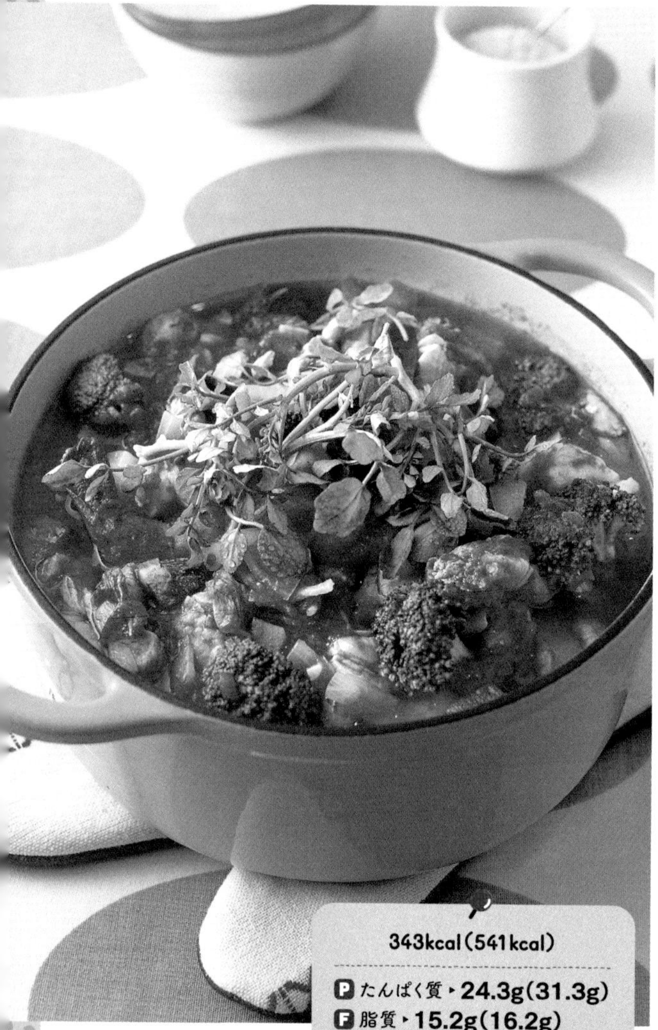

343kcal（541kcal）

P たんぱく質 ▸ 24.3g（31.3g）
F 脂質 ▸ 15.2g（16.2g）
C 炭水化物 ▸ 31.0g（73.5g）

〆のアイディア

ゆでたパスタを加え、黒こしょうをかければ、PFCバランスばっちりのスープパスタに。

濃厚トマトスープに、
具材のうまみがたっぷり！

イタリアン鍋

材料（2人分）

- 鶏もも肉 …… 小1枚（180g）
- 塩、こしょう … 各少々
- 無頭えび（殻つき） …… 4尾
- ブロッコリー …… 100g
- じゃがいも …… 1個
- 玉ねぎ …… ½個
- にんじん、ズッキーニ、セロリ …… 各½本
- エリンギ …… 1本
- A
  - オリーブオイル …… 小さじ1
  - おろしにんにく …… 小さじ½
- ホールトマト缶 …… ½缶（200g）
- B
  - 水 …… 2カップ
  - 顆粒コンソメスープの素 …… 小さじ2
  - 砂糖 …… 小さじ½
  - 塩、こしょう …… 各少々
  - ローリエ …… 1枚
- クレソン、粉チーズ …… 各適量

【〆ーシメー】
- スパゲッティ（乾麺） …… 120g
- 粗びき黒こしょう …… 適量

作り方 30分

1 鶏肉はひと口大に切って塩、こしょうをふる。えびは尾を残して殻をむき、背わたを除く。

2 ブロッコリーは小房に分ける。残りの野菜は1.5cm角に切る。

3 鍋にAを弱火で熱し、香りが立ったら中火にして鶏肉を炒める。ブロッコリー以外の野菜を加えてしんなりするまで炒め、つぶしたホールトマト、Bを加え、やわらかくなるまで煮る。

4 えび、ブロッコリーを加えてさっと煮てクレソンをのせ、粉チーズを添える。

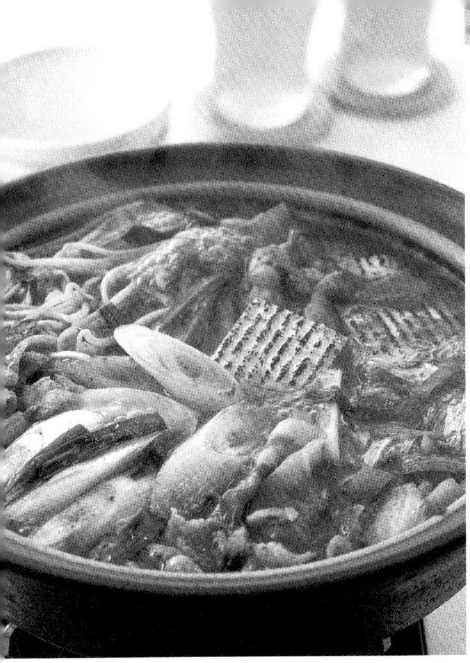

にんにくが効いたピリ辛味で
大満足の食べごたえ

燃焼系豚キムチ鍋

〆のアイディア
インスタントラーメンや切り餅を加えて、トッポギ風キムチラーメンに。

材料(2人分)

豚もも薄切り肉(赤身)……100g
白菜……200g
にら……½束
白菜キムチ……150g
長ねぎ……½本
焼き豆腐……½丁(150g)
A 水……2と½カップ
A 顆粒和風だし……小さじ1
B 酒、しょうゆ、コチュジャン……各大さじ1
B おろしにんにく、おろししょうが……各小さじ1
B ごま油……小さじ½
大豆もやし……100g
【〆ーシメー】
インスタントラーメン(乾麺)……1袋
切り餅……2個

作り方 25分

1 豚肉は3等分に切る。白菜、にら、白菜キムチはざく切りにする。長ねぎは斜め切りに、豆腐はひと口大に切る。

2 鍋にAを煮立て、B、豚肉を加える。

3 再び煮立ったら白菜キムチを汁ごと加え、煮立ったら残りの1、大豆もやしを加えてアクをとりながら煮る。

230kcal(568kcal)
P たんぱく質 ▸ 20.6g(26.5g)
F 脂質 ▸ 7.4g(16.9g)
C 炭水化物 ▸ 17.9g(76.1g)

酒かすのコクがぶりの臭みをやわらげる

ぶりのかす鍋

327kcal(553kcal)
P たんぱく質 ▸ 23.1g(27.7g)
F 脂質 ▸ 14.5g(17.2g)
C 炭水化物 ▸ 19.6g(66.1g)

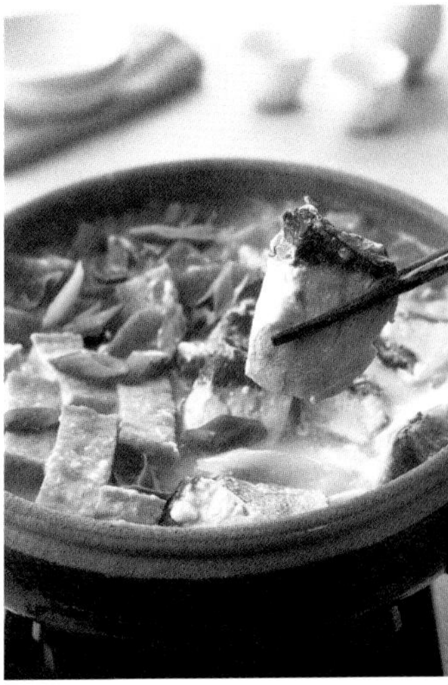

材料(2人分)

ぶり(切り身)……小2切れ(160g)
塩……少々
昆布(8cm)……1枚
水……2と½カップ
大根……200g
にんじん……½本
厚揚げ……小½枚(50g)
こんにゃく……½枚(100g)
酒かす……40g
わけぎ(斜め切り)……2本分
A みそ……大さじ2
A 薄口しょうゆ……少々
【〆ーシメー】
ごはん……250g
ピザ用チーズ……20g

作り方 25分(おく時間は除く)

1 ぶりはひと口大のそぎ切りにし、塩をふって10分ほどおき、熱湯でさっとゆでて水けをきる。

2 昆布は汚れをふいて鍋に入れ、分量の水を加えて20〜30分おく。

3 大根は5mm幅のいちょう切り、にんじんは5mm幅の半月切りにする。厚揚げは熱湯を回しかけて油抜きし、縦半分に切ってから2cm幅に切る。こんにゃくは縦半分に切り、5mm幅に切って熱湯でさっとゆでる。

4 2を火にかけ、沸騰直前に昆布を取り出し、1、3を加え、再び煮立ったらアクをとる。酒かすを溶き入れ、野菜がやわらかくなるまで煮る。

5 4にわけぎ、Aを加えてひと煮立ちさせる。

〆のアイディア
ごはんとピザ用チーズを加えて酒かすチーズリゾットはいかが。お好みで七味をかけてどうぞ。

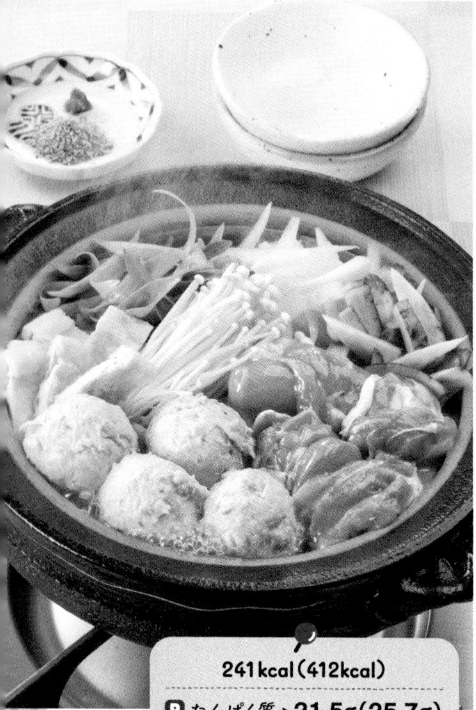

ふんわり肉団子の食感がたまらない！

鶏肉のちゃんこ鍋

材料(2人分)

鶏もも肉(皮なし)
……小½枚(100g)
A
- 鶏ももひき肉……120g
- 片栗粉……大さじ½
- みそ……小さじ½
- 塩、砂糖……各少々

大根、ごぼう……各¼本
えのきだけ……½袋(100g)
油揚げ……½枚(10g)
B
- 水……3カップ
- 酒……大さじ2
- 鶏ガラスープの素……大さじ1
- おろしにんにく……小さじ1
- 塩……小さじ¼

わけぎ(斜め切り)……2本分
C
- 白すりごま、ゆずこしょう……各適量

【〆ーシメー】
ゆでうどん……2玉

作り方 20分

1. 鶏肉は大きめのひと口大に切る。ボウルにAを練り混ぜ、ひと口大に丸める。
2. 大根、ごぼうはささがきにし、えのきだけはほぐす。油揚げは短冊切りにする。
3. 鍋にBを煮立てて1を加え、アクをとって10分ほど煮たら、2、わけぎを加えてやわらかくなるまで煮る。Cを添えていただく。

〆のアイディア
うどんとの相性がばっちり。お好みで食べるラー油を加えてピリ辛にしても。

241kcal(412kcal)
P たんぱく質 ▸ 21.5g(25.7g)
F 脂質 ▸ 7.4g(7.9g)
C 炭水化物 ▸ 17.7g(56.6g)

魚介のうまみとみそバターのコクが合う

鮭とほたての豆乳みそバター鍋

材料(2人分)

生鮭……小2切れ(160g)
白菜……2枚
水菜……½束
にんじん……¼本
しめじ……½パック(50g)
A
- 水……2カップ
- 調整豆乳……1カップ
- みそ……大さじ2
- みりん……大さじ1と½
- 顆粒和風だし……小さじ1

ボイルほたて……4個
小結びしらたき……2個
バター……20g
【〆ーシメー】
ごはん……200g
ホールコーン缶……30g
じゃがいも……1個

作り方 15分

1. 鮭は4等分に切る。白菜、水菜はざく切りに、にんじんは短冊切りにし、しめじは小房に分ける。
2. 鍋にAを煮立て、1、ほたて、しらたきを加えて火が通るまで煮る。
3. 2にバターを加えて溶かす。

〆のアイディア
ごはん、ホールコーン、ゆでたじゃがいもで、みそバター雑炊に。

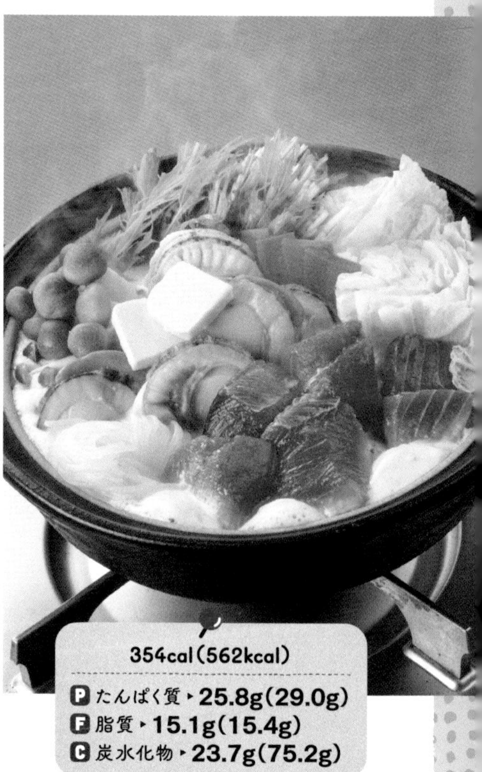

354cal(562kcal)
P たんぱく質 ▸ 25.8g(29.0g)
F 脂質 ▸ 15.1g(15.4g)
C 炭水化物 ▸ 23.7g(75.2g)

PART 2

やせるをかなえる

魚介類・魚介加工品のおかず

さまざまな種類がある魚介類の中でも、特に栄養バランスがよい食材を使ったおかずをご紹介します。
刺身や切り身、缶詰などを使えば調理も手軽です。

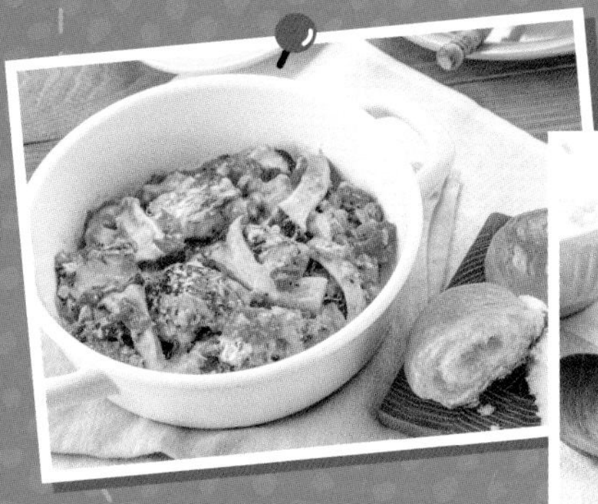

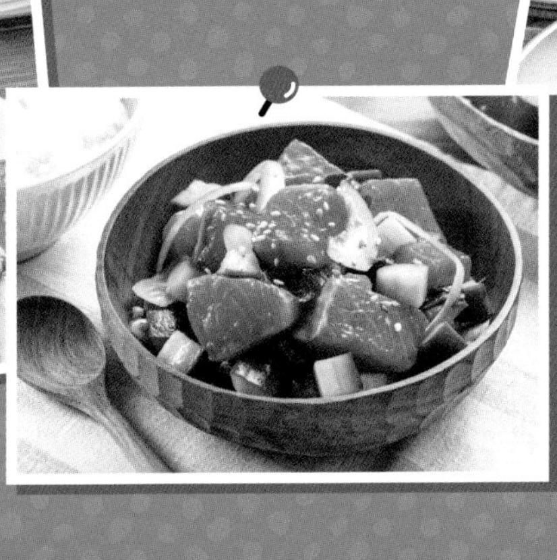

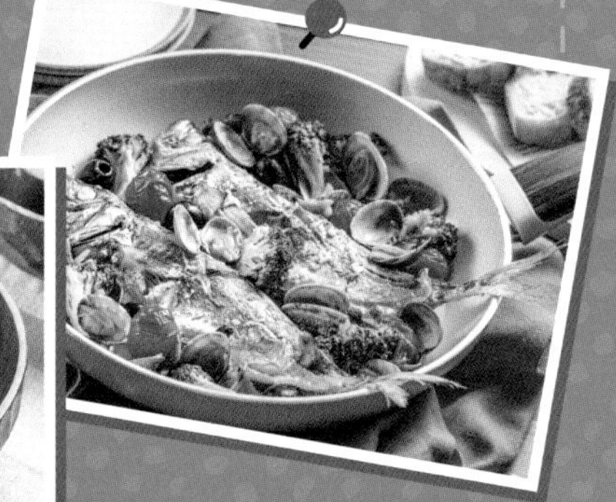

- okazu -

魚

魚は、肉よりも比較的低カロリーなものが多く、
含まれる脂質が良質なので、1日1食はとりたい食材。
生や蒸し物など、いろいろな調理法で楽しみましょう。

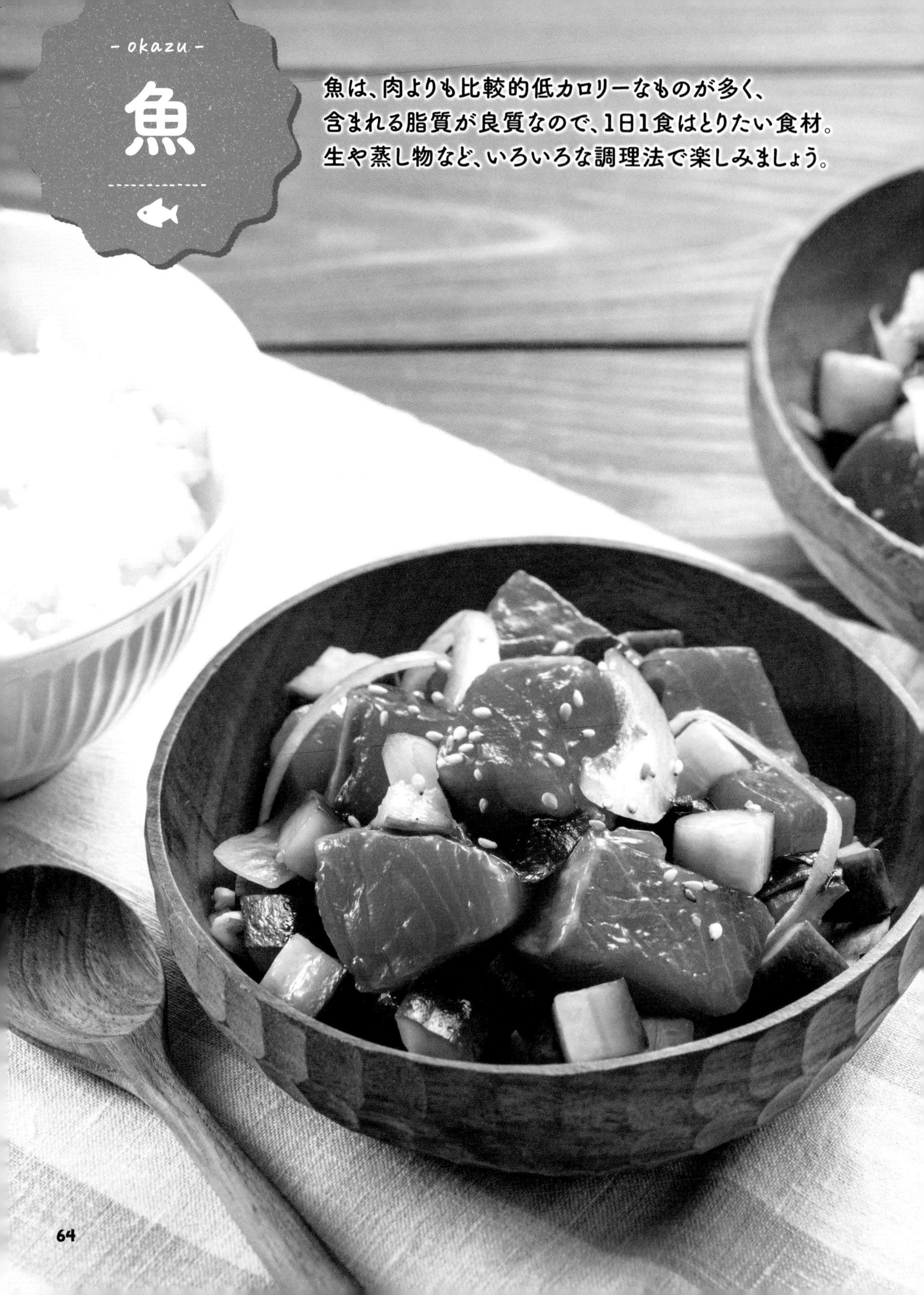

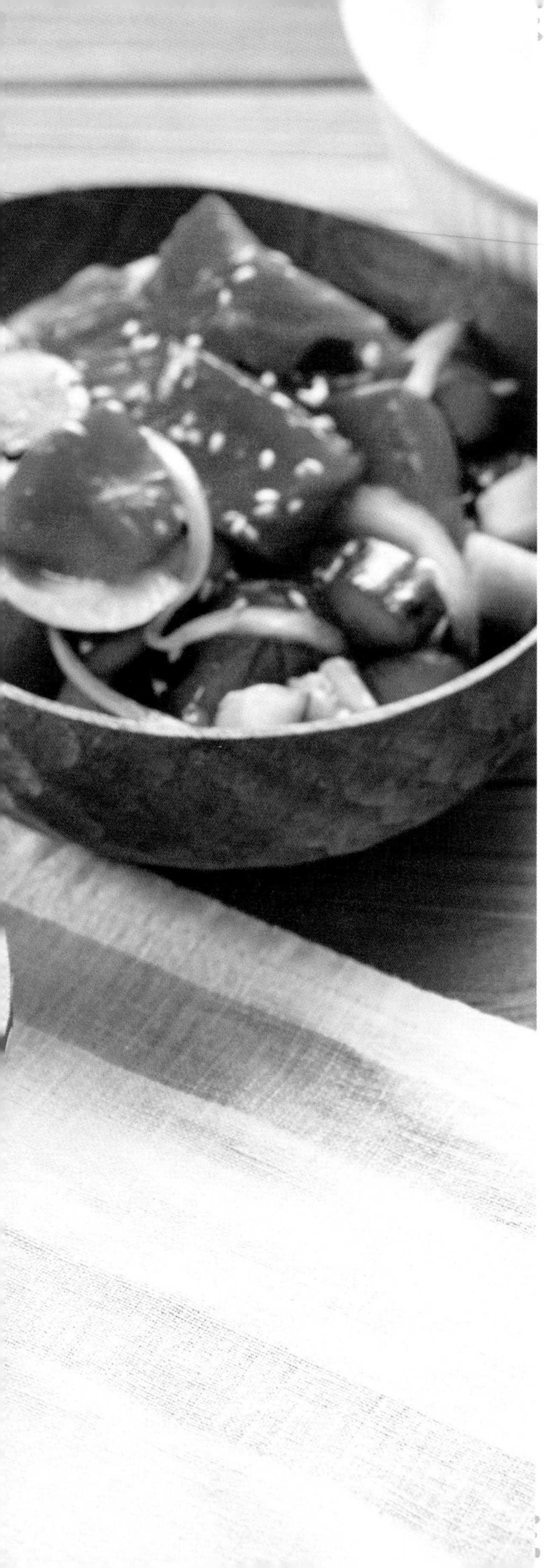

ごま油の風味がアクセント

サーモンのポキ

材料(2人分)

トラウトサーモン(刺身用・さく) …… 240g
きゅうり …… 1本
玉ねぎ …… ¼個
乾燥カットわかめ …… 2g
A しょうゆ …… 大さじ1
A ごま油 …… 小さじ1
白いりごま …… 小さじ½

作り方 10分(もどす時間は除く)

1 サーモンは2cm角に切る。きゅうりは1cm角に切り、玉ねぎは薄切りにする。カットわかめは水でもどし、水けをきる。

2 ボウルにAを混ぜ合わせ、1を加えてあえたら器に盛り、いりごまをふる。

260kcal

P たんぱく質 ▸ **22.7g**
F 脂質 ▸ **14.8g**
C 炭水化物 ▸ **5.0g**

やせPOINT

トラウトサーモンはアトランティックサーモンに比べ脂質が少なく、カロリーも低めです。低カロリーなわかめときゅうりを組み合わせて満足度アップ！普通盛り1杯～大盛り1杯のごはんや雑穀米にのせて、丼にするのもおすすめです。

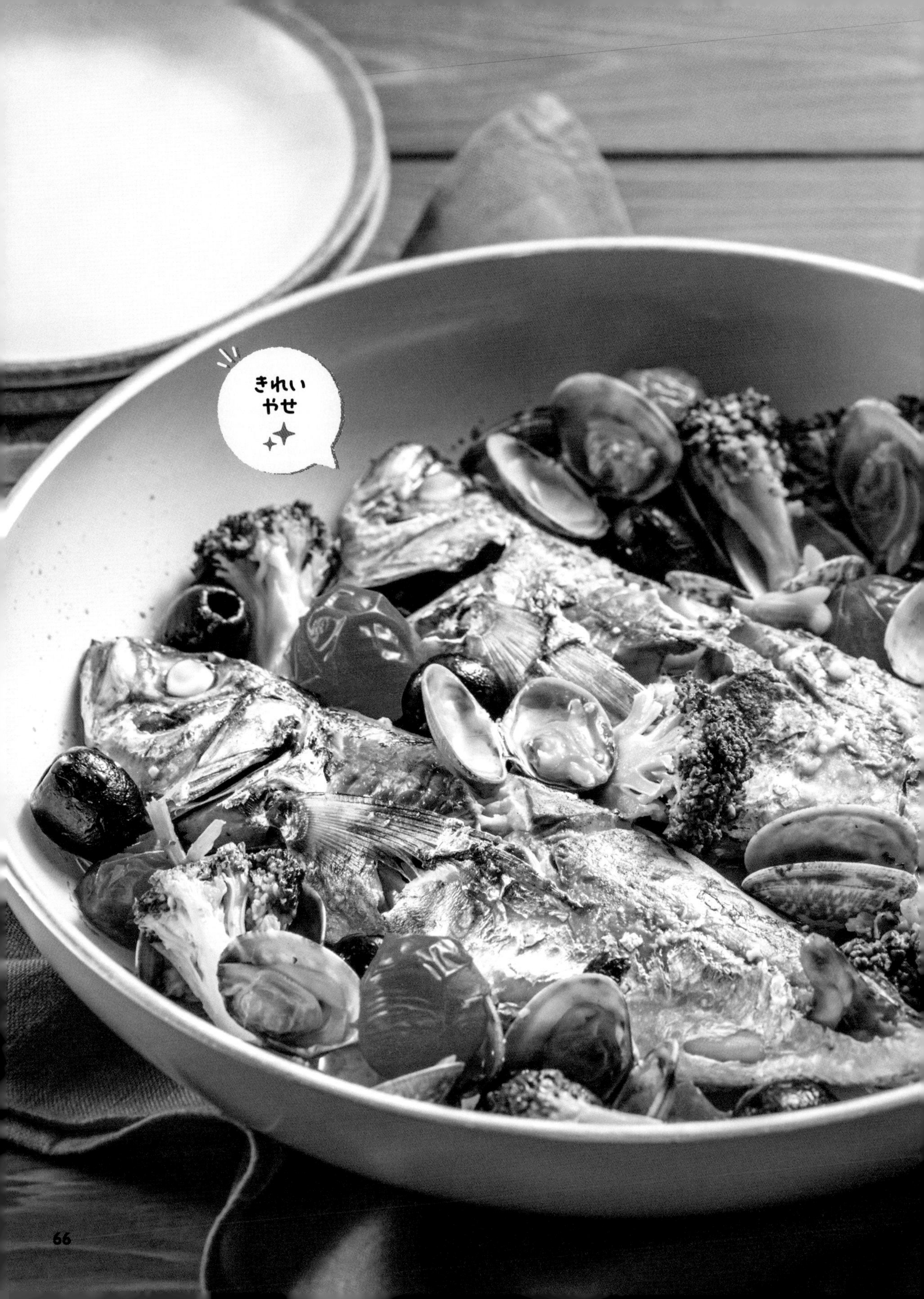
きれい
やせ

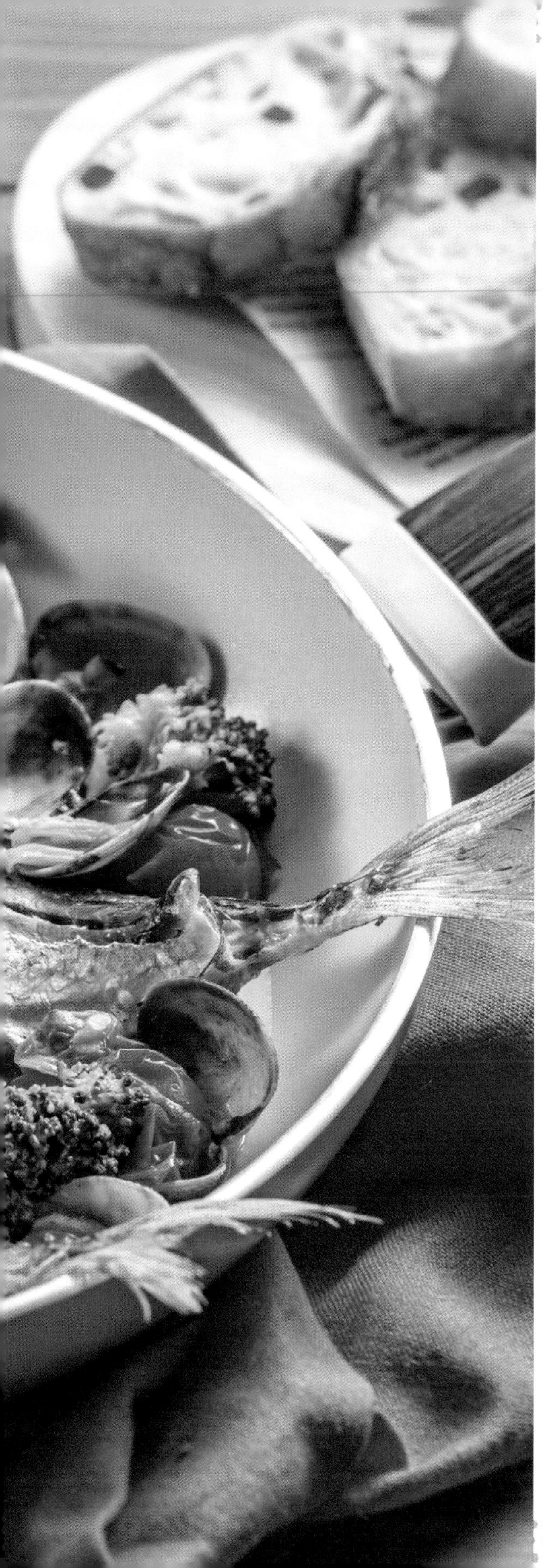

魚介のうまみで
調味料は最小限でOK

あじの アクアパッツァ

材料（2人分）

あじ（下処理したもの）	**大2尾（450g）**
塩、こしょう	各適量
あさり（殻つき）	120g
冷凍ブロッコリー	120g
A オリーブオイル	大さじ1
A おろしにんにく	小さじ1
ミニトマト、ブラックオリーブ（種抜き）	各8個
B 白ワイン、水	各大さじ4

作り方 25分（砂抜き、解凍する時間は除く）

1 あじは皮目に十字に切り目を入れ、塩、こしょう各少々をふる。あさりは砂抜きをする。ブロッコリーは解凍する。

2 フライパンにAを入れて弱火で熱し、香りが立ったらあじを入れ、両面1～2分ずつ焼く。

3 あさり、ブロッコリー、ミニトマト、オリーブを加えてさっと炒め、Bを加えてふたをし、7～8分蒸し煮にして塩、こしょう各少々で味をととのえる。

259kcal

P たんぱく質 ▸ 20.0g
F 脂質 ▸ 12.6g
C 炭水化物 ▸ 8.9g

やせPOINT

骨つきの魚や殻つきの貝類は、華やかでボリューム感たっぷり。自然に早食い防止につながります。フランスパンをスープに浸せば、唸るおいしさ！

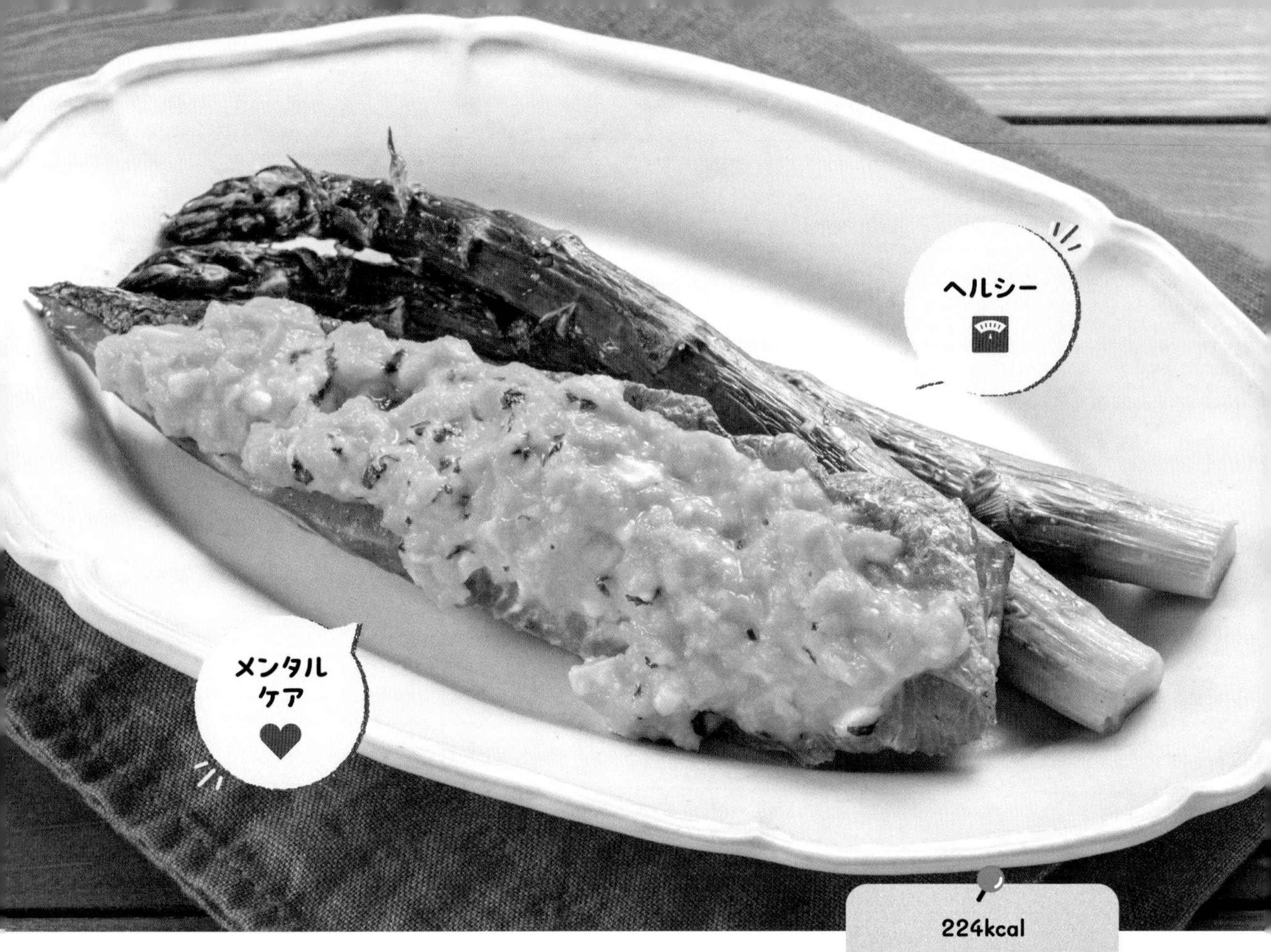

224kcal

P たんぱく質 ▸ 22.8g
F 脂質 ▸ 12.1g
C 炭水化物 ▸ 1.6g

まろやかな卵ソースが鮭とよく合う

鮭の菜種焼き

材料(2人分)

生鮭 ……… **2切れ(200g)**
塩、こしょう ……… 各少々
グリーンアスパラガス ……… 4本
A オリーブオイル ……… 小さじ1
A 塩、こしょう ……… 各少々
B 溶き卵 ……… 1個分
B マヨネーズ ……… 小さじ2
B パセリ(みじん切り) ……… 少々

作り方 25分

1 鮭は両面に塩、こしょうをふる。アスパラガスは合わせたAを塗る。

2 耐熱容器にBを混ぜ合わせ、ラップをせずに電子レンジで40〜50秒加熱し、取り出して混ぜる。

3 アルミホイルを敷いた天板に1を並べてオーブントースターで10分ほど焼いたら、2を鮭の表面に塗ってさらに1〜2分焼く。

やせPOINT

鮭と卵ソースで、良質なたんぱく質がしっかりとれます。アスパラガスは切らずにそのまま使って食べごたえを出しましょう。白米やロールパンといっしょにどうぞ。

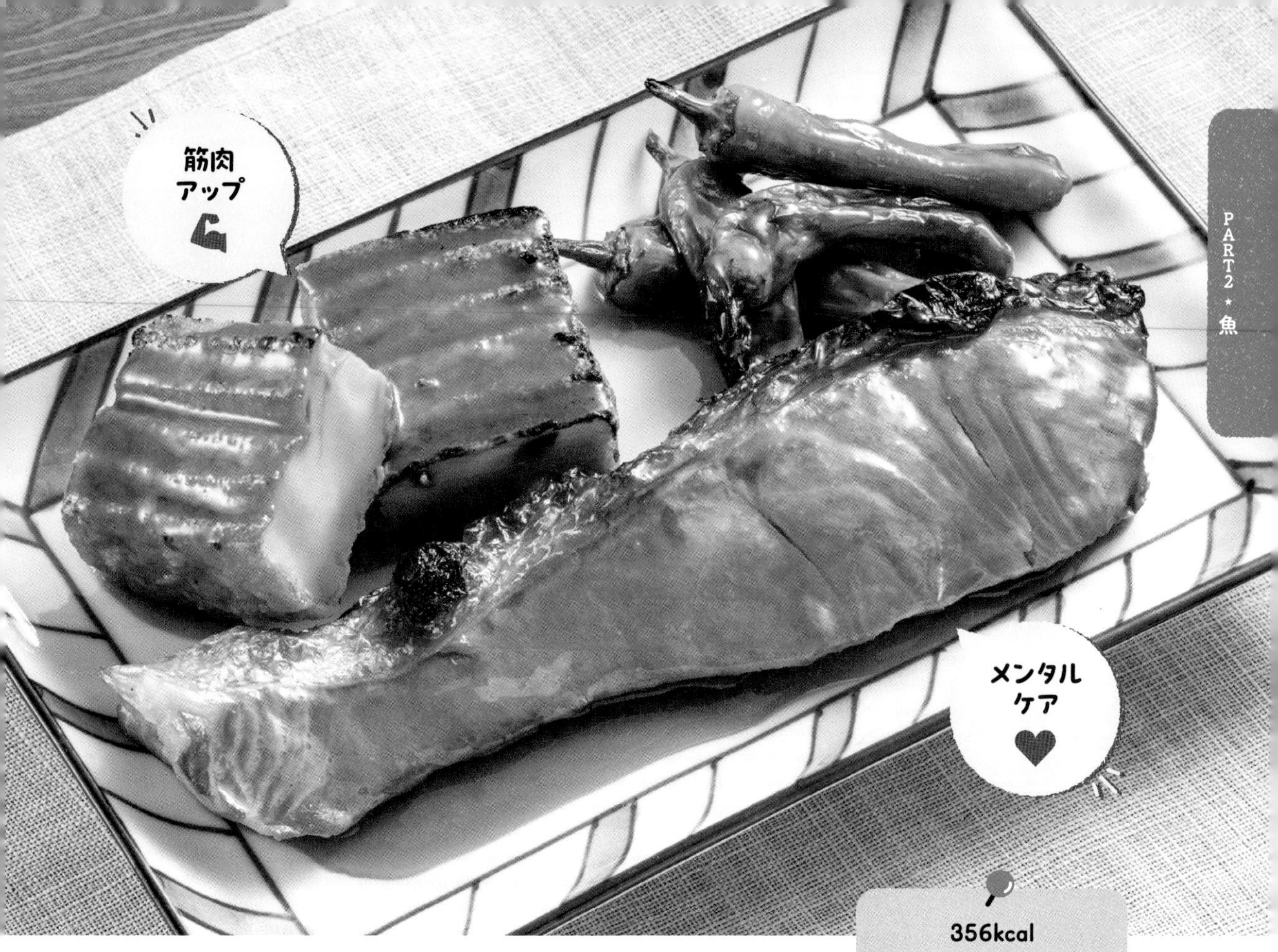

356kcal

- P たんぱく質 ▸ 33.0g
- F 脂質 ▸ 12.7g
- C 炭水化物 ▸ 13.8g

甘じょっぱい汁がジュワッと広がる！

鮭と厚揚げの焼き漬け

材料（2人分）

- **生鮭** ……… **大2切れ（250g）**
- A ［しょうゆ、みりん、酒 ……… 各大さじ2と½
- 厚揚げ ……… 1枚（150g）
- ししとう ……… 8本

作り方　15分（漬ける時間は除く）

1. 耐熱容器にAを入れ、ラップをせずに電子レンジで30秒加熱して粗熱をとる。
2. 厚揚げは4等分に切り、ししとうは竹串などで数か所穴をあける。
3. 鮭、**2**を魚焼きグリルで5分ほど焼き、ししとうを取り出して**1**に漬ける。鮭、厚揚げもさらに5分ほど焼いたら、**1**に15分ほど漬けて味をなじませる。

やせPOINT

油を使った揚げびたしではなく、グリルで焼いた焼き漬けにすれば、脂質やカロリーを抑えられます。お弁当のおかずにもおすすめ。

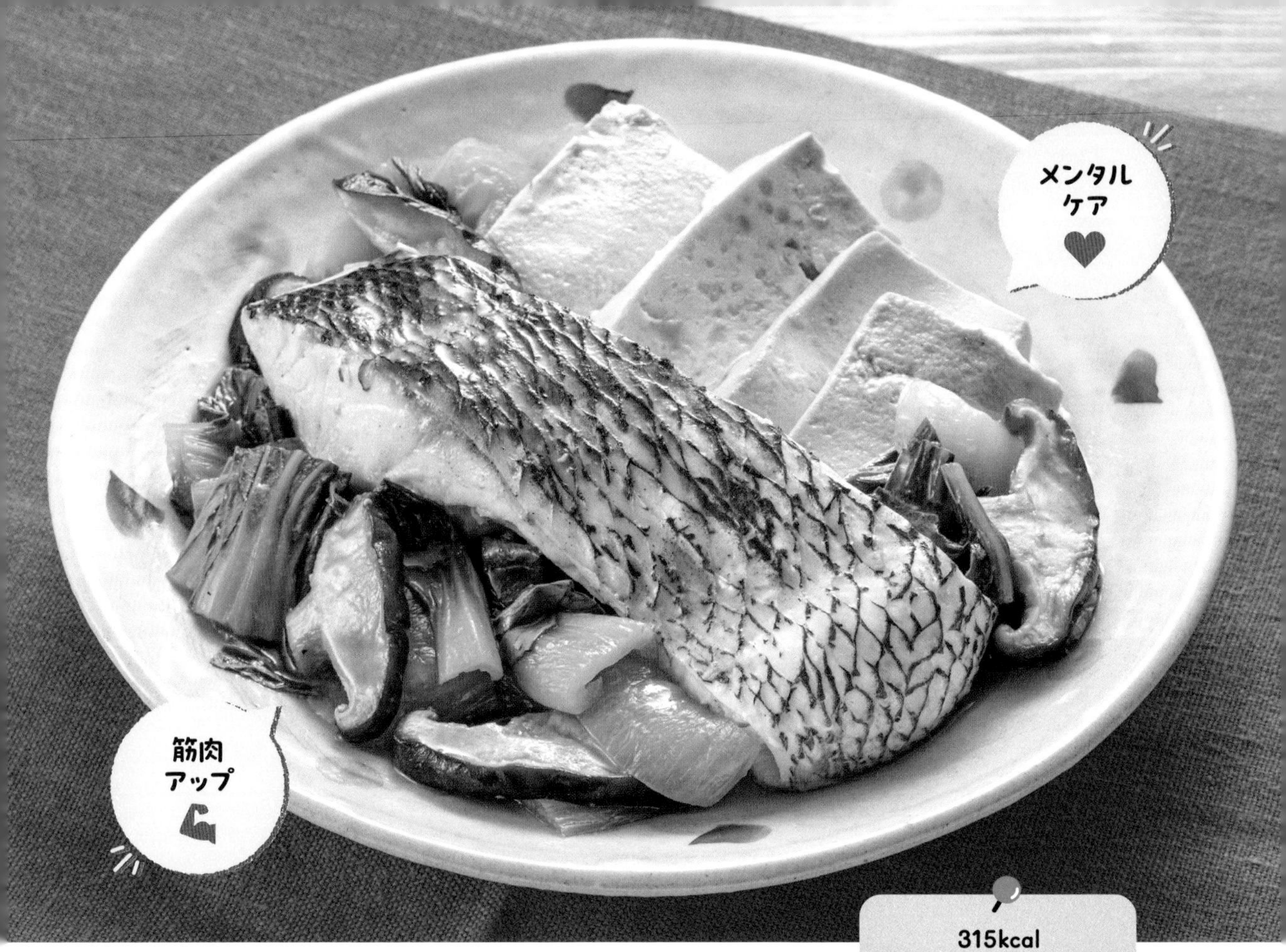

315kcal

P たんぱく質 ▸ 33.6g
F 脂質 ▸ 14.8g
C 炭水化物 ▸ 5.9g

オイスターソースのコクとうまみが◎

たいと豆腐の中華蒸し

材料(2人分)

たい ……… **大2切れ(250g)**
塩、こしょう ……… 各少々
木綿豆腐 ……… 1丁(300g)
チンゲン菜 ……… 1株
しいたけ ……… 2枚
A
水 ……… 大さじ3
酒、しょうゆ、オイスターソース ……… 各小さじ2
ごま油 ……… 小さじ1

作り方 10分

1 たいは塩、こしょうをふる。豆腐は1.5㎝幅に切り、チンゲン菜はざく切り、しいたけは8㎜幅に切る。

2 フライパンに豆腐を並べ、その上にたいをのせ、まわりにチンゲン菜、しいたけを並べる。

3 合わせたAを回しかけてふたをし、7〜8分、たいに火が通るまで蒸し焼きにする。

やせPOINT

ごはんや玄米、雑穀米を普通盛り1杯ほど合わせて食べましょう。だしの味わいがごはんに合い、満足感が高まります。

とろ〜りチーズがからみ濃厚な味わい

めかじきのチーズ焼き

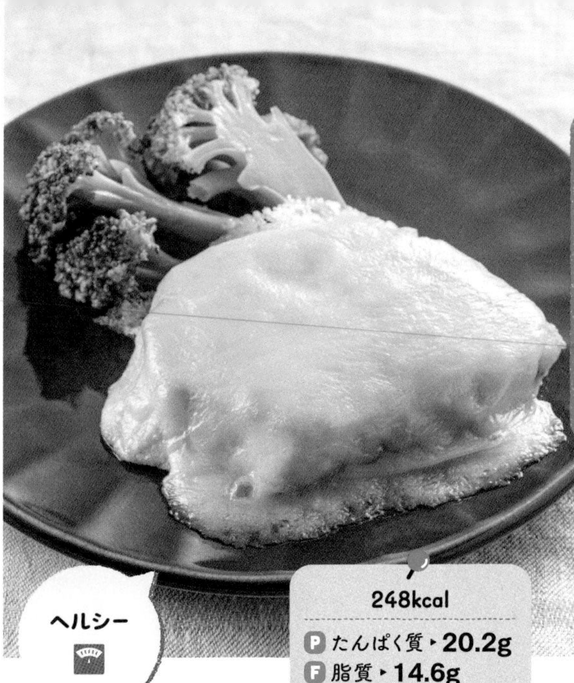

ヘルシー

248kcal
P たんぱく質 ▸ 20.2g
F 脂質 ▸ 14.6g
C 炭水化物 ▸ 4.6g

材料(2人分)

めかじき …… 2切れ(200g)
塩、こしょう …… 各少々
小麦粉 …… 適量
冷凍ブロッコリー …… 60g
オリーブオイル …… 大さじ½
スライスチーズ(溶けるタイプ) …… 2枚

作り方 15分(解凍する時間は除く)

1 めかじきは塩、こしょう、小麦粉をまぶす。ブロッコリーは解凍する。

2 フライパンにオリーブオイルを熱し、めかじきを焼き色がつくまで両面焼く。フライパンの端にブロッコリーを並べる。

3 めかじきにスライスチーズをのせ、ふたをして溶けるまで2分ほど蒸し焼きにする。

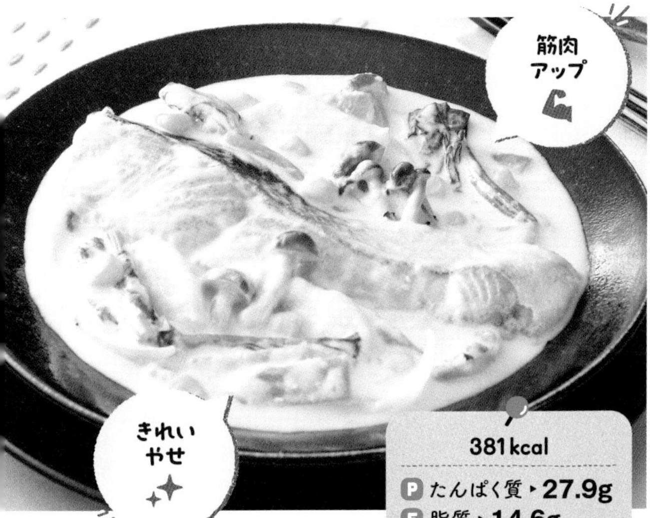

筋肉アップ

きれいやせ

381kcal
P たんぱく質 ▸ 27.9g
F 脂質 ▸ 14.6g
C 炭水化物 ▸ 34.8g

コクのあるみそが隠し味

鮭のシチュー風ミルク煮

材料(2人分)

生鮭 …… 2切れ(200g)
塩、こしょう …… 各適量
玉ねぎ …… ¼個
しめじ …… ½パック(50g)
にんじん …… ⅙本
小松菜 …… ½束
じゃがいも …… 1個
バター、小麦粉 …… 各大さじ1
A 牛乳 …… 1と½カップ
A みそ …… 大さじ1と½
ホールコーン缶 …… 50g

作り方 30分

1 鮭は塩、こしょう各少々をふる。玉ねぎはくし形切り、しめじは小房に分け、にんじんは短冊切りにする。

2 小松菜は3cm長さに切って耐熱容器に入れ、ふんわりとラップをして電子レンジで1分加熱する。じゃがいもは皮つきのままラップで包み、電子レンジで2分加熱し、皮をむいて1cm幅の輪切りにする。

3 フライパンを熱して½量のバターを溶かし、鮭を焼き色がつくまで両面焼いて一度取り出す。同じフライパンに残りのバターを溶かし、1の野菜、小麦粉をこがさないように2〜3分炒める。一度火を止めて、Aを加える。

4 再び火にかけてとろみがついたら、2、コーンを加えて鮭をもどし入れ、1〜2分煮て塩、こしょう各少々で味をととのえる。

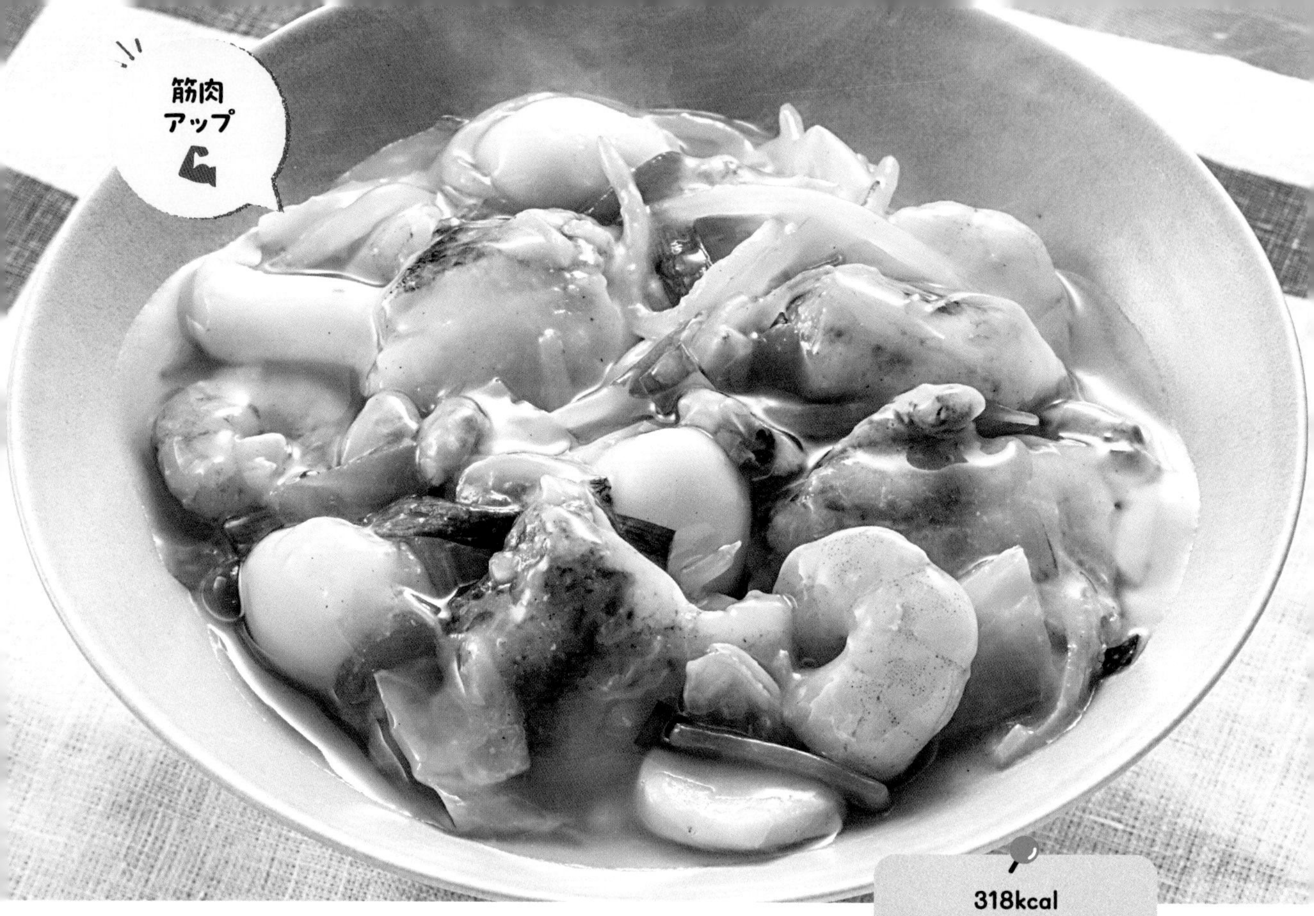

318kcal

P たんぱく質 ▸ 30.6g
F 脂質 ▸ 12.2g
C 炭水化物 ▸ 13.2g

彩りもボリュームも完ぺき

たらの海鮮うま煮

材料(2人分)

- **生たら** …… **2切れ(200g)**
- 塩、こしょう …… 各少々
- 片栗粉 …… 適量
- 冷凍シーフードミックス …… 150g
- ごま油 …… 大さじ1
- 野菜炒めミックス …… 200g
- 水煮うずら卵 …… 8個
- A
  - 水 …… 1カップ
  - 鶏ガラスープの素 …… 大さじ½
  - 塩、こしょう …… 各少々
- B
  - 水、片栗粉 …… 各大さじ½

作り方 20分(解凍する時間は除く)

1 たらはひと口大に切り、塩、こしょう、片栗粉をまぶす。シーフードミックスは解凍する。

2 フライパンに½量のごま油を熱し、たらを焼き色がつくまで両面焼いて一度取り出す。

3 2のフライパンに残りのごま油を熱し、野菜炒めミックスを炒めてしんなりとしたら、たらをもどし入れ、シーフードミックス、うずら卵、Aを加えて煮立て、7分ほど煮て火を通す。

4 合わせたBを加えてとろみをつける。

やせPOINT

シーフードミックスを加えることでたんぱく質をプラス。噛みごたえもあるので満腹感を得られやすくなります。ゆでうどん1〜1と½玉にのせて、あんかけうどんに。

たらをバターでカリッと焼いて

たらのムニエル タルタルソース

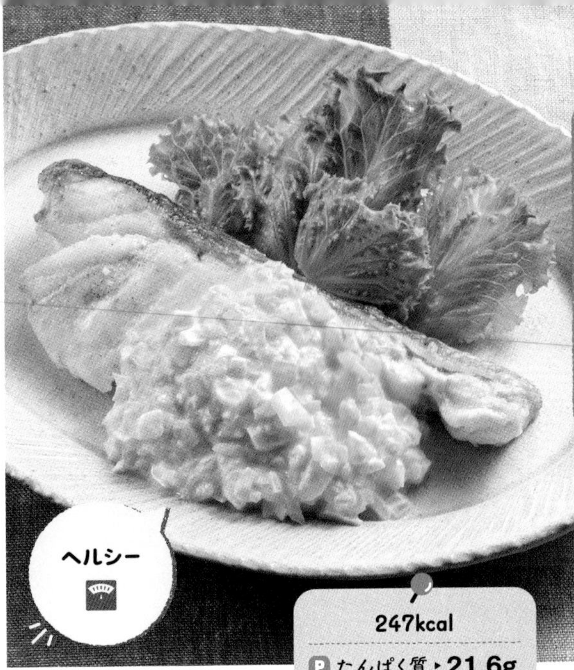

ヘルシー

247kcal

P たんぱく質 ▸ 21.6g
F 脂質 ▸ 14.5g
C 炭水化物 ▸ 3.3g

材料(2人分)

生たら
…… **2切れ(200g)**
塩、こしょう …… 各少々
ゆで卵 …… 2個
バター、サラダ油
…… 各小さじ1
A
玉ねぎ(みじん切り)
…… 1/8個分
プレーンヨーグルト
…… 大さじ2
マヨネーズ
…… 大さじ1
塩、こしょう
…… 各少々
グリーンリーフ(ちぎる)
…… 2枚分

作り方 10分

1. たらは塩、こしょうをふる。ゆで卵はみじん切りにする。
2. フライパンにバター、サラダ油を熱し、たらを焼き色がつくまで両面焼き、器に盛る。
3. ボウルにゆで卵、**A**を混ぜ合わせ、**2**にかける。グリーンリーフを添える。

小ねぎと青じその豊かな香りを効かせて

あじのチーズ入り さんが焼き

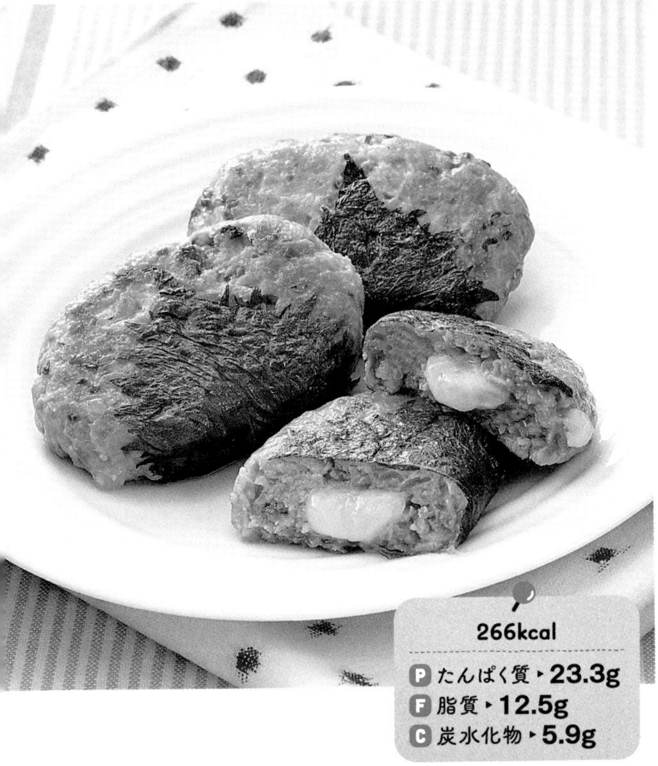

266kcal

P たんぱく質 ▸ 23.3g
F 脂質 ▸ 12.5g
C 炭水化物 ▸ 5.9g

材料(2人分)

あじ(刺身用)
…… **240g**
おろししょうが
…… 小さじ1
小ねぎ(小口切り)
…… 2本分
A
酒 …… 大さじ3
みそ …… 大さじ2
ピザ用チーズ(ゴーダ)
…… 10g
青じそ …… 6枚
サラダ油 …… 大さじ1

作り方 20分

1. あじは包丁で細かくたたき、おろししょうが、小ねぎ、**A**を加えてさらにたたき、6等分にする。
2. **1**にピザ用チーズを等分にのせて小判型に成型して包み、青じそを巻く。全部で6個作る。
3. フライパンにサラダ油を熱し、**2**を両面2分ずつ焼く。

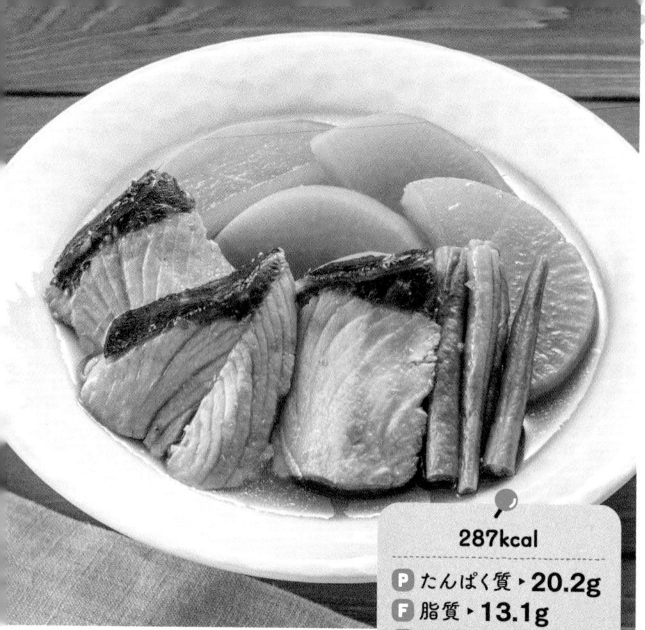

287kcal

P たんぱく質 ▸ 20.2g
F 脂質 ▸ 13.1g
C 炭水化物 ▸ 12.9g

煮汁を吸ったぶりと大根はほっとする味

ぶり大根

材料(2人分)

ぶり
…… 2切れ(200g)
塩……少々
大根……¼本
さやいんげん……8本
水……1と½カップ
A
- 酒、しょうゆ……各大さじ1と½
- 砂糖……大さじ1
- おろししょうが……小さじ1

作り方 30分

1. ぶりは3等分に切り、塩をふって5分ほどおき、熱湯をかける。大根は1㎝幅の半月切りにし、さやいんげんは半分に切る。
2. 鍋に水、大根を入れて火にかけ、5分ほど煮る。
3. 大根がやわらかくなったらAを加える。煮立ったらぶりを加え、落しぶたをして10分ほど煮たら、さやいんげんを加えてさらに5分ほど煮る。

やせPOINT

ぶりは熱湯をかけて臭みと脂を落とします。煮る調理法は油を使わずにすむので、脂質やカロリーを抑えたいときにおすすめです。

生ハムの塩けがたまらない

めかじきの生ハム巻き

筋肉アップ

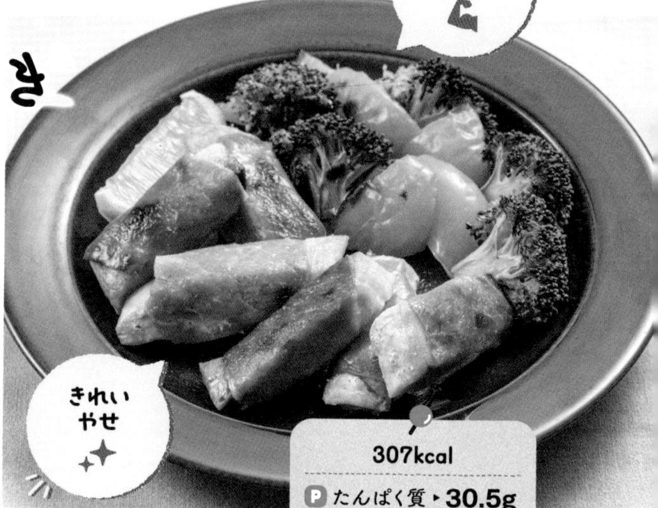

きれいやせ

307kcal

P たんぱく質 ▸ 30.5g
F 脂質 ▸ 14.8g
C 炭水化物 ▸ 5.6g

材料(2人分)

めかじき
…… 3切れ(300g)
生ハム……12枚
ブロッコリー
……正味100g
黄パプリカ……½個
塩、こしょう……各少々
レモン(くし形切り)
……適量

作り方 25分

1. めかじきは縦4等分に切り、1切れにつき1枚の生ハムを巻きつける。全部で12本作る。
2. ブロッコリーは小房に分け、パプリカは乱切りにする。
3. 天板にアルミホイルを敷き、1の巻き終わりが下になるように並べる。空いたスペースに2を並べ、塩、こしょうをふり、オーブントースターで15分ほど焼く。器に盛り、レモンを添える。

やせPOINT

オーブントースターでじっくりと加熱することで、余分な脂がカットできてカロリーダウンに。野菜のごろっと感でおなかも大満足!

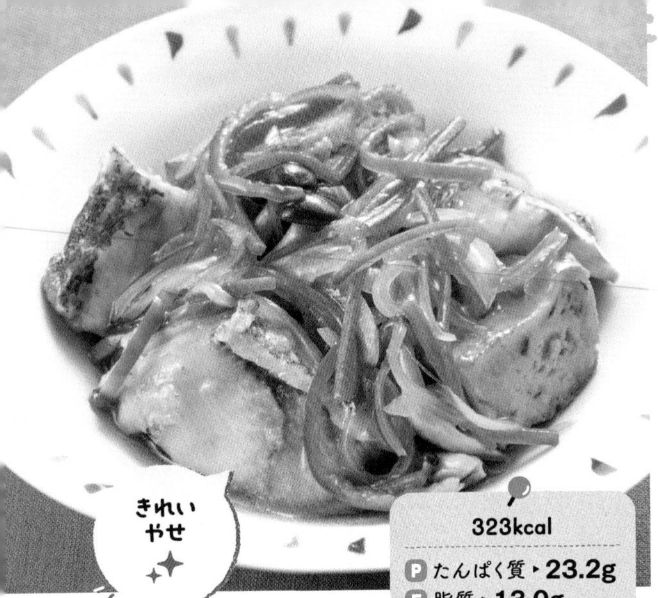

きれいやせ

323kcal
- P たんぱく質 ▸ 23.2g
- F 脂質 ▸ 13.0g
- C 炭水化物 ▸ 24.1g

マイルドな甘酢あんが具材をまとめる

たらとがんもどきの甘酢あん

材料(2人分)

- **生たら** …… **2切れ(200g)**
- 塩、こしょう …… 各少々
- 片栗粉 …… 適量
- がんもどき …… 大1個(100g)
- 玉ねぎ …… ½個
- ピーマン …… 1個
- にんじん …… ¼本
- しめじ …… ½パック(50g)
- サラダ油 …… 小さじ2
- A
  - 水 …… ½カップ
  - 砂糖、酢 …… 各大さじ1と½
  - しょうゆ …… 大さじ1
  - 片栗粉 …… 大さじ½

作り方 20分

1. たらは3等分に切って塩、こしょう、片栗粉をまぶす。がんもどきは4等分に切る。
2. 玉ねぎは薄切り、ピーマン、にんじんはせん切りにし、しめじは小房に分ける。
3. フライパンに½量のサラダ油を熱し、1を焼き色がつくまで両面焼いたら、器に盛る。
4. 3のフライパンをさっとふき、残りのサラダ油を熱して2をしんなりするまで炒め、合わせたAを加えて2〜3分加熱したら、3にかける。

甘いみそだれでごはんがすすむ満腹おかず

まぐろのちゃんちゃん焼き

材料(2人分)

- **まぐろ(刺身用・さく)** …… **200g**
- 塩、こしょう …… 各少々
- しいたけ …… 2枚
- サラダ油 …… 大さじ1
- 野菜炒めミックス …… 200g
- A
  - みそ …… 大さじ2
  - みりん、白いりごま …… 各大さじ1

作り方 20分

1. まぐろは食べやすく切り、塩、こしょうをふる。しいたけは薄切りにする。
2. フライパンにサラダ油を熱し、しいたけ、野菜炒めミックスを炒めたら、まぐろを加えてふたをして蒸し焼きにする。
3. まぐろに火が通ったら、合わせたAを加えて炒め合わせる。

筋肉アップ

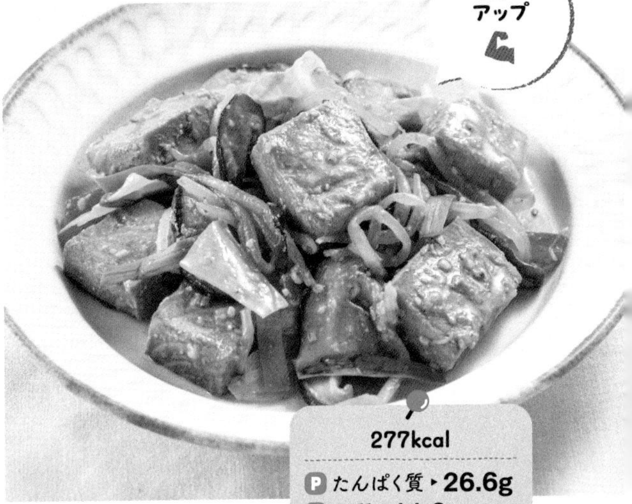

277kcal
- P たんぱく質 ▸ 26.6g
- F 脂質 ▸ 11.9g
- C 炭水化物 ▸ 13.1g

やせPOINT

まぐろは脂質の少ない赤身を選んで、カロリーを抑えます。大きめに切ったまぐろとたっぷり野菜で満足感が続きます。

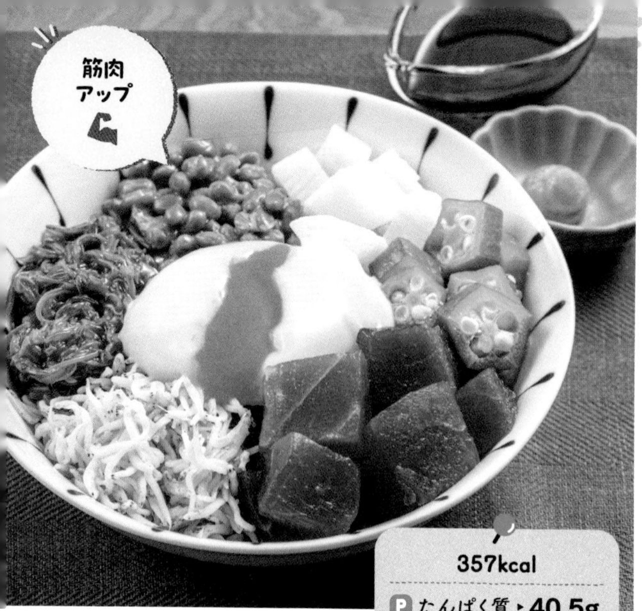

たっぷりネバネバ食材で口あたりなめらか

まぐろとしらすのばくだん

357kcal
- P たんぱく質 ▸ 40.5g
- F 脂質 ▸ 12.5g
- C 炭水化物 ▸ 16.8g

材料（2人分）

- まぐろ（刺身用・さく）……200g
- 長いも……100g
- 冷凍オクラ（刻み）……50g
- 納豆……大2パック（100g）
- 釜揚げしらす、めかぶ……各50g
- 温泉卵……2個
- しょうゆ……小さじ2
- 練りわさび……適量

作り方 10分（解凍する時間は除く）

1 まぐろは1.5cm角に切り、長いもは1cm角に切る。オクラは解凍する。

2 器に1、納豆、しらす、めかぶを盛り、中央に温泉卵をのせ、しょうゆ、練りわさびを添える。

やせPOINT

動物性のまぐろ、しらす、卵、植物性の納豆で、たんぱく質のバランスがよい1品です。

こってりソースで箸がすすめ

まぐろステーキ にんにくじょうゆソース

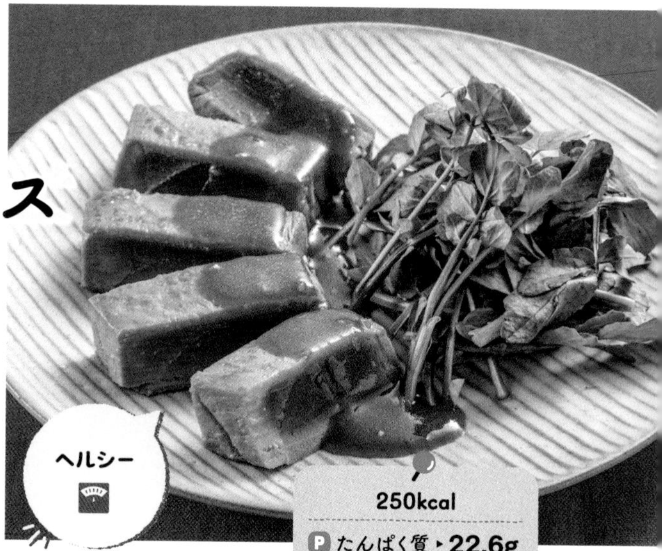

250kcal
- P たんぱく質 ▸ 22.6g
- F 脂質 ▸ 12.7g
- C 炭水化物 ▸ 5.9g

材料（2人分）

- まぐろ（刺身用・さく）……200g
- 塩、こしょう……各少々
- バター、サラダ油……各大さじ1
- A しょうゆ、みりん……各大さじ1
- A おろしにんにく……小さじ1
- クレソン（ざく切り）……½束分

作り方 10分

1 まぐろは塩、こしょうをふる。

2 フライパンにバター、サラダ油を熱し、1を焼き色がつくまで両面焼いたら食べやすく切って器に盛る。

3 2のフライパンにAを入れ、火にかけて煮つめたら、2にかけてクレソンを添える。

やせPOINT

まぐろの赤身は低脂質なので、バターやサラダ油で焼いてもヘルシーに仕上がります。パンチのあるソースは、ごはんやパンどちらとも相性よし。

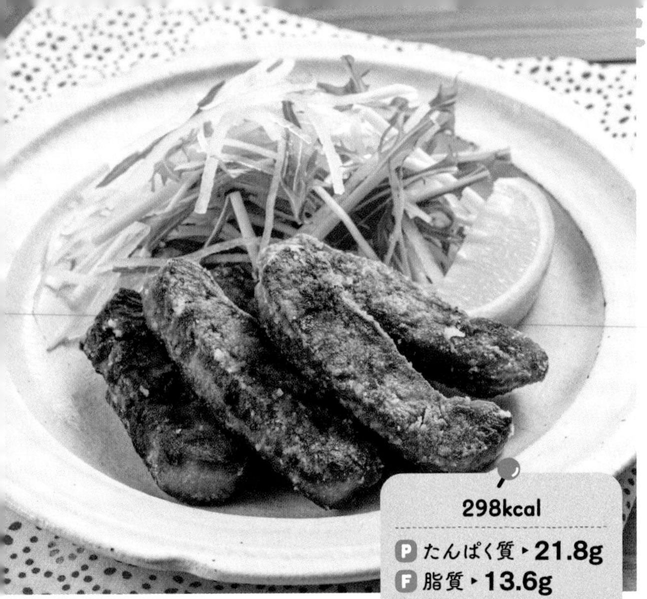

298kcal
P たんぱく質 ▸ 21.8g
F 脂質 ▸ 13.6g
C 炭水化物 ▸ 14.3g

サクッと衣で揚げ物の満足感

かつおの竜田揚げ風

材料(2人分)

かつお(刺身用・さく) …… 200g
A
- しょうゆ、酒 …… 各大さじ1
- みりん、おろししょうが …… 各小さじ1

大根 …… ⅛本
水菜 …… 1株
片栗粉、サラダ油 …… 各大さじ2
レモン(くし形切り) …… ⅓個分

作り方 25分

1 かつおは1.5㎝幅に切る。ボウルにAを混ぜ合わせ、かつおを10分ほど漬ける。

2 大根はせん切り、水菜はざく切りにする。

3 ペーパータオルで1の水けをふき取り、片栗粉をまぶす。

4 フライパンにサラダ油を熱し、3を焼き色がつくまで両面焼いたら器に盛り、2、レモンを添える。

玉ねぎの風味とかつおの相性はぴったり

かつおのカルパッチョ

材料(2人分)

かつお(刺身用・さく) …… 200g
玉ねぎ …… ½個
ルッコラ …… 1束
ミニトマト …… 6個

A
- オリーブオイル …… 大さじ1と½
- レモン汁 …… 大さじ1
- 塩 …… 小さじ¼
- おろしにんにく、こしょう …… 各少々

作り方 10分

1 かつおは1㎝幅に切り、器に盛る。

2 玉ねぎは薄切りにして水にさらし、水けをきる。ルッコラはざく切り、ミニトマトは半分に切る。

3 1に2をのせ、合わせたAをかける。

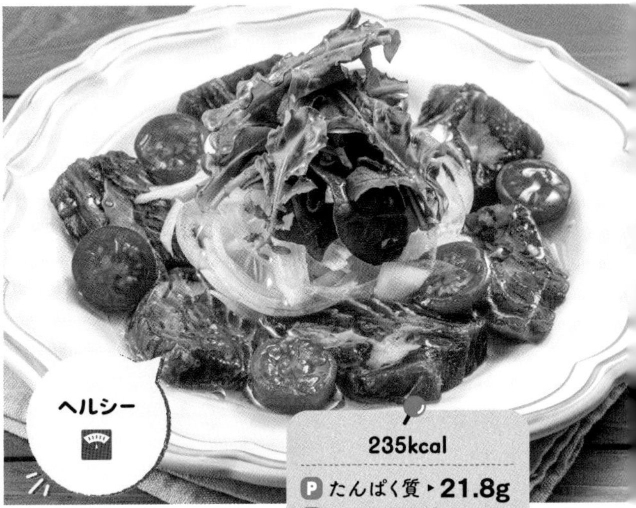

ヘルシー

235kcal
P たんぱく質 ▸ 21.8g
F 脂質 ▸ 10.6g
C 炭水化物 ▸ 8.8g

やせPOINT

かつおは少し厚めに切ると、食べごたえがアップします。3～5月にとれる初がつおは、高たんぱくで低脂質なので、ダイエットにおすすめの食材です。

- okazu -

その他の魚介・魚介加工品

魚介に含まれる不飽和脂肪酸は、ダイエット中でもしっかりとりたい良質な脂質です。
冷凍品や缶詰なども使って調理の手間を省きましょう。

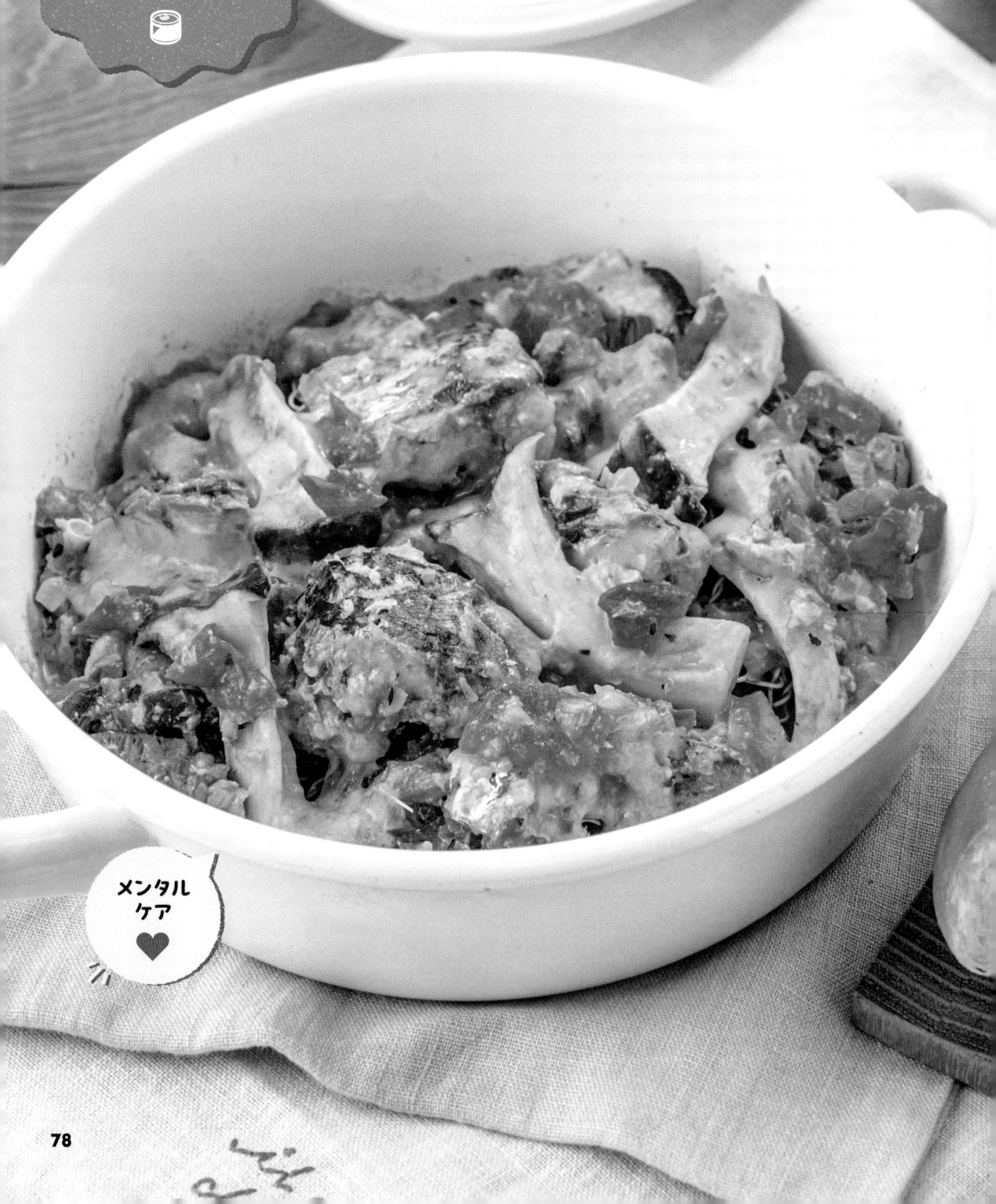

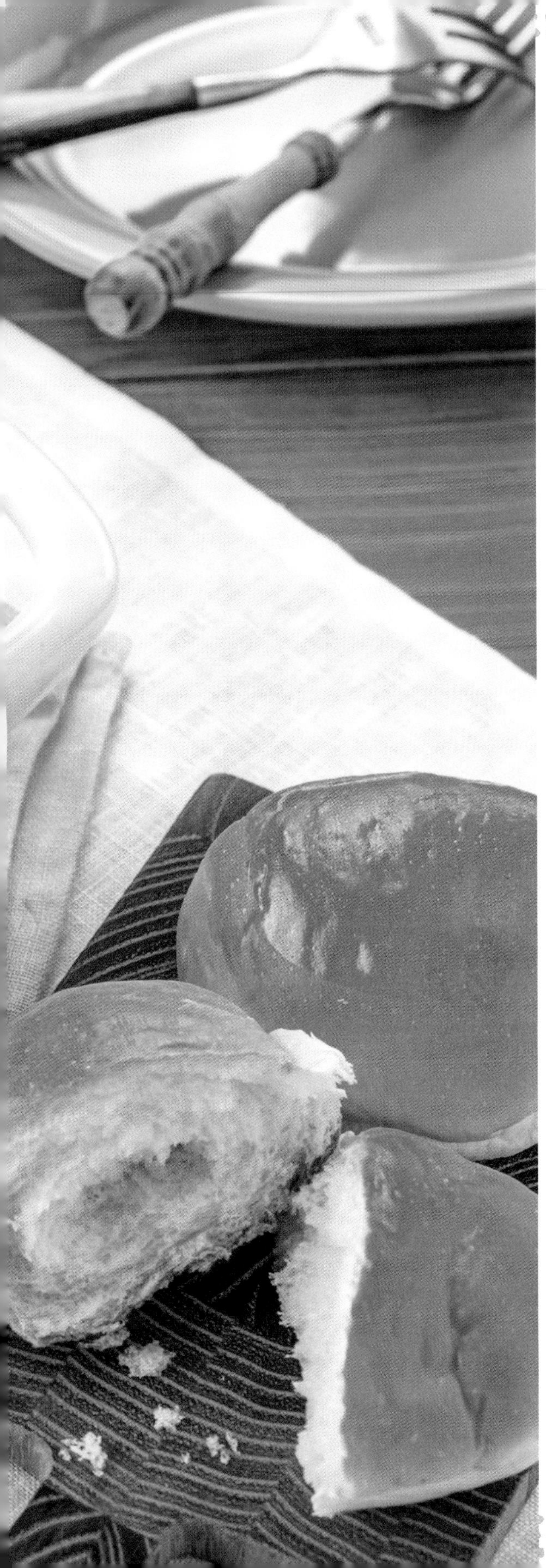

缶詰で手軽に作る
イタリアン風おかず

さば缶の トマトグラタン風

材料(2人分)

さば水煮缶……1缶(190g)
トマト……1個
エリンギ……2本
A
- 玉ねぎ(みじん切り)……¼個分
- オリーブオイル……小さじ1
- おろしにんにく……小さじ½

塩……小さじ¼
乾燥オレガノ……少々
ピザ用チーズ(ゴーダ)……25g

作り方 20分

1 トマトはひと口大に切り、エリンギは手で縦にさく。

2 フライパンにAを熱し、香りが立ったらトマト、エリンギを加えてさっと炒める。さばを缶汁ごと加え、6〜7分炒め煮にする。

3 塩、オレガノをふって味をととのえ、ピザ用チーズを散らす。ふたをしてチーズが溶けるまで1〜2分加熱する。

271kcal

P たんぱく質 ▸ **21.2g**
F 脂質 ▸ **14.6g**
C 炭水化物 ▸ **9.6g**

やせPOINT

さば缶の中で水煮缶は糖質が少なく、1食のPFCのバランスがとりやすい。ストックして上手に活用しましょう。主食はロールパン2〜3個がめやす。忙しいときは食パンやライ麦パン2枚にはさんでサンドイッチにしても。

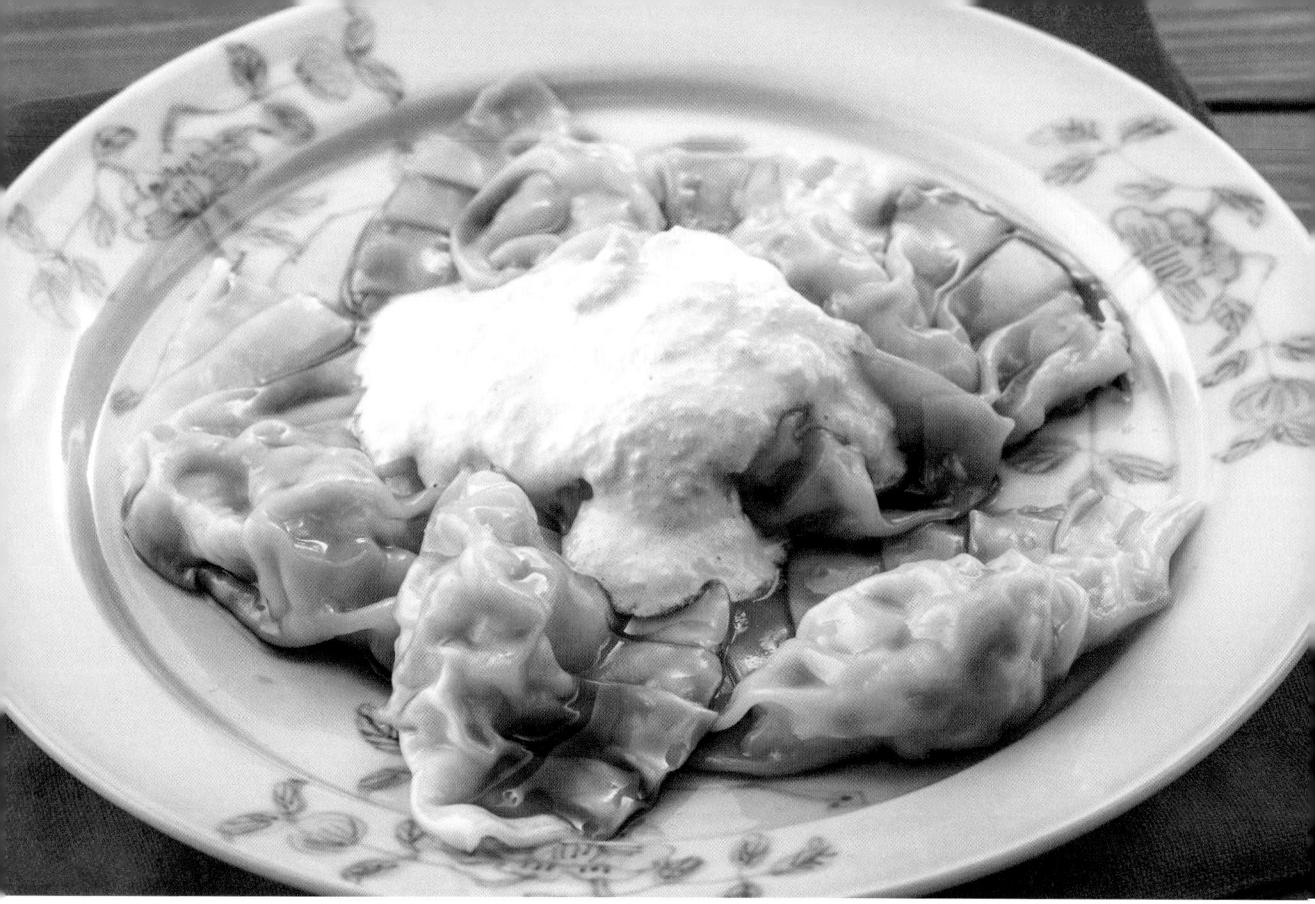

まろやかソースでつるんと食べやすい

豆腐タルタルの海鮮水ぎょうざ

291kcal

P たんぱく質 ▸ 20.2g
F 脂質 ▸ 7.4g
C 炭水化物 ▸ 31.8g

材料（2人分）

	いかそうめん	**80g**
	ほたて貝柱（刺身用）	**80g**
	はんぺん	**80g**
	塩、こしょう	各少々
	ぎょうざの皮（大判）	12枚
A	絹ごし豆腐	¼丁（75g）
A	マヨネーズ	大さじ1
A	酢	大さじ½
A	塩	少々
	ポン酢しょうゆ	大さじ1

作り方 15分

1. いかそうめんはざく切りに、ほたては粗みじん切りにする。
2. ポリ袋にはんぺんを入れて袋の上からつぶし、1、塩、こしょうを加えてよくもみ、ぎょうざの皮で等分に包む。全部で12個作る。
3. 鍋に熱湯を沸かし、2を浮き上がるまでゆでて水けをきる。
4. ボウルにAを入れ、豆腐がなめらかになるまでよく混ぜる。
5. 器に3を盛ってポン酢しょうゆをかけ、4をかける。

やせPOINT

食感の違う海鮮で自然と噛む回数が増え、満腹中枢を刺激します。
ボリュームのあるソースも満足感を高めます。

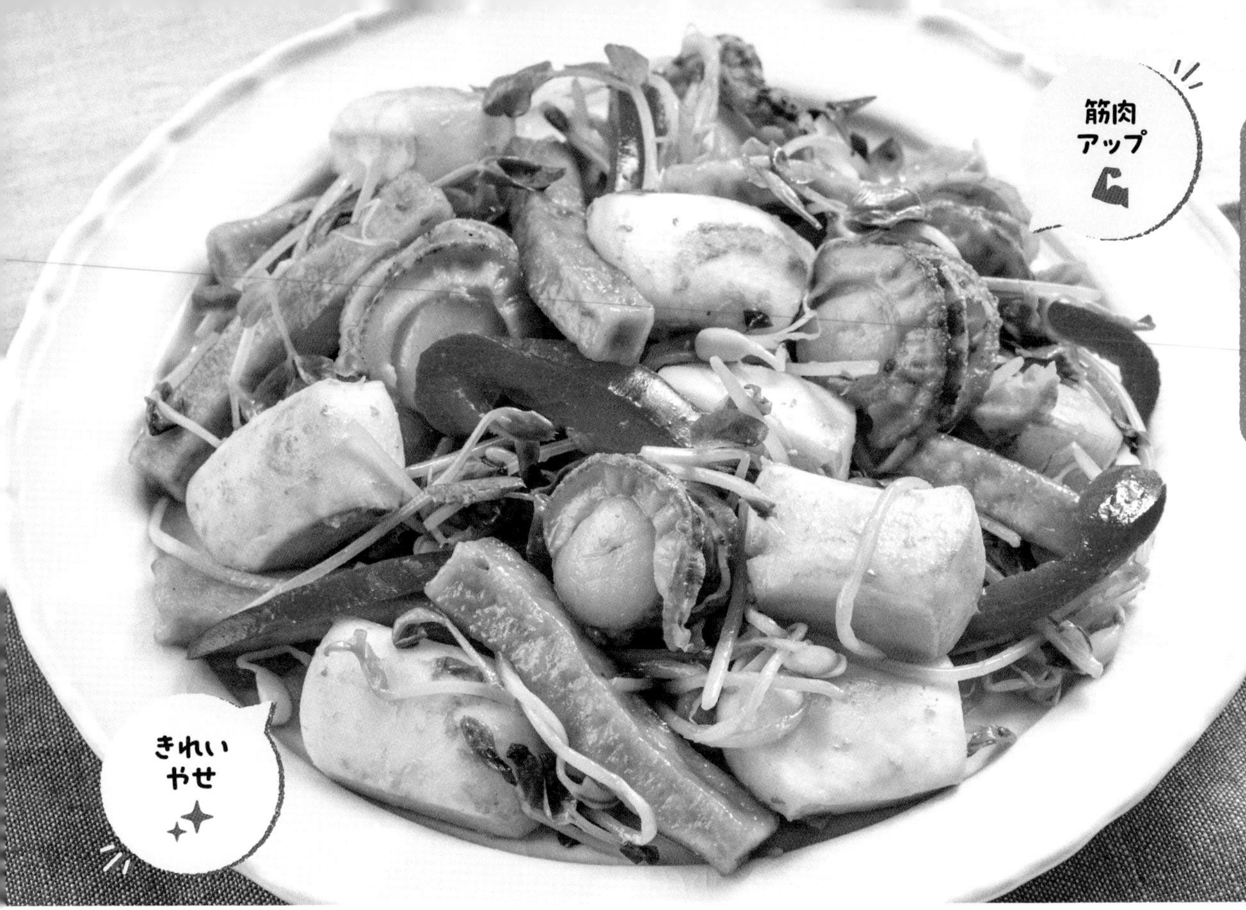

はちみつを隠し味にしたコクうまの1品

ほたてといか、高野豆腐の甘辛炒め

359kcal

- P たんぱく質 ▸ 33.1g
- F 脂質 ▸ 12.0g
- C 炭水化物 ▸ 19.6g

材料（2人分）

- **冷凍カットいか** …… 200g
- **水煮ベビーほたて** …… 200g
- 豆苗 …… 1パック（100g）
- 赤パプリカ …… ½個
- 高野豆腐 …… 1枚
- 片栗粉、ごま油 …… 各大さじ1
- 大豆もやし …… 50g
- A 焼肉のたれ（市販）…… 大さじ2
- A はちみつ …… 小さじ1

作り方　20分（解凍、もどす時間は除く）

1. いかは解凍する。豆苗はざく切り、パプリカは細切りにする。
2. 高野豆腐は水でもどして水けをきり、細切りにして片栗粉をまぶす。
3. フライパンにごま油を熱し、2をこんがりと焼き色がつくまで炒め、1、ベビーほたて、大豆もやしを加えて炒め合わせる。
4. 火が通ったら、Aを加えて炒め合わせる。

やせPOINT

いかやほたては低カロリー・低脂質で、たんぱく質がしっかりとれる、ダイエットにうれしい食材。カロリーコントロールに上手に取り入れて。主食は、白米小盛り1杯〜普通盛り1杯をめやすに。

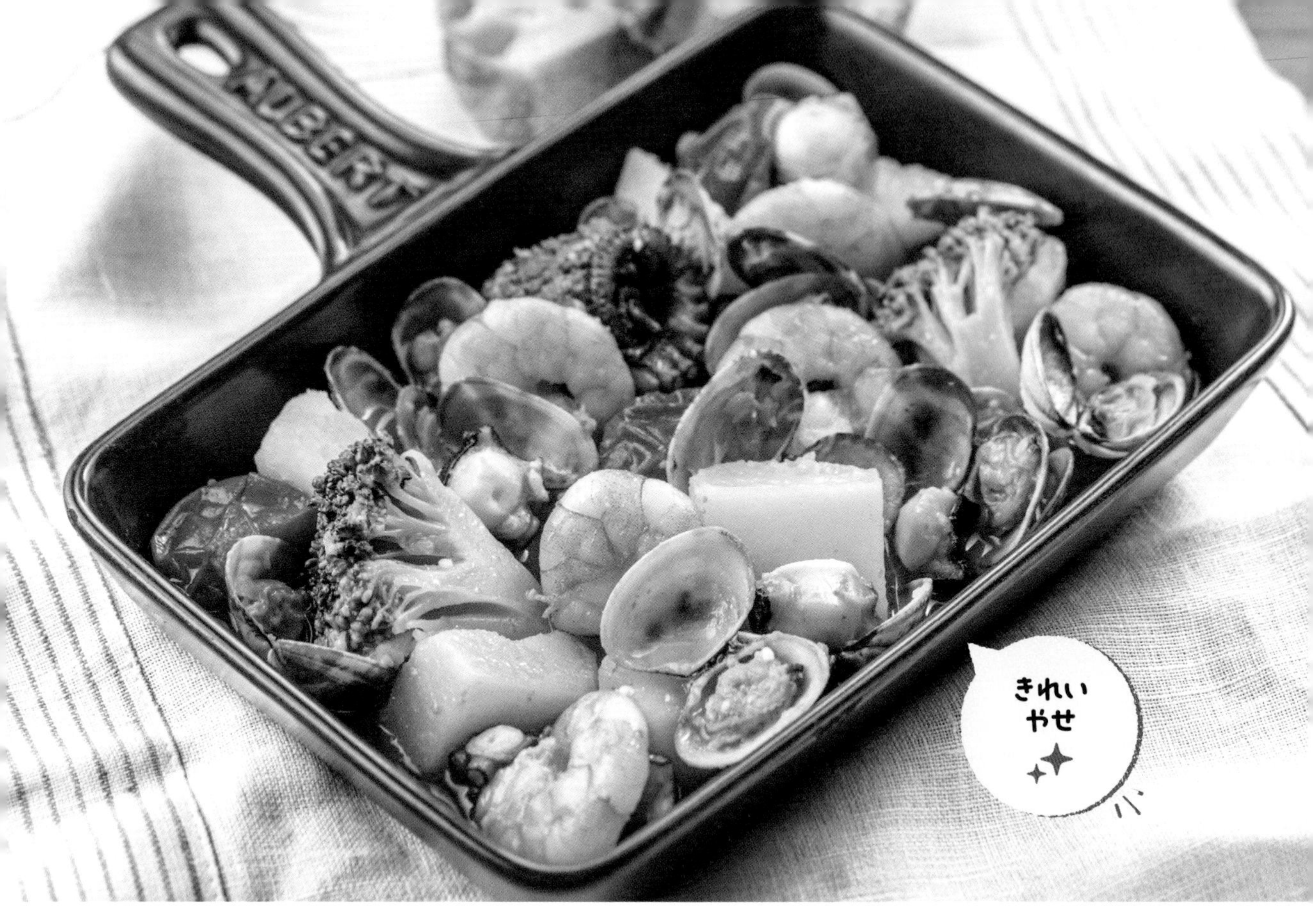

香りのよいコクうまイタリアン

魚介の美やせアヒージョ風

286kcal

- P たんぱく質 ▸ 20.1g
- F 脂質 ▸ 14.2g
- C 炭水化物 ▸ 18.3g

材料（2人分）

あさり（殻つき）	**150g**
むきえび	**130g**
ゆでだこ	**75g**
じゃがいも	1個
冷凍ブロッコリー	100g
ミニトマト	6個
A オリーブオイル	大さじ2
A おろしにんにく	小さじ1
A 塩	小さじ¼

作り方 25分（砂抜き、解凍する時間は除く）

1. あさりは砂抜きする。たこ、じゃがいもはひと口大に切り、ブロッコリーは解凍する。
2. フライパンに1とえび、ミニトマトを入れてAを加えて混ぜ、ふたをして蒸し焼きにする。
3. あさりの口が開いたら、じゃがいもに火が通るまでさらに10分ほど蒸し焼きにする。

やせPOINT

少量のオリーブオイルで蒸し焼きにすることで、カロリーを抑えつつ満足度はキープ。あさりには鉄分が多く含まれているのもうれしいポイント。バゲット2～3切れをソースに浸したり、スパゲッティ（乾麺）50～80gをゆでてパスタにしたりするのもおいしいです。

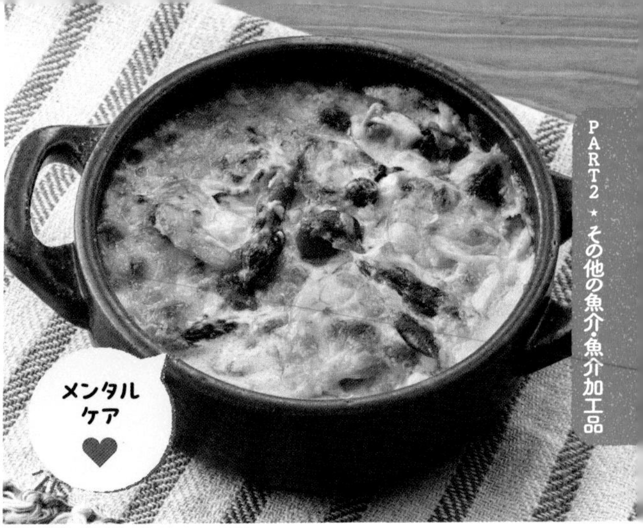

豆腐クリームのなめらかさが上品

えびの豆腐クリームグラタン

材料(2人分)

むきえび……130g
玉ねぎ……½個分
グリーンアスパラガス……2本
しめじ……½パック(50g)
バター……10g
小麦粉……大さじ1
A［絹ごし豆腐……1丁(300g)
　顆粒コンソメスープの素……小さじ1
　塩、こしょう……各少々］
ピザ用チーズ(ゴーダ)……30g

268kcal
P たんぱく質▸**24.1g**
F 脂質▸**12.8g**
C 炭水化物▸**13.1g**

作り方 30分

1. 玉ねぎは薄切り、アスパラガスは4㎝長さに切り、しめじは小房に分ける。
2. フライパンにバターを熱し、玉ねぎを炒めてしんなりしたら、えび、アスパラガス、しめじを加え、えびの色が変わるまで炒め、小麦粉を加えて炒め合わせる。
3. ボウルにAを泡立て器でなめらかになるまで混ぜ、2に加えて2分ほど煮つめる。耐熱容器に入れ、ピザ用チーズを散らしてオーブントースターで10〜15分焼く。

さっぱりとしたデリ風のおかず

シーフードマリネ

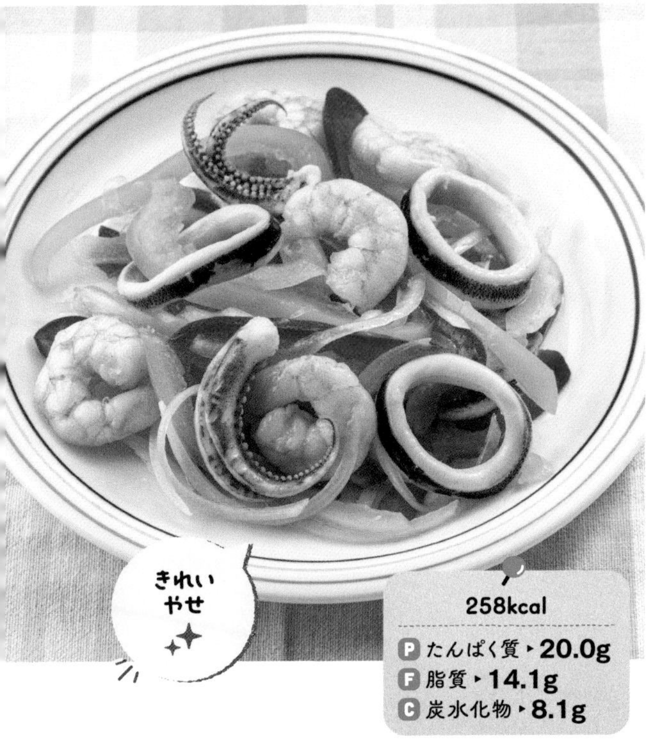

材料(2人分)

するめいか……**小1杯(200g)**
むきえび……**120g**
玉ねぎ……¼個
セロリ……½本
赤・黄パプリカ……各½個
A［白ワインビネガー、オリーブオイル……各大さじ2
　レモン汁……小さじ1
　塩、こしょう……各少々］

258kcal
P たんぱく質▸**20.0g**
F 脂質▸**14.1g**
C 炭水化物▸**8.1g**

作り方 15分

1. いかは内臓を除いて胴は輪切りに、足は食べやすく切る。鍋に熱湯を沸かし、いか、えびをゆでて水けをきる。
2. 玉ねぎは薄切り、セロリは斜め薄切り、パプリカは細切りにする。
3. ボウルにAを混ぜ合わせ、1、2を加えて混ぜる。

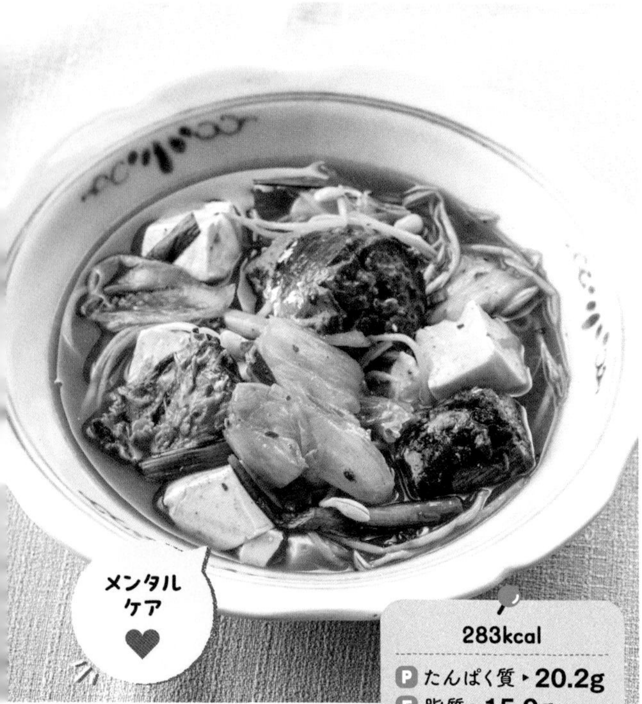

メンタル
ケア
♥

283kcal

P たんぱく質 ▸ 20.2g
F 脂質 ▸ 15.0g
C 炭水化物 ▸ 13.4g

さばみそのコクが野菜に染み込む

さばみそキムチ煮

材料(2人分)

さばみそ煮缶
…… **1缶(190g)**
絹ごし豆腐
…… ½丁(150g)
にら …… ½束
大豆もやし …… 120g
白菜キムチ …… 100g
A 水 …… ½カップ
A しょうゆ、酒 …… 各大さじ½

作り方 8分

1 豆腐はひと口大に切り、にらは4㎝長さに切る。

2 耐熱容器に缶汁ごとのさば、大豆もやし、白菜キムチ、**1**、**A**を入れ、ふんわりとラップをして電子レンジで5分加熱する。

やせPOINT

味のついた缶詰なら使う調味料が少なくなり、カロリー減に。調理もかんたんです。雑穀米やうどんと相性バッグン。

コーンが彩りと食感のアクセントに

ツナとコーンの豆腐ハンバーグ

材料(2人分)

ツナ水煮缶
…… **2缶(140g)**
木綿豆腐
…… ⅔丁(200g)
ホールコーン缶
…… 70g
A 溶き卵 …… 1個分
A 小麦粉 …… 大さじ3
A 塩、こしょう …… 各少々
サラダ油 …… 大さじ1
トマトケチャップ
…… 大さじ2
サラダ菜 …… 4枚

作り方 20分

1 豆腐はペーパータオルで包んで耐熱容器に入れ、ラップをせずに電子レンジで4分加熱し、水けをきる。

2 ボウルに**1**を入れてなめらかになるまで混ぜ、缶汁をきったツナとコーン、**A**を加えてよく混ぜ合わせる。

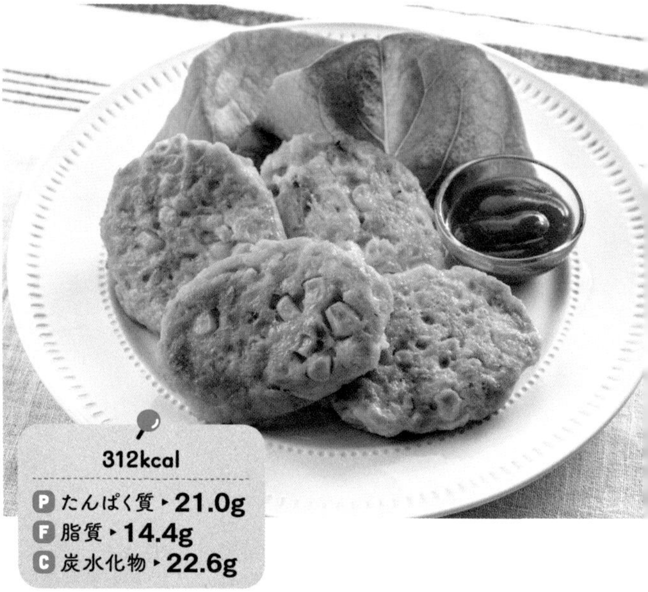

312kcal

P たんぱく質 ▸ 21.0g
F 脂質 ▸ 14.4g
C 炭水化物 ▸ 22.6g

3 フライパンにサラダ油を熱し、**2**をスプーンで小判型に整えながら入れ、両面2～3分ずつ焼き色がつくまで焼く。器に盛り、トマトケチャップ、サラダ菜を添える。

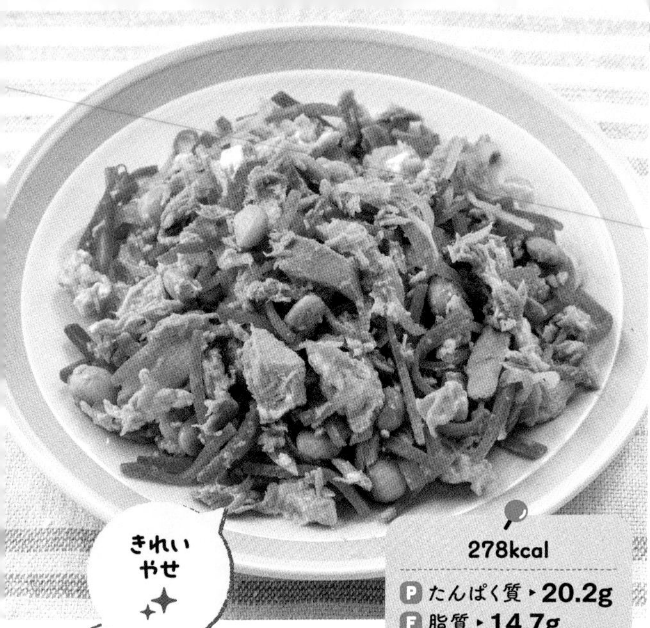

きれい
やせ

278kcal

P たんぱく質 ▸ 20.2g
F 脂質 ▸ 14.7g
C 炭水化物 ▸ 14.2g

さっと炒めて食感を残して

ツナの彩りしりしり

材料(2人分)

ツナ水煮缶 …… **2缶(140g)**
にんじん …… 1本
玉ねぎ …… ½個
冷凍枝豆(さやなし) …… 70g
サラダ油 …… 大さじ1
溶き卵 …… 2個分
A しょうゆ …… 小さじ1
A 塩、こしょう …… 各少々

作り方 10分(解凍する時間は除く)

1. にんじんはせん切り、玉ねぎは薄切りにする。枝豆は解凍する。
2. フライパンにサラダ油を熱し、1をさっと炒める。
3. ツナを缶汁ごと加えて炒め、溶き卵を加えてさっと炒め、半熟状になったらAを加えて味をととのえる。

やせPOINT

枝豆は緑黄色野菜のひとつで、たんぱく質を多く含んでいます。食べごたえもあるので、満足度が高まります。主食はごはん、パンどちらもおすすめ。

ひよこ豆のホクホク食感がアクセント

いわし缶と ひよこ豆のトマト煮

材料(2人分)

いわし水煮缶 …… **1缶(200g)**
オリーブオイル …… 大さじ½
玉ねぎ(みじん切り) …… ¼個分
おろしにんにく …… 小さじ½
水煮ひよこ豆 …… 100g
A ホールトマト缶 …… ½缶(200g)
A 水 …… ¼カップ
A ローリエ …… 1枚
塩 …… 小さじ¼

作り方 15分

1. 鍋にオリーブオイルを熱し、玉ねぎ、おろしにんにくを入れてさっと炒める。
2. 缶汁をきったいわし、ひよこ豆、Aを加えて5〜6分煮込み、塩で味をととのえる。

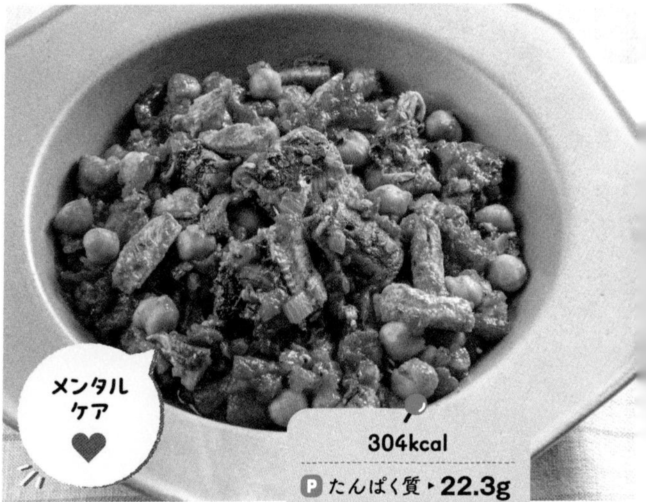

メンタル
ケア

304kcal

P たんぱく質 ▸ 22.3g
F 脂質 ▸ 13.0g
C 炭水化物 ▸ 20.6g

やせPOINT

高たんぱく質ないわし。缶詰ならまるごと食べられるので、ミネラルも手軽にとれます。食物繊維の多いひよこ豆でおなかもすっきり。

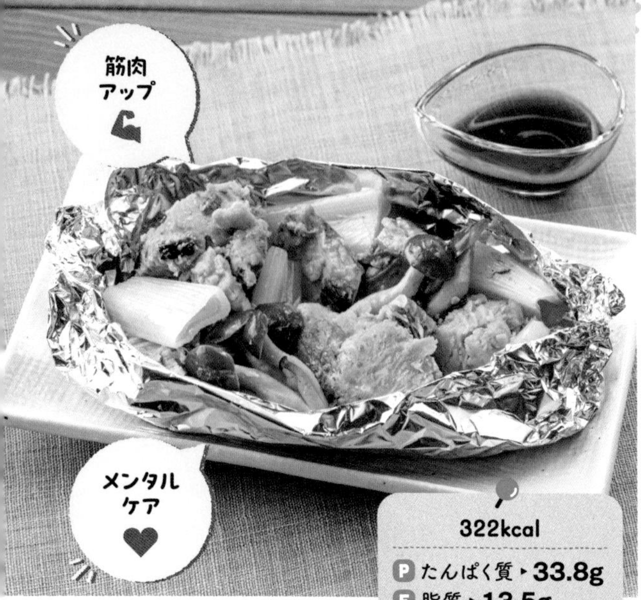

具材の味わいがぎゅっとつまった

鮭缶ときのこのホイル焼き

322kcal

- P たんぱく質 ▸ 33.8g
- F 脂質 ▸ 13.5g
- C 炭水化物 ▸ 7.6g

材料(2人分)

- 鮭水煮缶 …… 2缶(360g)
- 長ねぎ …… 1本
- しめじ …… ½パック(50g)
- A
  - 酒 …… 大さじ1
  - 塩、こしょう …… 各少々
- ポン酢しょうゆ …… 大さじ2

作り方 20分

1. 長ねぎは4cm長さのぶつ切りにし、しめじは小房に分ける。
2. アルミホイルを2枚広げ、**1**、缶汁をきった鮭を等分にのせ、**A**を等分にかけて包む。
3. **2**をオーブントースターで10分ほど加熱し、ポン酢しょうゆを添える。

やせPOINT

ホイル焼きならノンオイルでヘルシー。骨までやわらかな鮭缶なら、不足しがちなカルシウムもとりやすいです。雑穀米と合わせて、食物繊維をさらにUP。

ピリ辛&濃厚でおなかも心も大満足

ちくわのチーズタッカルビ

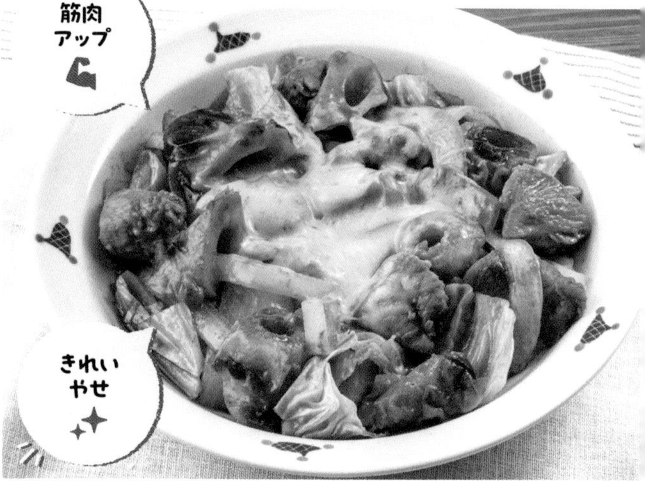

387kcal

- P たんぱく質 ▸ 33.6g
- F 脂質 ▸ 12.8g
- C 炭水化物 ▸ 29.3g

材料(2人分)

- ちくわ …… 大2本(140g)
- 鶏むね肉(皮なし) …… 小1枚(200g)
- A
  - コチュジャン …… 大さじ1と½
  - みりん …… 大さじ1
  - しょうゆ、砂糖、おろしにんにく …… 各小さじ1
- キャベツ …… 2枚
- 玉ねぎ …… ½個
- にんじん …… ⅓本
- ごま油 …… 大さじ1
- ピザ用チーズ(ゴーダ) …… 30g

作り方 20分

1. ちくわはひと口大の乱切りにする。鶏肉はひと口大に切り、**A**をもみ込む。
2. キャベツはざく切り、玉ねぎは1cm幅のくし形切り、にんじんは短冊切りにする。
3. フライパンにごま油を熱し、**1**を炒める。肉の色が変わったら**2**を加えて炒め、ふたをして弱めの中火で7〜8分蒸し焼きにする。
4. ふたをはずして全体を混ぜたら中央にピザ用チーズを加え、ふたをしてさらに1〜2分、チーズが溶けるまで蒸し焼きにする。

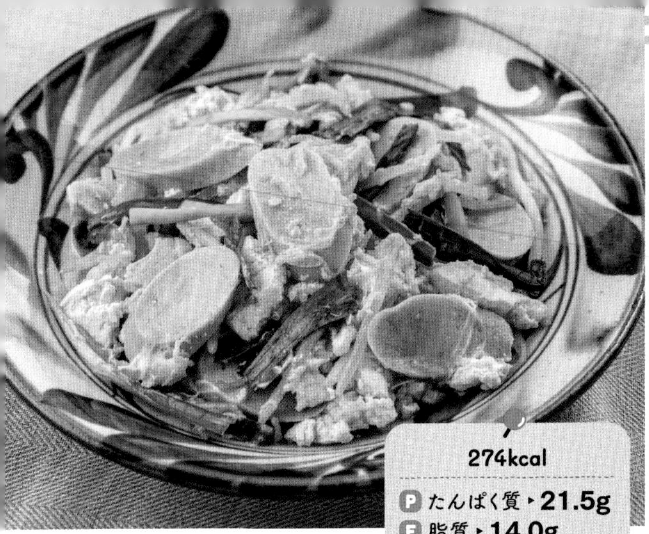

274kcal
P たんぱく質 ▸ 21.5g
F 脂質 ▸ 14.0g
C 炭水化物 ▸ 13.6g

炒めずできるからヘルシー!

魚肉ソーセージのチャンプルー

材料(2人分)

魚肉ソーセージ …… 2本(140g)	もやし …… 100g
木綿豆腐 …… 1丁(300g)	A［しょうゆ …… 小さじ1
にら …… ½束	A［塩、こしょう …… 各少々
	溶き卵 …… 1個分

作り方 15分

1 豆腐はペーパータオルで包んで耐熱容器にのせ、ラップをせず電子レンジで4分加熱する。水けをきり、崩す。

2 魚肉ソーセージは1cm幅の斜め切り、にらはざく切りにする。

3 耐熱容器に1、2、もやしを入れ、ふんわりとラップをして電子レンジで5分加熱する。Aを加えて混ぜたら、溶き卵を回し入れ、ふんわりとラップをし、電子レンジでさらに2分加熱して混ぜる。

甘みとうまみのアイデアメニュー

いか缶の八宝菜

材料(2人分)

いか味つけ缶 …… 2缶(310g)	豚こま切れ肉 …… 100g
白菜 …… 2枚	水煮うずら卵 …… 10個
にんじん …… ⅓本	A［水 …… 1カップ
しいたけ …… 2個	A［酒 …… 大さじ1
冷凍ブロッコリー …… 120g	A［しょうゆ …… 小さじ1
サラダ油 …… 小さじ1	B［水、片栗粉 …… 各大さじ1
	ごま油 …… 小さじ¼

作り方 20分(解凍する時間は除く)

1 白菜はざく切り、にんじんは短冊切り、しいたけは薄切りにし、ブロッコリーは解凍する。

2 フライパンにサラダ油を熱し、豚肉、1を順に炒める。野菜がしんなりしたら、缶汁ごとのいか、うずら卵を加えて炒め合わせる。

3 Aを加えて5分ほど煮たら、合わせたBを加えてとろみをつけ、仕上げにごま油を加える。

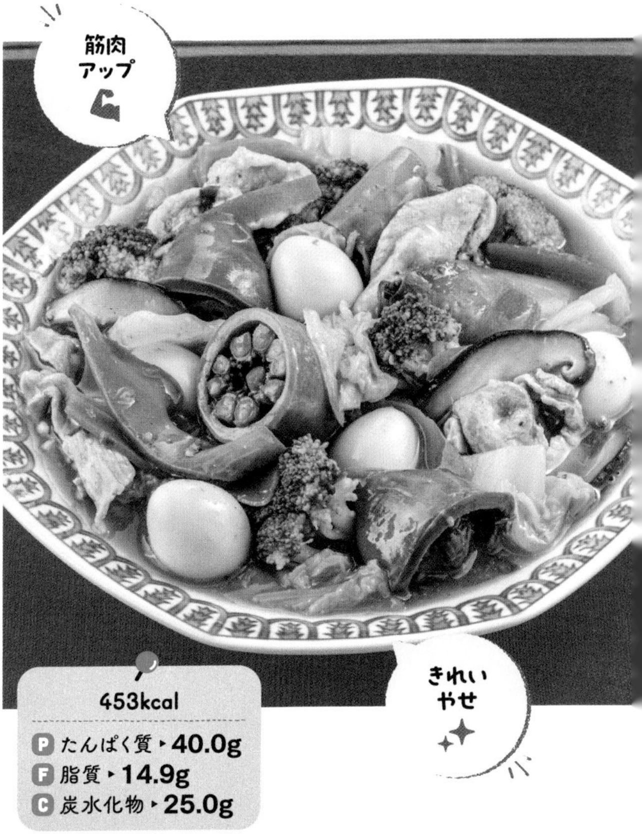

453kcal
P たんぱく質 ▸ 40.0g
F 脂質 ▸ 14.9g
C 炭水化物 ▸ 25.0g

COLUMN -02-

コンビニで完全栄養ごはん

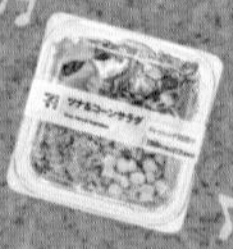

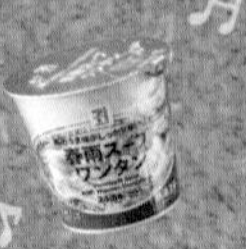

忙しくて食事を作る時間がないときは、身近なコンビニの商品を活用しましょう。目的別に、商品選びのポイントと、商品例を紹介します。

食事のコントロールでやせたい！

今の運動量のまま食事管理だけでやせたい場合は、にゅうめんなどの汁を含んだ主食が満足感が得られやすいのでおすすめ。カロリーを重視するとたんぱく質が不足しがちなので、サラダチキンやツナサラダなどでしっかり補給を。ドレッシングはさっぱりしたものをチョイスしてカロリーを抑えられるよう意識して。

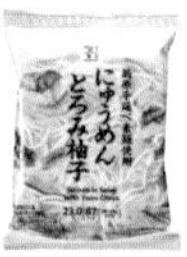

にゅうめん

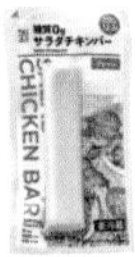

サラダチキンバー

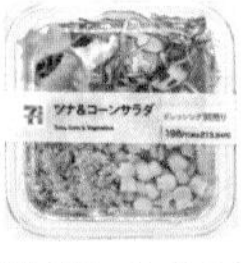

ツナ&コーンサラダ

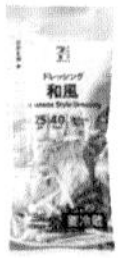

ドレッシング

241kcal

- **P** たんぱく質 ▸ **23.2g**
- **F** 脂質 ▸ **7.1g**
- **C** 炭水化物 ▸ **23.0g**

筋肉をつけながらシェイプアップ！

筋肉をつけるなら、良質なたんぱく質をたっぷりとりましょう。納豆巻きは植物性たんぱく質が摂取できるので主食におすすめ。歯ごたえのある砂肝焼きは、カットサラダと合わせてドレッシングいらずのサラダに。またサラダチキンに飽きたなら、腹持ちがよいホットスナックを選んでも。脂質が低めのささみ揚げがおすすめです。

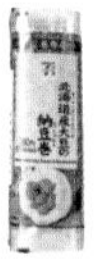

納豆巻き

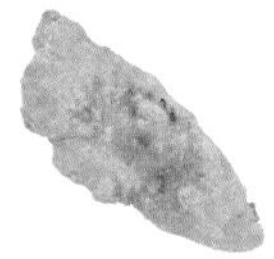

ささみ揚げ

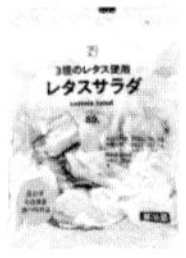

カットサラダ

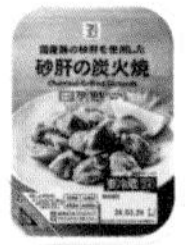

砂肝の炭火焼き

443kcal

- **P** たんぱく質 ▸ **36.5g**
- **F** 脂質 ▸ **9.4g**
- **C** 炭水化物 ▸ **55.6g**

きれいキープでスリムに！

美を保つためには、野菜や豆腐、海藻類などを含む品目数の多い惣菜を選び、PFCに加え、ビタミン・ミネラルをバランスよく摂取しましょう。惣菜は脂質が高くなりがちなので、主食は低脂質なスープ春雨などで調整するのがポイント。最近では、たんぱく質を強化したサラダも売っているので、ノンオイルドレッシングとともにチョイスして、たんぱく質もしっかりとりましょう。

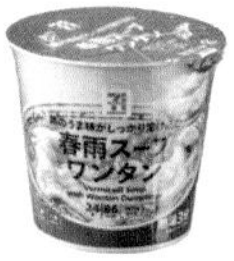

春雨スープ

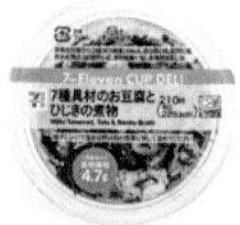

具材たっぷり惣菜

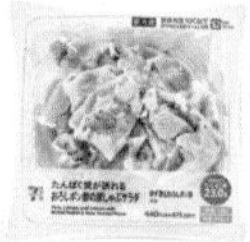

たんぱく質がとれるサラダ

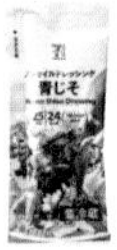

ノンオイルドレッシング

362kcal

- **P** たんぱく質 ▸ **28.1g**
- **F** 脂質 ▸ **13.0g**
- **C** 炭水化物 ▸ **36.3g**

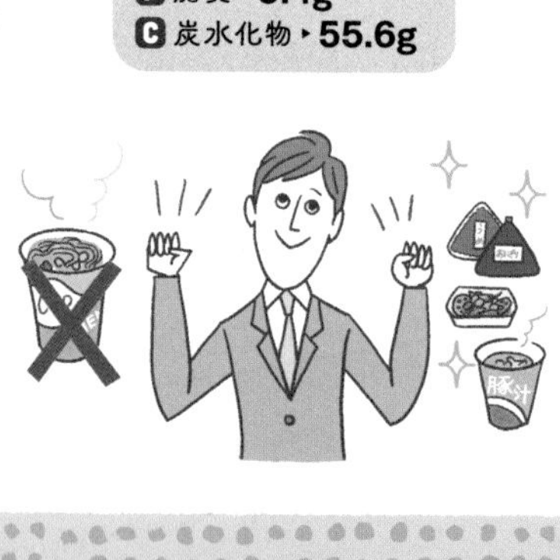

PART 3

やせるをかなえる

卵・大豆製品・その他の豆のおかず

低カロリーできれいを助ける、美やせにぴったりのおかずをご紹介します。たんぱく質量は肉や魚に比べると少なめなので、さまざまな食材を組み合わせるのがカギです。

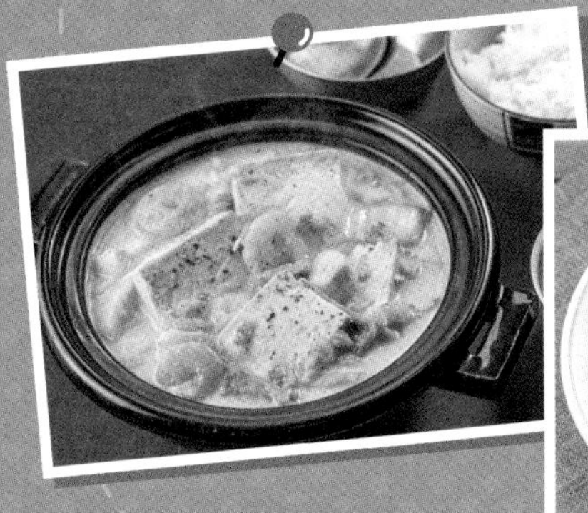

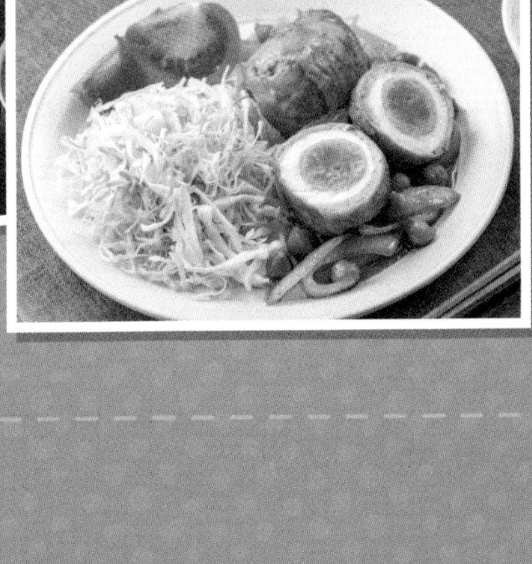

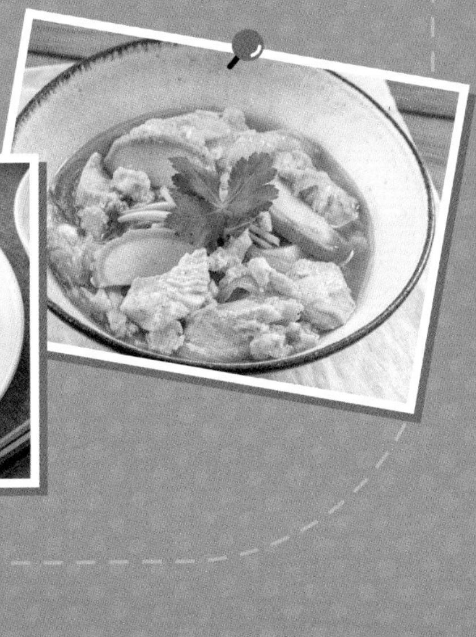

- okazu -

卵

高たんぱく質で、ビタミンやミネラルが豊富！
ダイエット中の体づくりの強い味方です。
鮮やかな黄色が映えて、見た目が一気に華やかに！

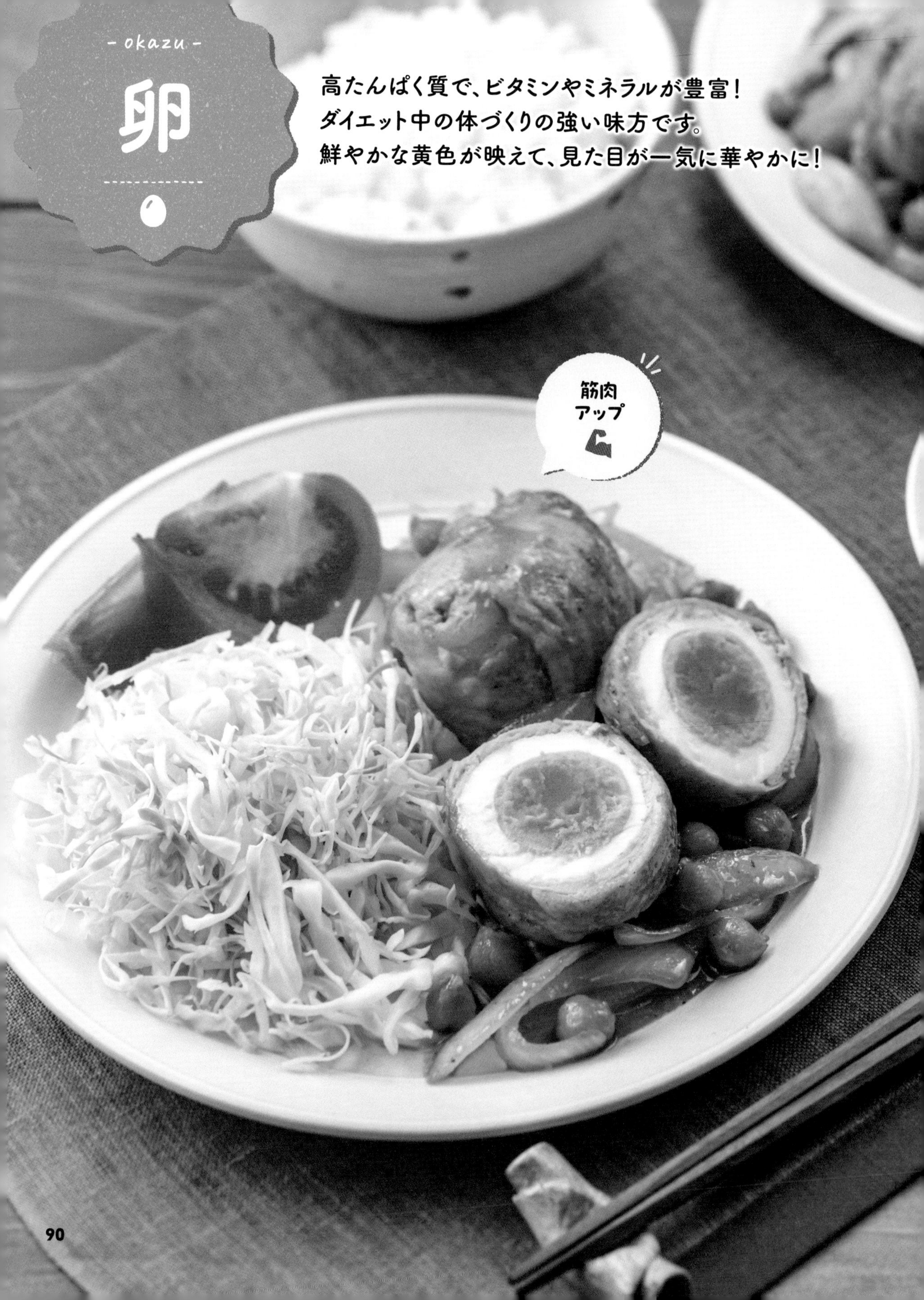

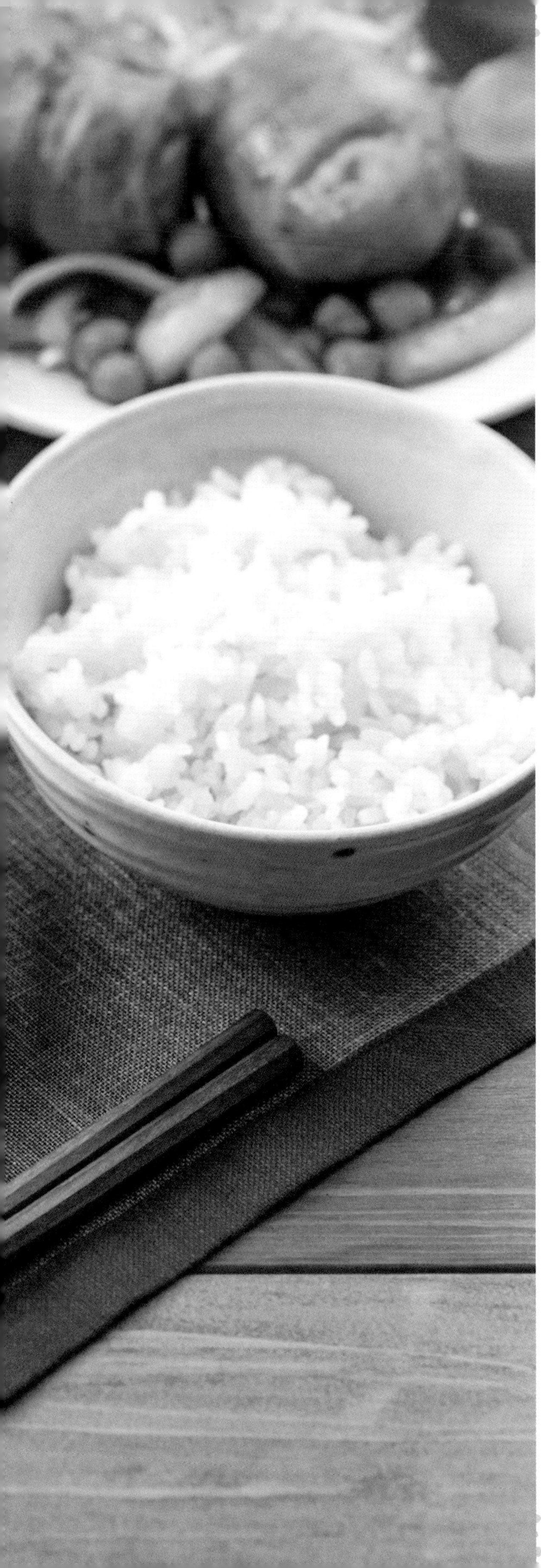

豚肉のうまみが
卵に染みておいしい

肉巻き卵のしょうが焼き

材料(2人分)

ゆで卵	**4個**
玉ねぎ	½個
豚もも薄切り肉(赤身)	8枚(160g)
小麦粉	適量
サラダ油	小さじ1
水煮ひよこ豆	40g
A しょうゆ、みりん	各大さじ1
A 砂糖、おろししょうが	各小さじ1
キャベツ(せん切り)	2枚分
トマト(くし形切り)	½個分

作り方 30分

1 玉ねぎは1cm幅のくし形切りにする。

2 ゆで卵は1個につき2枚の豚肉を巻きつけて、小麦粉をまぶす。

3 フライパンにサラダ油を熱し、**1**、ひよこ豆を入れて炒め、玉ねぎがしんなりとしたら**2**を加え、転がすようにして全面に焼き色がつくように火を通す。

4 **A**を加えてからめ、器に盛ってキャベツ、トマトを添える。

385kcal

P たんぱく質▸**30.4g**
F 脂質▸**15.0g**
C 炭水化物▸**25.9g**

やせPOINT

ゆで卵に豚肉を巻いて、ボリュームアップ! たれをからめるように焼けば、使う調味料が少なく、カロリーダウンになります。ごはんや玄米を小盛り1杯～普通盛り1杯合わせるのがおすすめです。

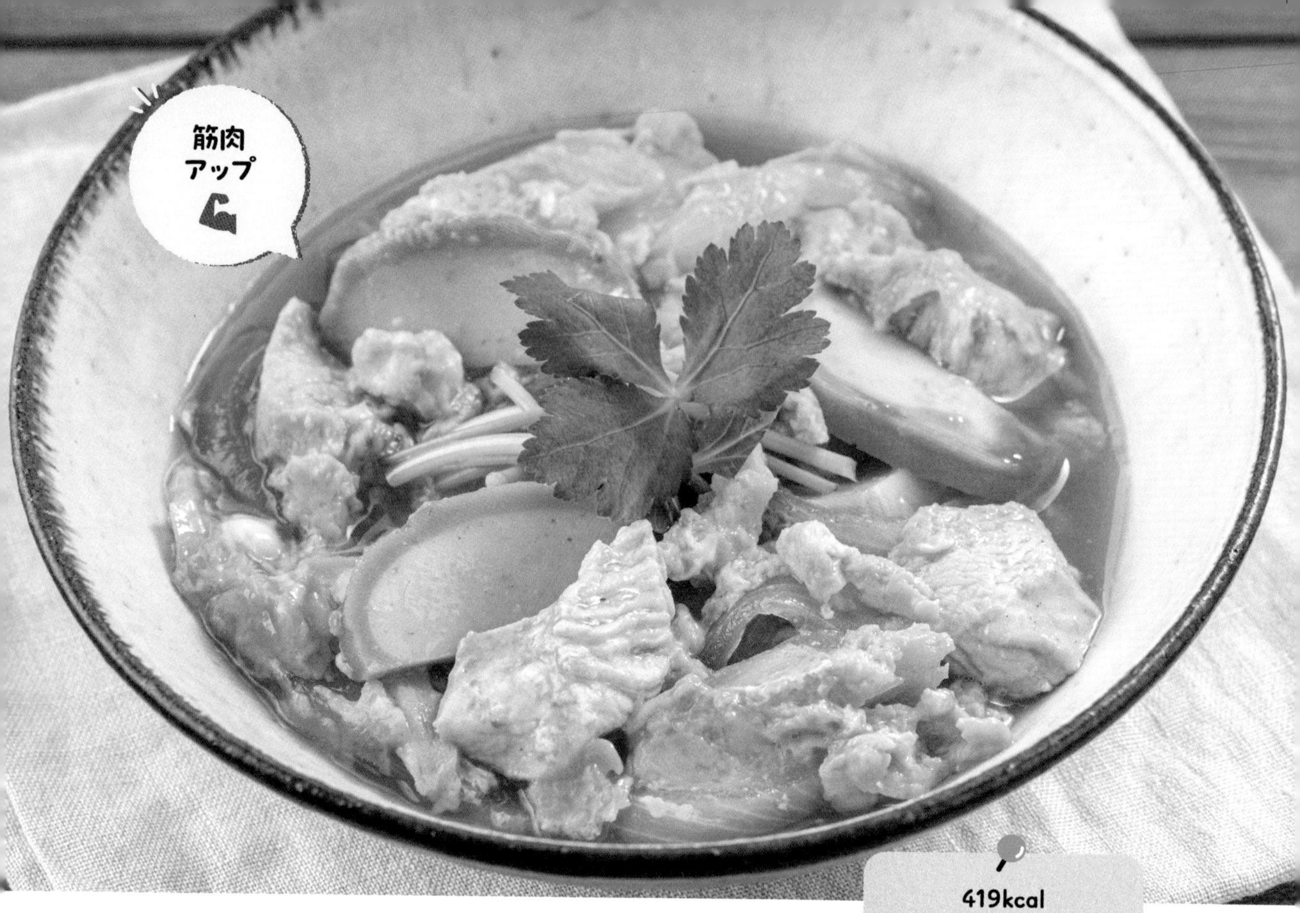

419kcal

P たんぱく質 ▸ 41.1g
F 脂質 ▸ 12.6g
C 炭水化物 ▸ 21.5g

卵と玉ねぎのやさしい甘みでしみじみおいしい

かまぼこ入り親子煮

材料(2人分)

溶き卵 …… **4個分**
鶏むね肉(皮なし) …… 1枚(250g)
玉ねぎ …… ½個
かまぼこ …… 60g
A
- 水 …… ¾カップ
- 酒、みりん …… 各大さじ2
- 砂糖、薄口しょうゆ …… 各大さじ1
- 顆粒和風だし …… 小さじ½

みつば(ざく切り) …… 適量

作り方 15分

1 鶏肉はひと口大のそぎ切りにする。玉ねぎは1cm幅に切り、かまぼこは5mm幅に切る。

2 鍋にAを煮立て、1を加えて5～6分煮る。

3 溶き卵を回し入れ、半熟状になったら火を止めて器に盛り、みつばをのせる。

やせPOINT

いつもの親子煮に大きめに切ったかまぼこをプラスして、食感に変化を。噛む回数が増えておなかもいっぱいになります。ゆでうどん1～1と½玉にのせて食べても。

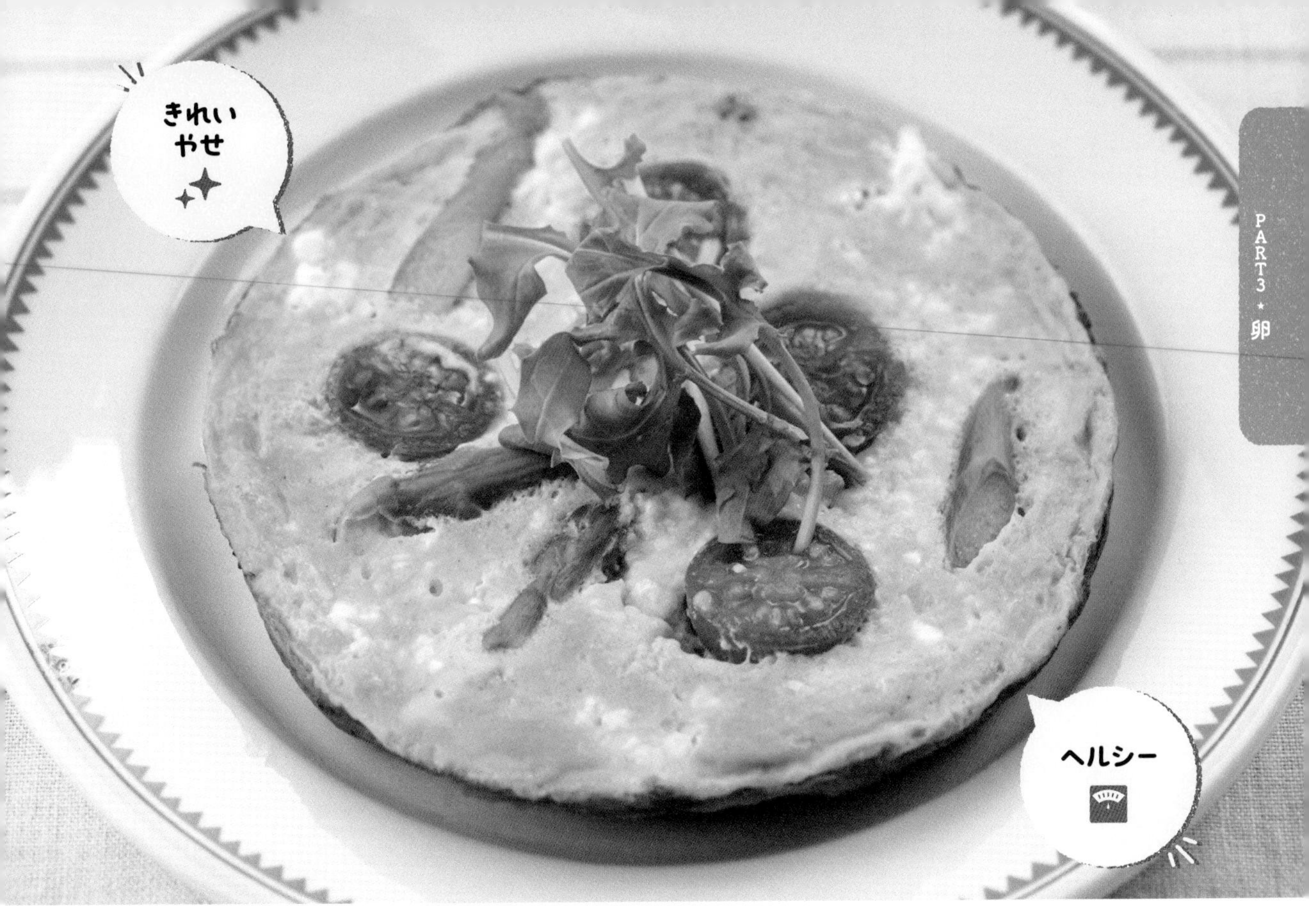

野菜たっぷりがうれしい

カッテージチーズのオープンオムレツ

244kcal

- P たんぱく質 ▸ 20.0g
- F 脂質 ▸ 14.8g
- C 炭水化物 ▸ 4.7g

材料(2人分)

卵	**4個**
塩、こしょう	各少々
カッテージチーズ	100g
ミニトマト	4個
グリーンアスパラガス	3本
オリーブオイル	小さじ1
ルッコラ(ざく切り)	適量

作り方 15分

1. ボウルに卵を割りほぐし、塩、こしょうを加えて混ぜる。カッテージチーズはひと口大にほぐし、ミニトマトは半分に切り、アスパラガスは3cm長さの斜め切りにする。
2. 小さめのフライパンに½量のオリーブオイルを熱し、½量の卵液を流し入れてざっと混ぜる。
3. カッテージチーズ、ミニトマト、アスパラガスを各½量加え、ふたをして3〜4分焼いて火を通し、器に盛ってルッコラをのせる。同様にもう1枚焼き、全部で2枚作る。

やせPOINT

カッテージチーズは、チーズの中でも低脂質&低カロリー。さっぱりとした味わいながら腹持ちがよく、満足感が続きます。

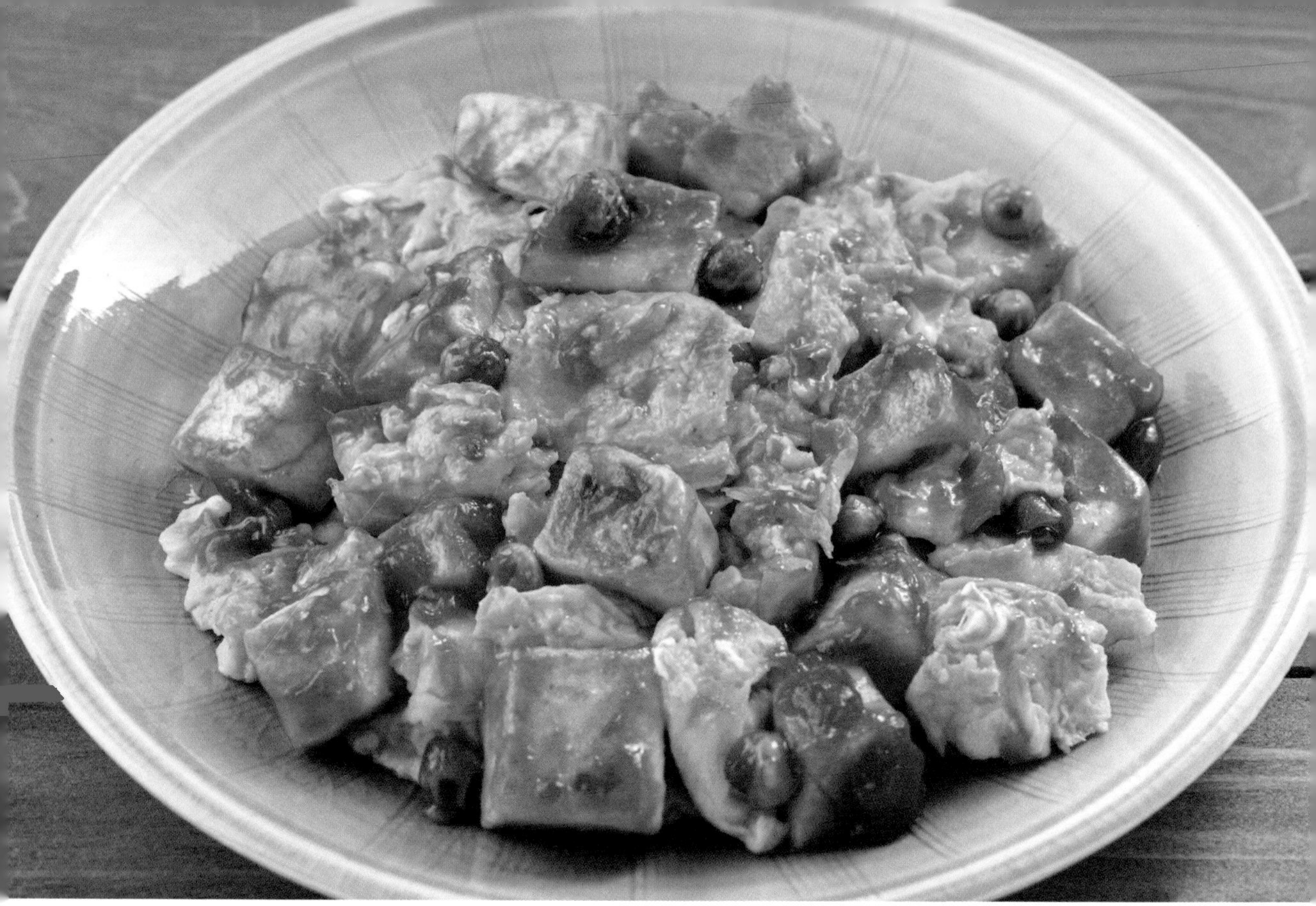

しっかりとした辛みで味にメリハリを

卵とはんぺんのチリソース炒め

335kcal

- P たんぱく質 ▸ **20.1g**
- F 脂質 ▸ **14.5g**
- C 炭水化物 ▸ **27.7g**

材料（2人分）

- **溶き卵** ……… **4個分**
- はんぺん ……… 1枚（100g）
- 冷凍グリンピース ……… 80g
- ごま油 ……… 大さじ½
- A 豆板醤、おろししょうが ……… 各小さじ1
- B
  - トマトケチャップ、水 ……… 各大さじ3
  - 酒、砂糖、酢 ……… 各大さじ1
  - しょうゆ ……… 大さじ½
  - 片栗粉 ……… 小さじ1

作り方 10分（解凍する時間は除く）

1. はんぺんは2㎝角に切る。グリンピースは解凍する。
2. フライパンに½量のごま油を熱し、溶き卵を入れてざっと混ぜ、半熟状になったら一度取り出す。
3. **2**のフライパンをさっとふき、残りのごま油を熱して**A**を入れ、香りが立ったら**1**を加えてさっと炒める。合わせた**B**を加えて2〜3分炒めたら、**2**をもどし入れて炒め合わせる。

やせPOINT

卵とはんぺんの組み合わせでたんぱく質量をアップ。はんぺんを大きめに切るとかさが増します。ごはんにのせて丼にするのがおすすめ。

華やかでおしゃれな1品

ゆで卵とかにかまのヨーグルトあえ

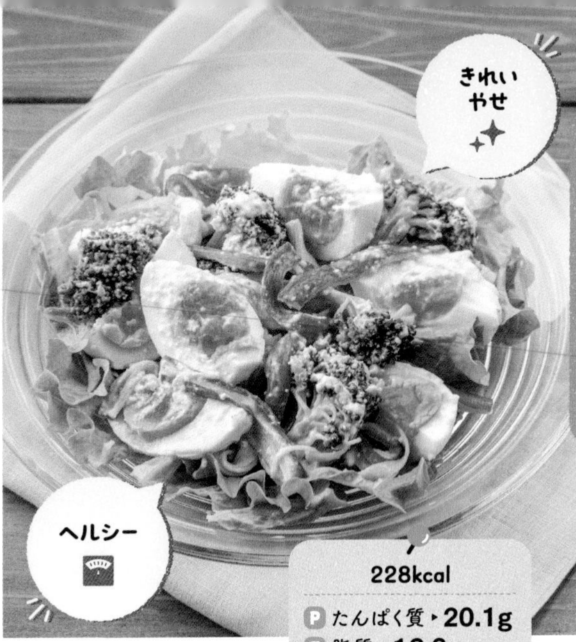

228kcal

- P たんぱく質 ▸ 20.1g
- F 脂質 ▸ 12.2g
- C 炭水化物 ▸ 8.5g

材料(2人分)

ゆで卵 ………… 4個分
かに風味かまぼこ ………… 6本
冷凍ブロッコリー ………… 120g
A
- プレーンヨーグルト ………… 大さじ4
- 粉チーズ … 大さじ1
- レモン汁 … 小さじ1
- 塩 ………… 小さじ¼
- こしょう …… 各少々

グリーンリーフ(ちぎる) ………… 2枚分

作り方 10分

1. ゆで卵は4つ割りにし、かに風味かまぼこは手でさく。ブロッコリーは耐熱容器に入れてふんわりとラップをし、電子レンジで2分加熱して水けをきる。
2. ボウルにAを混ぜ合わせ、1を加えてあえる。リーフレタスを敷いた器に盛る。

やせPOINT

マヨネーズの代わりにヨーグルトであえて、ヘルシーに。粉チーズでコクを増すから、さっぱりでも味わい深くなります。

おからを入れてしっとり&腹持ちUP

具だくさん厚焼き卵

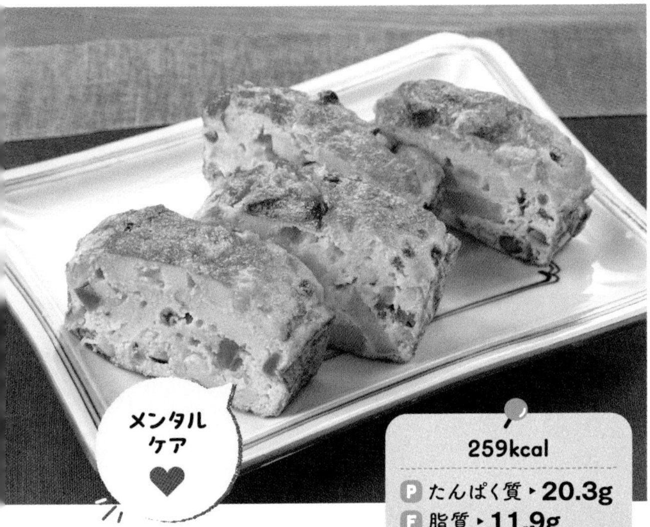

259kcal

- P たんぱく質 ▸ 20.3g
- F 脂質 ▸ 11.9g
- C 炭水化物 ▸ 17.4g

やせPOINT

おからを混ぜ込んで、ずっしりとした重量感のある卵焼きに。食物繊維が多く、ダイエット中にぴったりです。

材料(2人分)

卵 ………… 4個
ちくわ …… 1本(70g)
冷凍ミックスベジタブル ………… 100g
A
- 水 ………… 大さじ2
- 白だし(市販) ………… 大さじ1

生おから ………… 60g

※乾燥おからを代用する場合は、乾燥おから13gに水大さじ3を加えてよく混ぜて使う。メーカーにより異なるため、パッケージに記載の表記に従ってください。

作り方 20分(解凍する時間は除く)

1. ちくわは小口切りにする。ミックスベジタブルは解凍する。
2. ボウルに卵を割りほぐし、Aを加えてよく混ぜ、1、おからを加えて混ぜ合わせる。
3. 耐熱容器に2を流し入れ、オーブントースターで10～15分焼き、食べやすく切る。

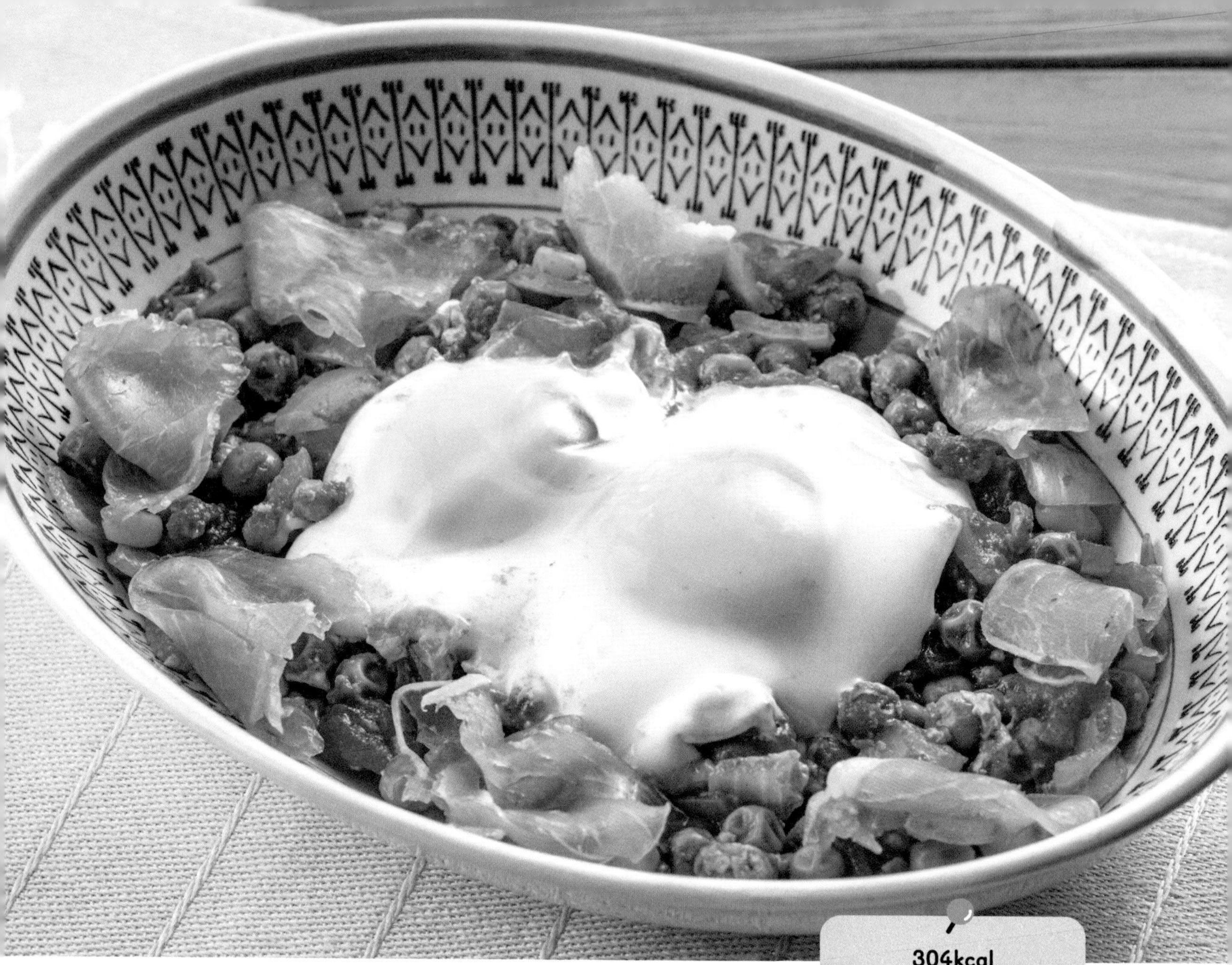

304kcal

- P たんぱく質 ▸ 20.0g
- F 脂質 ▸ 14.4g
- C 炭水化物 ▸ 22.3g

生ハムの塩けで味が決まる

フラメンカエッグ

材料（2人分）

- 卵 …… 4個
- 玉ねぎ …… ½個
- 冷凍グリンピース …… 120g
- A
  - カットトマト缶 …… ½缶（200g）
  - ホールコーン缶 …… 30g
  - オリーブオイル、おろしにんにく …… 各小さじ½
- 塩、こしょう …… 各少々
- 生ハム …… 5枚

作り方 15分（解凍する時間は除く）

1 玉ねぎは1cm角に切る。グリンピースは解凍する。

2 フライパンにA、1を入れて火にかけ、玉ねぎに火が通るまで5分ほど煮込み、塩、こしょうを加えて2等分にする。

3 弱火にしてそれぞれの中央に卵を2個ずつ割り入れ、ふたをして卵が半熟状になるまで加熱する。器に盛り、手でちぎった生ハムを等分に散らす。

やせPOINT

炒めずに煮込むことで、オリーブオイルの使用量を少なめに。具材がたっぷりで食べごたえがあります。ライ麦パン1～2枚にのせてどうぞ。

納豆を入れてとろっと食感がアップ

豚肉と納豆のふわとろにら玉

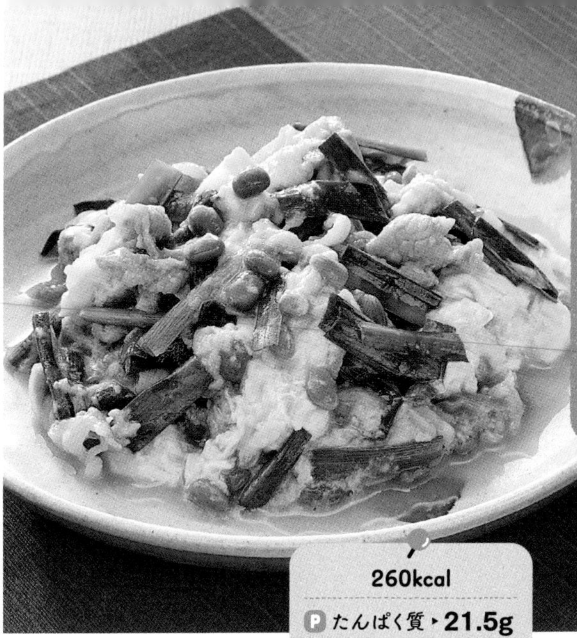

材料(2人分)

溶き卵………………**3個分**
にら………………½束
納豆(たれつき)
………1パック(40g)

A
水………………½カップ
めんつゆ(3倍濃縮)
………………大さじ1

豚こま切れ肉……100g

B
水………………小さじ2
片栗粉………小さじ1

作り方 10分

1 にらは2cm長さに切る。納豆は添付のたれを加えて混ぜ合わせる。

2 鍋に**A**を煮立て、豚肉を加えて火を通し、にら、納豆を加えてさっと煮る。

3 合わせた**B**を加えてとろみをつけたら溶き卵を加えてさっと混ぜ、半熟状になったら火を止める。

260kcal
P たんぱく質▸**21.5g**
F 脂質▸**14.5g**
C 炭水化物▸**6.9g**

やせPOINT

添付のたれを使うので、調味料が最小限でOK。ごはんや焼きそばと相性ばっちりです。

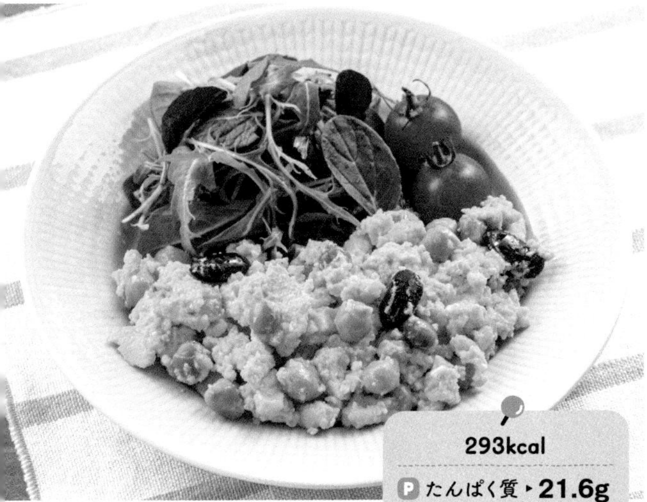

293kcal
P たんぱく質▸**21.6g**
F 脂質▸**14.8g**
C 炭水化物▸**18.5g**

やせPOINT

油を使わず、脂質をセーブ。ミックスビーンズのホクホクした食感やチーズで食べごたえがアップします。パンとよく合う、朝食におすすめのメニューです。

電子レンジで油を使わず作れる

スクランブルビーンズエッグ

材料(2人分)

卵…………………**4個**
水煮ミックスビーンズ
…………………110g
ピザ用チーズ(ゴーダ)
…………………20g

A
牛乳………大さじ3
塩、こしょう
………………各少々

ベビーリーフ……20g
ミニトマト…………4個

作り方 10分

1 耐熱容器に卵を割りほぐし、ミックスビーンズ、ピザ用チーズ、**A**を加えて混ぜ、ラップをせずに電子レンジで2分加熱する。

2 一度取り出して全体を混ぜ、ラップをせずにさらに電子レンジで1分加熱して混ぜる。卵に火が通るまで20～30秒ずつ繰り返す。器に盛り、ベビーリーフ、ミニトマトを添える。

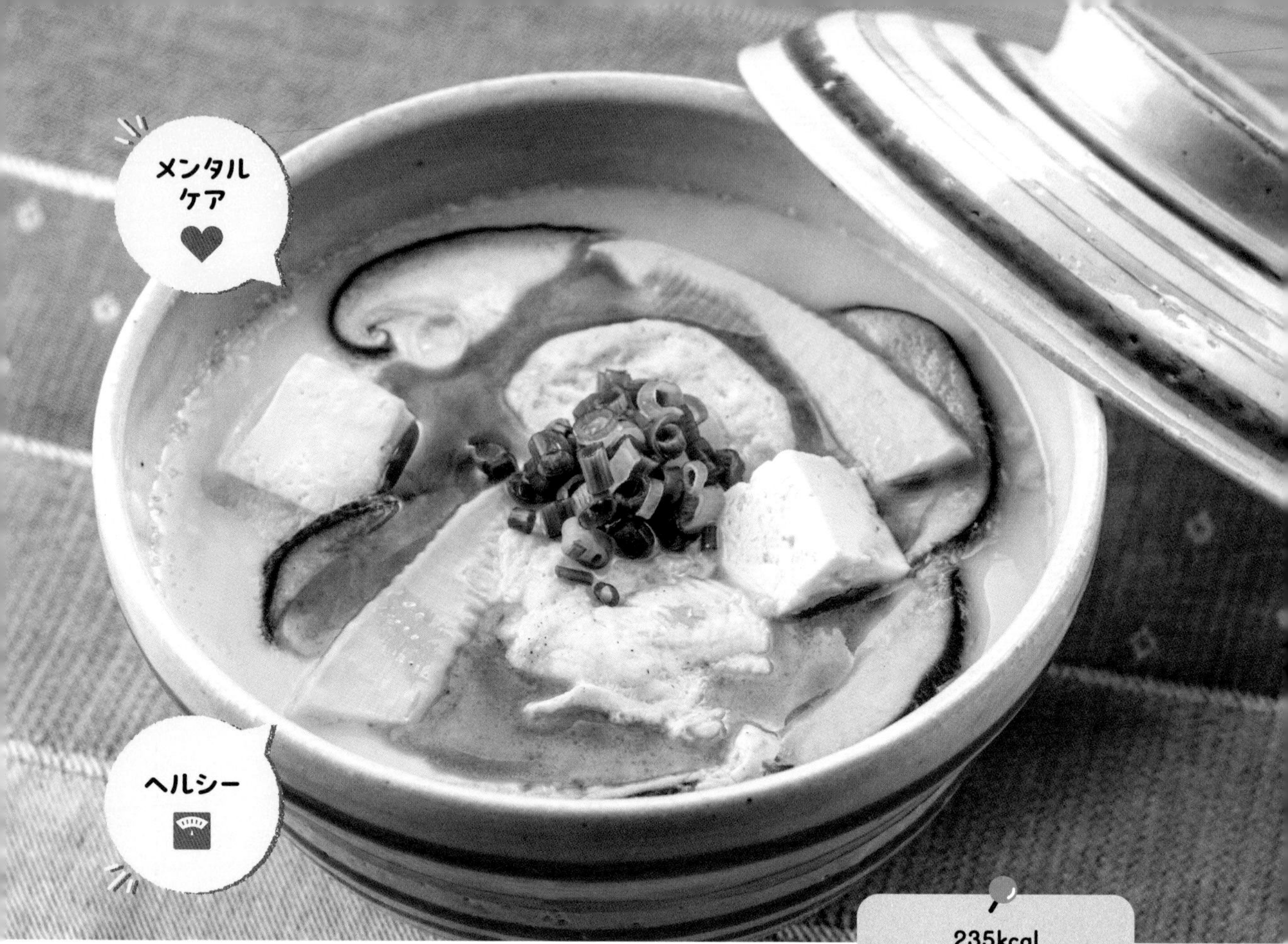

235kcal

P たんぱく質 ▸ 22.1g
F 脂質 ▸ 12.6g
C 炭水化物 ▸ 4.8g

なめらかでプルンとした舌ざわりが美味

中華風茶碗蒸し

材料(2人分)

卵	3個
鶏ささみ(筋なし)	小2本(80g)
塩、こしょう	各少々
木綿豆腐	⅓丁(100g)
水煮たけのこ	70g
しいたけ	2枚
A 水	2カップ
A 鶏ガラスープの素	小さじ2
B ごま油	小さじ1
B しょうゆ	小さじ½
小ねぎ(小口切り)	2本分

作り方 15分

1. 鶏ささみはひと口大に切り、塩、こしょうをふる。豆腐は1.5㎝角に切り、たけのこ、しいたけは薄切りにする。
2. ボウルに卵を割りほぐし、**A**を加えてよく混ぜてザルでこす。
3. 深めの耐熱容器2個に**1**、**2**を等分に入れ、ふんわりとラップをして電子レンジで3〜4分加熱する。**B**をかけ、小ねぎを散らす。

※蒸し器の場合は、湯気が立った蒸し器に具材と卵液を入れた耐熱容器を入れてふたをし、強火で2分ほど加熱したら、弱火にしてさらに10分ほど加熱する。

やせPOINT

鶏ささみと木綿豆腐を入れた、ボリュームのある茶碗蒸しです。たけのこやしいたけで、食感にアクセントをつけます。夜遅くなったときのメニューにおすすめです。

粉チーズをかけて濃厚に

巣ごもり目玉焼き

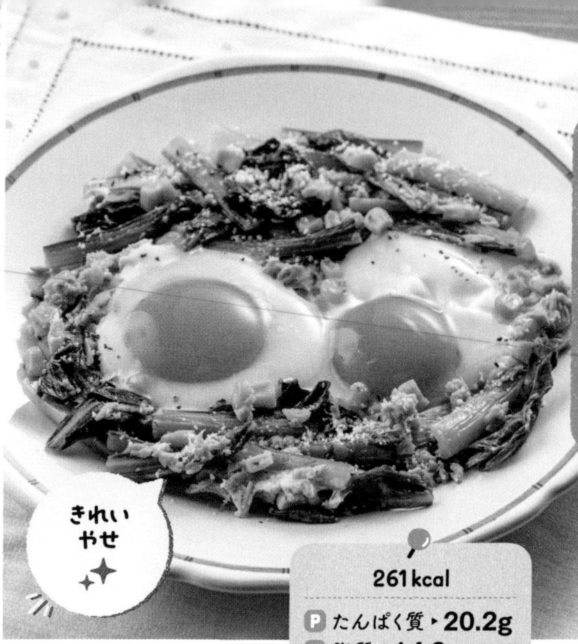

きれいやせ

261kcal
P たんぱく質 ▸ 20.2g
F 脂質 ▸ 14.9g
C 炭水化物 ▸ 8.0g

材料（2人分）

卵 …… **4個**
小松菜 …… 1束
サラダ油 …… 大さじ½
ツナ水煮缶 …… 1缶（70g）
ホールコーン缶 …… 60g
塩 …… 小さじ¼
こしょう …… 少々
A ［粉チーズ …… 大さじ1
　　粗びき黒こしょう …… 適量

作り方 10分

1 小松菜はざく切りにする。

2 フライパンにサラダ油を熱し、**1**、缶汁をきったツナとコーンを入れて2〜3分炒めたら、塩、こしょうを加える。2等分にしてそれぞれ中央をくぼませ、卵を2個ずつ割り入れたら、ふたをして好みの固さになるまで蒸し焼きにする。

3 卵に火が通ったら器に盛り、**A**をかける。

やせPOINT

小松菜をたっぷり入れてヘルシーながらもボリューム満点。食パンにのせて食べると、おなかも大満足。

ホクホク食感の大豆がおいしい

お豆のスペイン風オムレツ

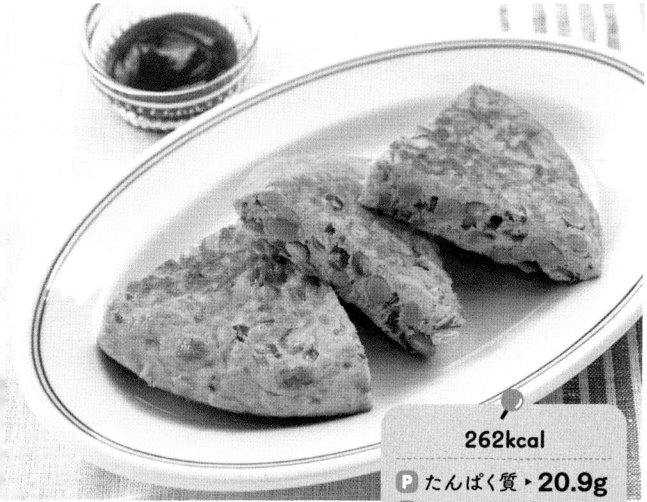

262kcal
P たんぱく質 ▸ 20.9g
F 脂質 ▸ 14.6g
C 炭水化物 ▸ 10.7g

材料（2人分）

溶き卵 …… **3個分**
さやいんげん …… 8本
ツナ水煮缶 …… 1缶（70g）
水煮大豆 …… 100g
塩、こしょう …… 各少々
オリーブオイル …… 大さじ½
トマトケチャップ …… 大さじ2

作り方 15分

1 さやいんげんは小口切りにする。

2 ボウルに溶き卵、缶汁をきったツナと大豆、**1**、塩、こしょうを入れてよく混ぜ合わせる。

3 フライパンにオリーブオイルを熱し、**2**を両面こんがりと焼く。食べやすく切って器に盛り、トマトケチャップを添える。

やせPOINT

卵とツナの動物性たんぱく質と、大豆の植物性たんぱく質をいっしょに食べられます。大豆でカルシウムを補えるのもうれしい。

- okazu -

大豆製品・その他の豆

低カロリーで高たんぱく、炭水化物もほどよく含まれているため、おなかが満たされやすい食材です。美容効果が高いものも多いので、美やせが目指せます。

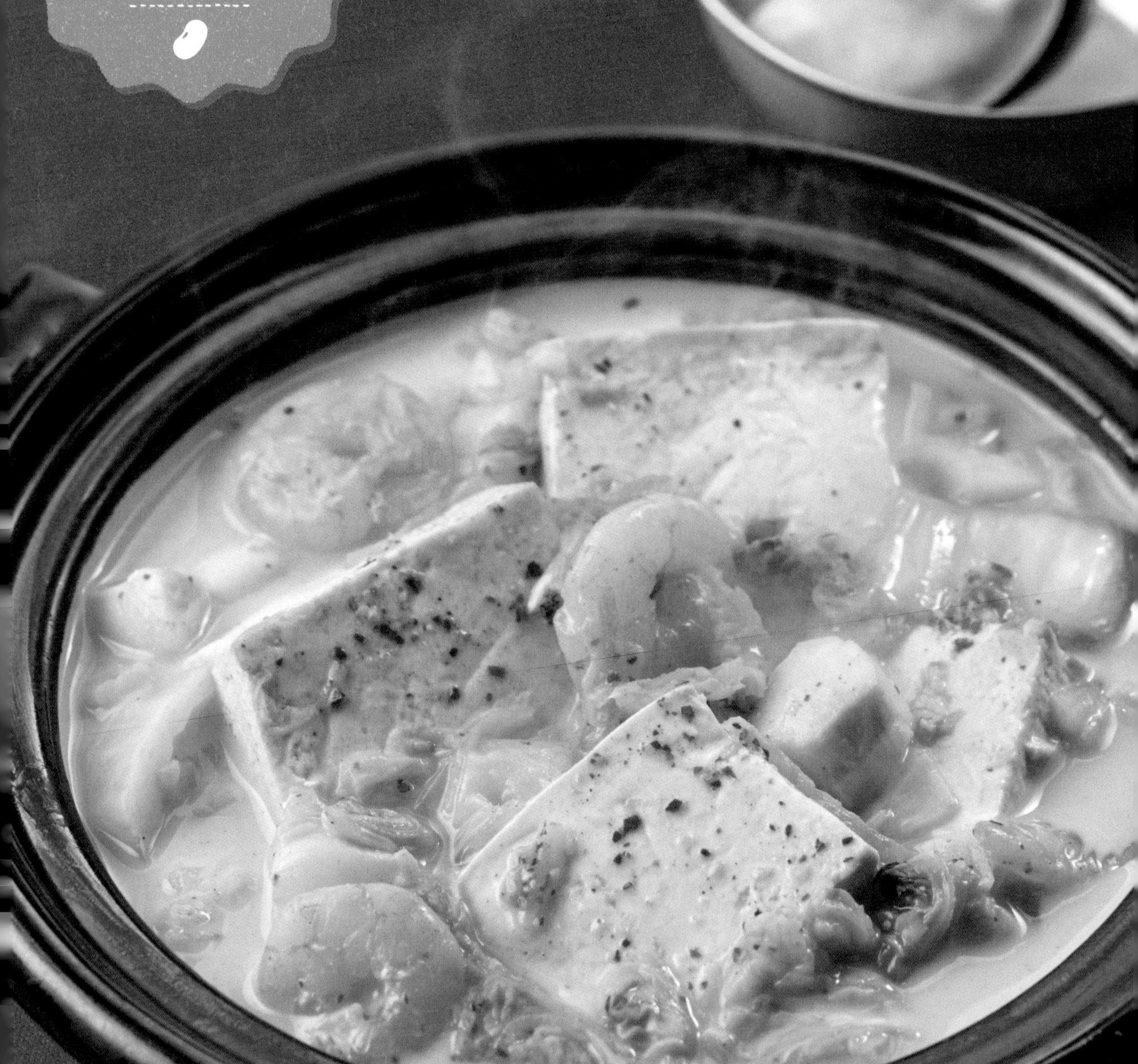

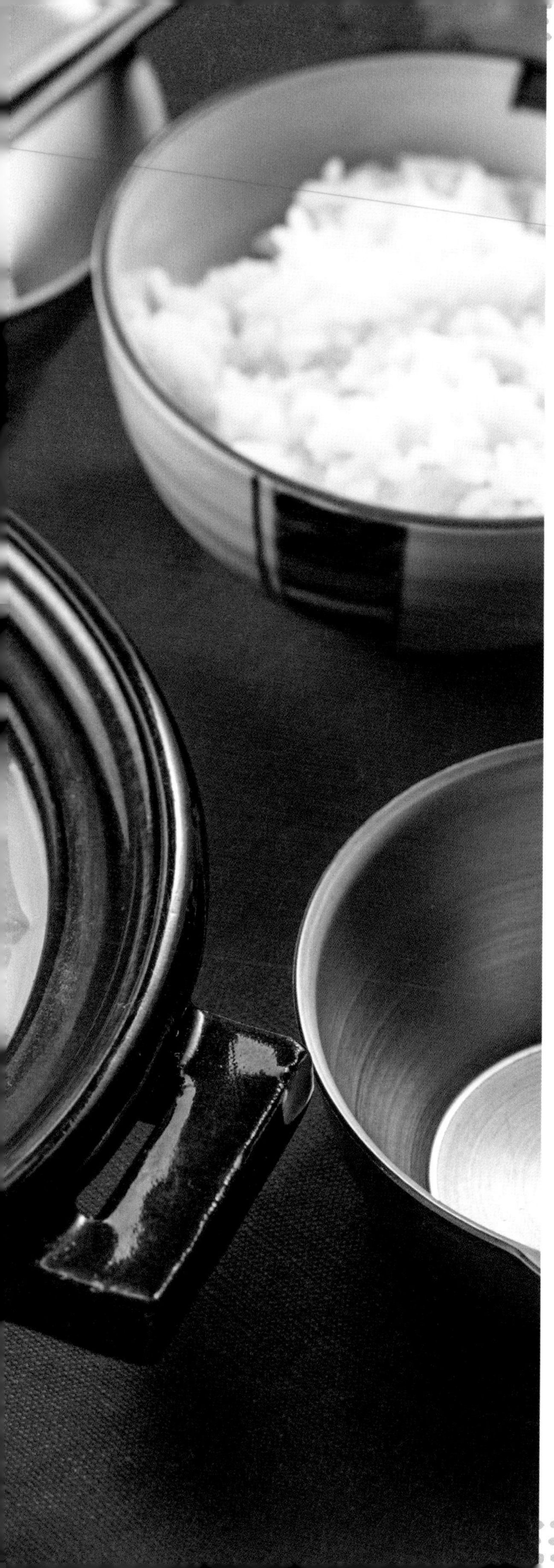

キムチとあったか豆乳の
燃焼系メニュー

海鮮豆乳チゲ

材料(2人分)

木綿豆腐	**1丁(300g)**
無調整豆乳	**1カップ**
白菜、冷凍シーフードミックス	各150g
水	½カップ
鶏ガラスープの素	小さじ2
白菜キムチ	50g

作り方 15分(解凍する時間は除く)

1 豆腐は4等分にする。白菜は短冊切りにする。シーフードミックスは解凍する。

2 鍋に水を入れて火にかけ、沸騰したら1、鶏ガラスープの素を加え、ふたをして5分ほど煮る。白菜がやわらくなったら、白菜キムチ、豆乳を加えて温める。

222kcal

P たんぱく質 ▸ 23.3g
F 脂質 ▸ 9.7g
C 炭水化物 ▸ 9.3g

やせPOINT

低カロリーな豆腐やシーフードミックスでボリュームたっぷりのまろやかチゲに。キムチで代謝も上がり、脂肪燃焼効果も高まります。主食の組み合わせは、白米はもちろん、中華生麺1～1と½玉をいっしょに煮込んで食べるのもおすすめです。

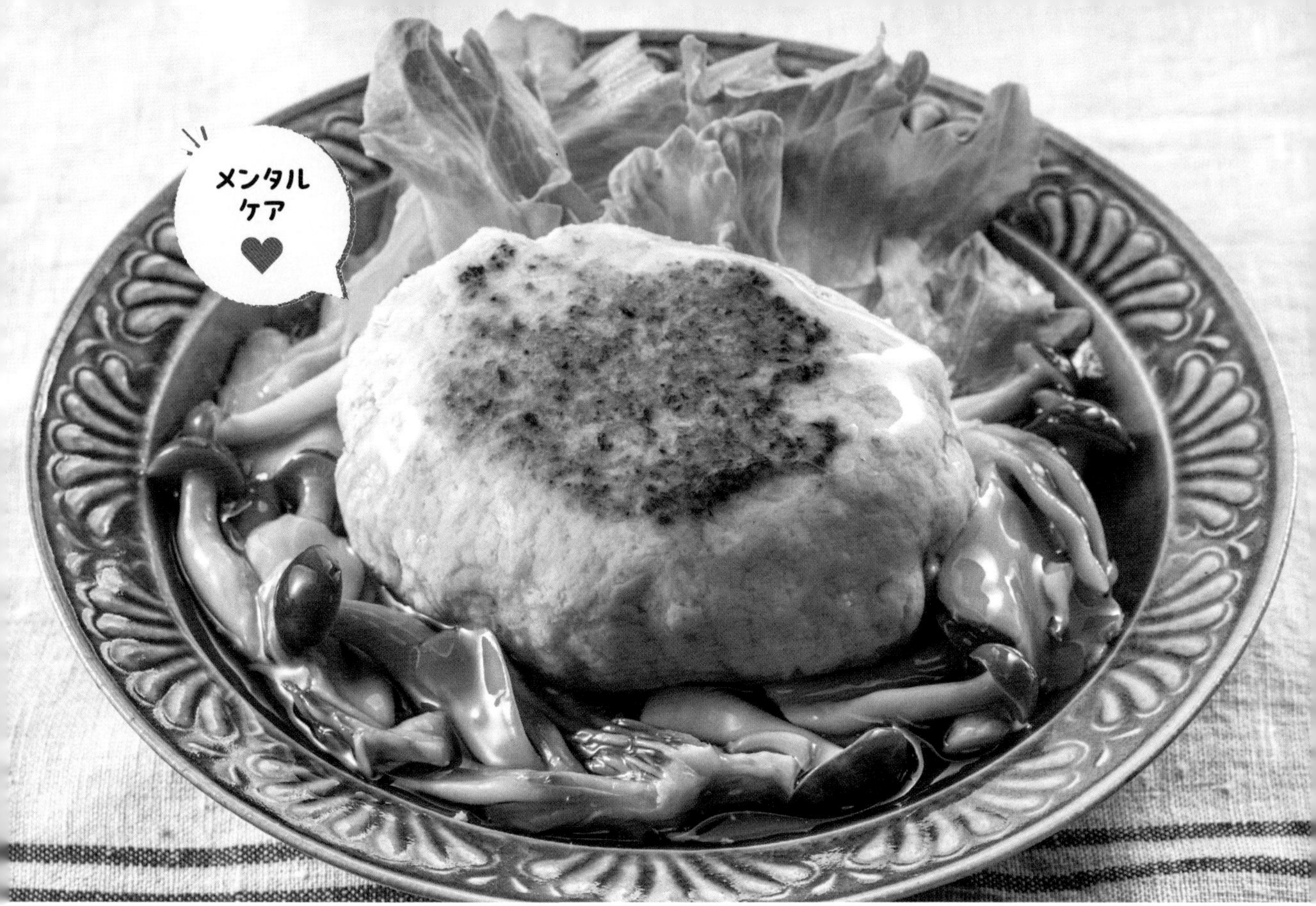

おからとむね肉でボリューム満点

おからハンバーグ きのこあんかけ

253kcal

P たんぱく質 ▸ 23.0g
F 脂質 ▸ 9.7g
C 炭水化物 ▸ 19.1g

材料（2人分）

生おから	**150g**
鶏むねひき肉	150g
溶き卵	1個分
サラダ油	大さじ½
A 水	1と½カップ
A 白だし	大さじ2
しめじ、まいたけ	各½パック（100g）
B 水	大さじ2
B 片栗粉	大さじ1
レタス（ちぎる）	2枚分

※乾燥おからを代用する場合は、乾燥おから30gに水大さじ7を加えてよく混ぜて使う。メーカーにより異なるため、パッケージに記載の表記に従ってください。

作り方 25分

1 ボウルにおから、ひき肉、溶き卵を入れてよく練り混ぜ、2等分にして楕円型に成型する。

2 フライパンにサラダ油を熱し、**1**を入れてこんがりと焼き色がつくまで両面焼く。ふたをして5分ほど蒸し焼きにし、火を通す。

3 鍋に**A**を煮立て、しめじとまいたけをほぐしながら加え、火が通ったら合わせた**B**を加えてとろみをつける。

4 器にレタスを敷き、**2**を盛って**3**をかける。

やせPOINT

おからと鶏むねひき肉を同じ分量で使ってヘルシーなのに食べごたえばっちりのハンバーグに。ハンバーグもきのこあんもあっさりしているので、主食はごはんが相性よしです。

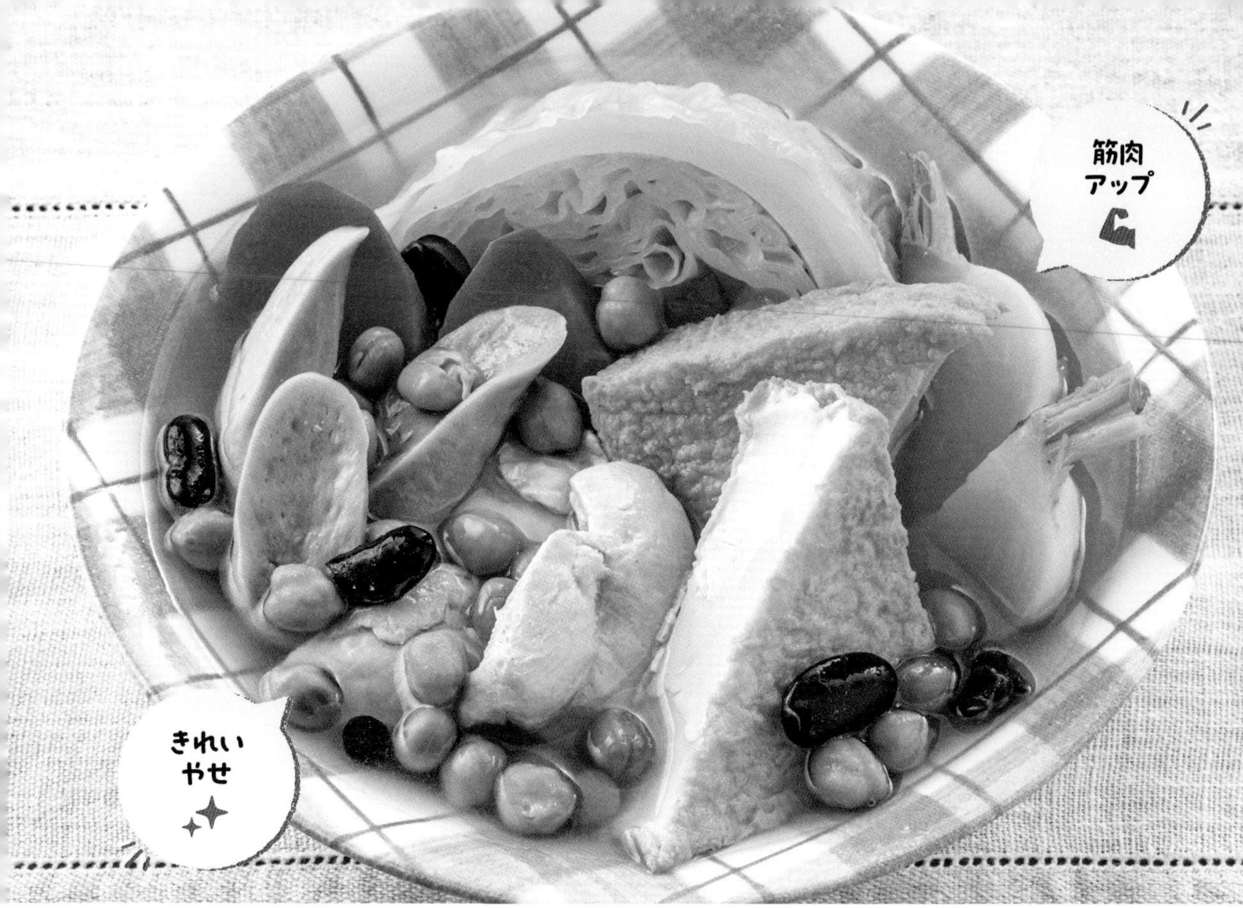

かんたん調理で栄養もうまみも逃さない

厚揚げとささみの洋風煮込み

393kcal

P たんぱく質 ▸ 31.5g
F 脂質 ▸ 14.3g
C 炭水化物 ▸ 33.7g

材料(2人分)

厚揚げ …… **小2枚(200g)**
水煮ミックスビーンズ …… **120g**
鶏ささみ(筋なし) …… 小3本(120g)
かぶ …… 1個
キャベツ …… 1/4個
にんじん …… 1/2個
魚肉ソーセージ …… 1本(75g)
A 水 …… 4カップ
A 顆粒コンソメスープの素 …… 小さじ2
塩、こしょう …… 各少々

作り方 35分

1. 厚揚げは熱湯を回しかけて油抜きし、1枚を斜め半分に切る。鶏ささみは半分のそぎ切りにする。
2. かぶは葉を2cmほど残して4つ割りに、キャベツはくし形切りに、にんじんは乱切り、魚肉ソーセージはぶつ切りにする。
3. 鍋に鶏ささみ、**A**を入れて火にかけ、煮立ったら厚揚げ、**2**、ミックスビーンズを加えて煮る。
4. 煮立ったらふたをして弱火で10分ほど煮る。ふたをはずしてキャベツの上下を返し、さらに10分ほど煮て、塩、こしょうで味をととのえる。

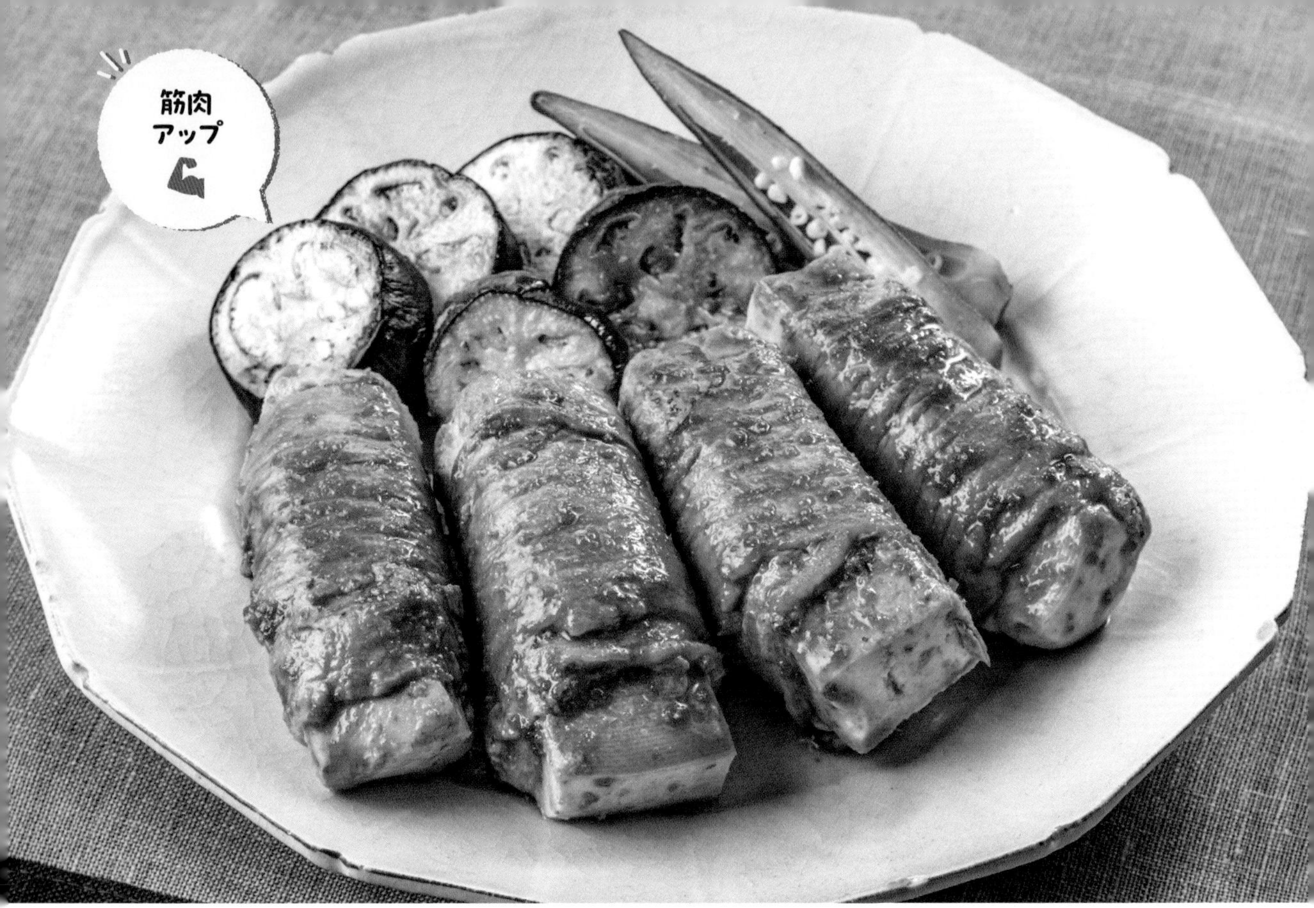

上品なゆずの香りのたれをからめて

豆腐の
ゆずこしょう肉巻き

262kcal

P たんぱく質 ▸ 25.4g
F 脂質 ▸ 11.4g
C 炭水化物 ▸ 9.5g

材料（2人分）

木綿豆腐 ……… 1丁（300g）
豚もも薄切り肉（赤身） ……… 8枚（160g）
なす ……… 1本
オクラ ……… 2本
サラダ油 ……… 小さじ1
A しょうゆ、みりん ……… 各大さじ1
A ゆずこしょう ……… 小さじ½

作り方 20分（水きりする時間は除く）

1 豆腐はペーパータオルで包んで軽く水けをきって8等分にし、1切れにつき豚肉1枚を巻く。同様にして全部で8個作る。

2 なすは1cm幅の輪切りにする。オクラは縦半分に切る。

3 フライパンにサラダ油を熱し、**1**を巻き終わりを下にして並べ、**2**を加えて焼き色がつくまで両面焼く。なすとオクラを取り出して器に盛る。

4 **3**のフライパンに**A**を加えてからめ、**3**の器に盛る。

やせPOINT

豆腐でボリュームアップすると、少ない肉でも満足感の高いおかずになります。絹ごしよりも食べごたえのある木綿で作るのがおすすめ。

さっとできる中華風のピリ辛あんかけ

豆腐のピリ辛そぼろあん

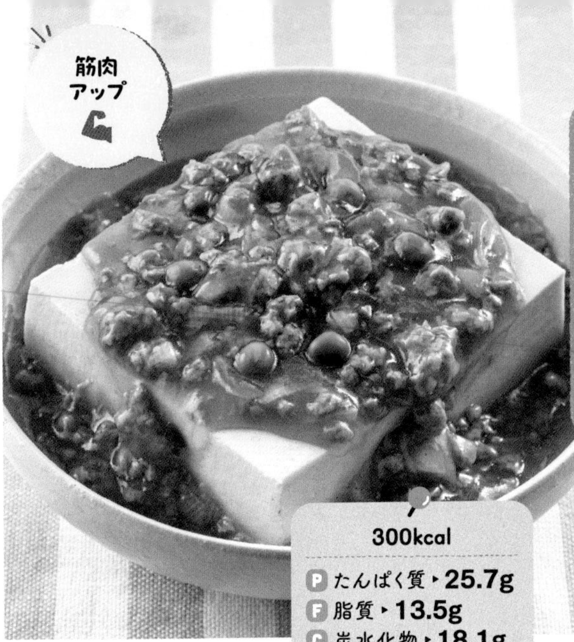

材料（2人分）

- 絹豆腐 …… 2丁（600g）
- 冷凍グリンピース …… 10g
- ごま油 …… 小さじ1
- 豚ひき肉（赤身） …… 100g
- 長ねぎ（みじん切り） …… 50g
- A
  - 水 …… 1カップ
  - 鶏ガラスープの素 …… 小さじ2
  - 豆板醤 …… 小さじ1
- B
  - 水 …… 大さじ4
  - 片栗粉 …… 大さじ2

300kcal
- P たんぱく質 ▸ 25.7g
- F 脂質 ▸ 13.5g
- C 炭水化物 ▸ 18.1g

作り方 15分

1. 豆腐は耐熱容器に入れ、ふんわりとラップをして電子レンジで5分加熱し、水けをきって器に盛る。グリンピースは耐熱容器に入れてふんわりとラップをし、電子レンジで3分加熱する。
2. フライパンにごま油を熱し、ひき肉をほぐしながら炒める。肉に火が通ったら長ねぎ、**A**を加えて煮立てる。合わせた**B**を加え、とろみがついたら火を止める。
3. **1**の豆腐に**2**をかけ、グリンピースを散らす。

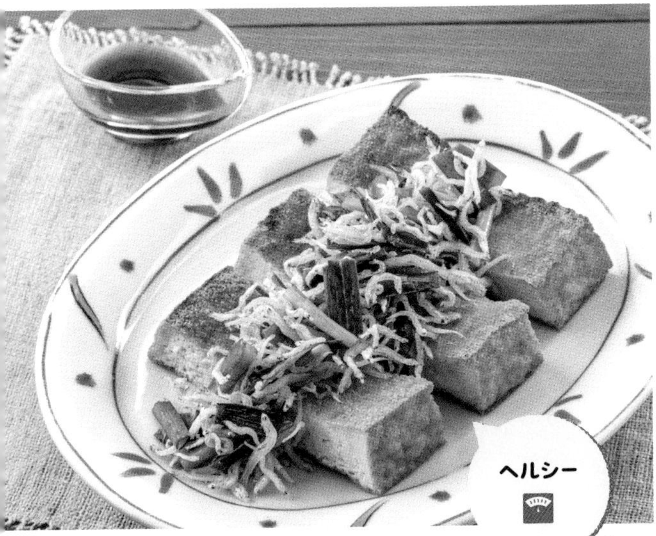

厚揚げはカリカリに香ばしく焼いて

厚揚げのにらじゃこのせ

材料（2人分）

- 厚揚げ …… 大1枚（240g）
- にら …… ½束
- ごま油 …… 小さじ½
- ちりめんじゃこ …… 50g
- ポン酢しょうゆ …… 小さじ4

239kcal
- P たんぱく質 ▸ 21.3g
- F 脂質 ▸ 14.4g
- C 炭水化物 ▸ 3.4g

作り方 15分

1. 厚揚げはオーブントースターで焼き色がつくまで焼き、食べやすく切って器に盛る。にらは2cm長さに切る。
2. フライパンにごま油を熱し、じゃこ、にらを炒める。
3. **1**の厚揚げに**2**をのせ、ポン酢しょうゆを添える。

やせPOINT

豆腐よりボリューム感のある厚揚げは、カリッと焼いておなかも大満足のおかずに。にらとじゃこで食感に変化を出して、よく噛んで食べましょう。

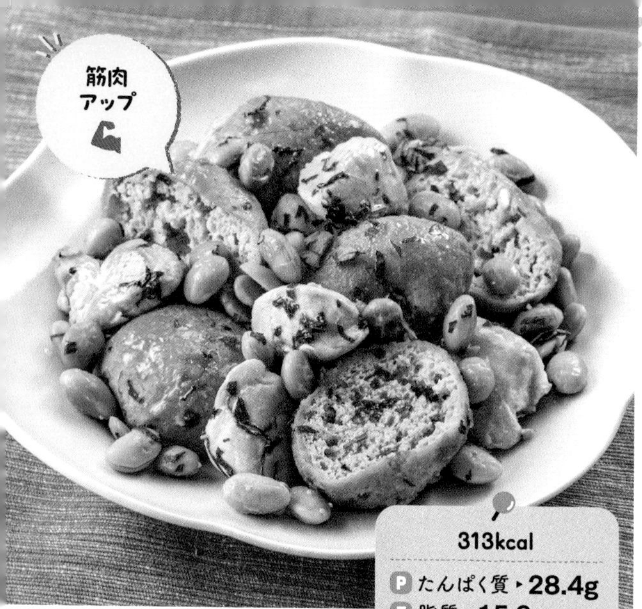

313kcal

P たんぱく質 ▸ 28.4g
F 脂質 ▸ 15.9g
C 炭水化物 ▸ 11.7g

やせPOINT

主食は、玄米や雑穀米と組み合わせると、食物繊維がとれます。ガッツリ食べたいときは、うどんと混ぜ合わせても。

いろんな食感で満足感のある味

がんもとささみの青じそ炒め

材料(2人分)

がんもどき ………… 6個(120g)
冷凍枝豆(さやなし) ………………………… 80g
鶏ささみ ……………… 3本(150g)
青じそ ……………… 5枚
サラダ油 …… 小さじ1
A
- 焼肉のたれ(市販) ……………… 大さじ2
- おろしにんにく ……………… 小さじ½

作り方 15分(解凍する時間は除く)

1. がんもどきと鶏ささみは食べやすく切る。
2. 枝豆は解凍する。青じそはみじん切りにする。
3. フライパンにサラダ油を熱し、1を炒める。肉に火が通ったら枝豆を加えて炒め合わせ、Aを加えてからめ、青じそを加えて混ぜる。

ぎゅうぎゅうに詰まってボリュームたっぷり

納豆と卵のきんちゃく

材料(2人分)

ひきわり納豆(たれつき) …… 2パック(80g)
油揚げ …… 2枚(40g)
ツナ水煮缶 ……………… 1缶(70g)
A
- 溶き卵 ………… 1個分
- ピザ用チーズ ……………………… 15g
- 小ねぎ(小口切り) ……………………… 10g
- 白いりごま ……………………… 適量

作り方 15分

1. ボウルに納豆と添付のたれ、缶汁をきったツナ、Aを入れて混ぜ合わせる。
2. 油揚げは熱湯を回しかけて油抜きし、片端を切って開く。1を等分に詰めてつま楊枝で口をとめて平らにならす。
3. アルミホイルを敷いた天板に並べてオーブントースターで7〜8分焼き、半分に切る。

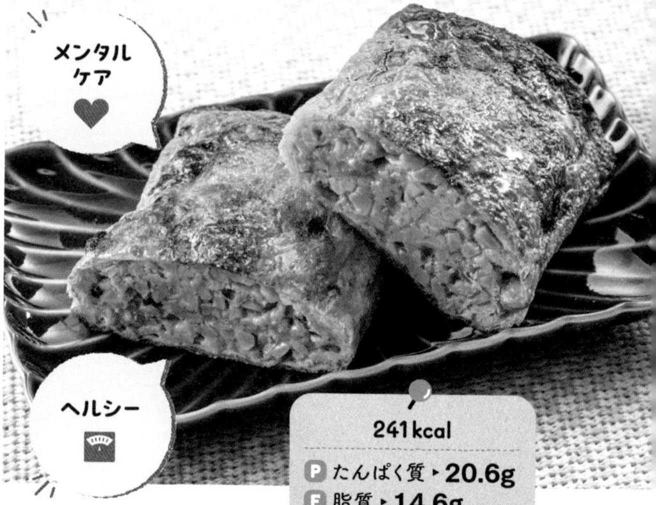

241kcal

P たんぱく質 ▸ 20.6g
F 脂質 ▸ 14.6g
C 炭水化物 ▸ 5.3g

やせPOINT

油揚げ、納豆、卵、ツナ、チーズと、さまざまな食材からたんぱく質を補給でき、ボリュームも満点のメニューです。

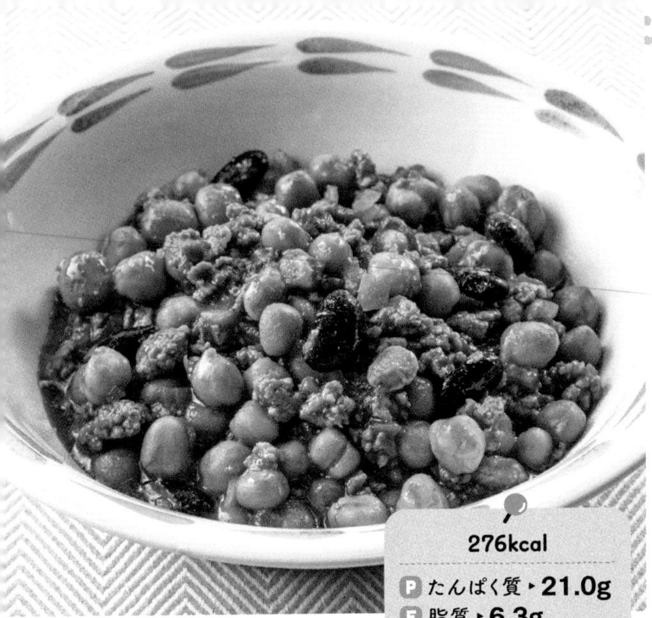

ホクホクと豆の食感がイイ

豆たっぷりチリコンカン

276kcal
P たんぱく質 ▸ **21.0g**
F 脂質 ▸ **6.3g**
C 炭水化物 ▸ **37.7g**

やせPOINT

たっぷりのミックスビーンズと枝豆で食べごたえアップ！豆類に含まれるたんぱく質やビタミン・ミネラルなどもしっかりとることができます。

材料（2人分）

- **水煮ミックスビーンズ** …… **200g**
- **冷凍枝豆（さやなし）** …… **20g**
- オリーブオイル …… 小さじ1
- 豚ひき肉（赤身） …… 100g
- 玉ねぎ（みじん切り） …… ¼個分
- A トマトソース（市販） …… 150g
- A ウスターソース …… 大さじ½
- A チリパウダー …… 小さじ1

作り方 10分（解凍する時間は除く）

1 枝豆は解凍する。

2 フライパンにオリーブオイルを熱し、ひき肉をほぐしながら炒める。**1**、ミックスビーンズ、玉ねぎ、**A**を加え、5分ほど煮込む。

にんにくの香りが食欲をそそる

枝豆とえびのガーリック炒め

材料（2人分）

- **冷凍枝豆（さやなし）** …… **120g**
- ちくわ …… 小3本（90g）
- オリーブオイル …… 大さじ½
- むきえび …… 100g
- A おろしにんにく、ハーブソルト …… 各小さじ1

作り方 15分（解凍する時間は除く）

1 枝豆は解凍する。ちくわは5mm幅の小口切りにする。

2 フライパンにオリーブオイルを熱し、えびを炒める。えびに火が通ったら**1**を加え、**A**を加えて炒め合わせる。

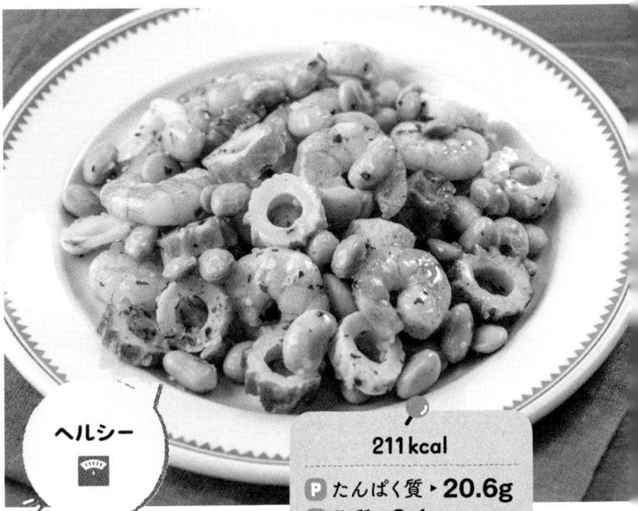

ヘルシー

211kcal
P たんぱく質 ▸ **20.6g**
F 脂質 ▸ **8.1g**
C 炭水化物 ▸ **13.9g**

やせPOINT

ちくわ＆えびをプラスして、食べごたえと満足度を高めつつ、低脂質で高たんぱくなおかずに仕上げました。

COLUMN -03-

ビタミン・ミネラルちょい足しサラダ

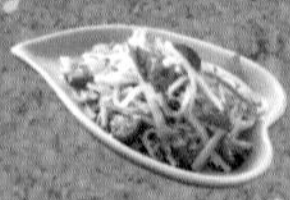

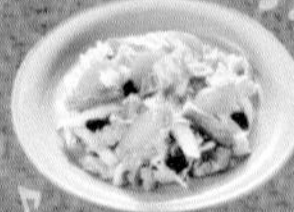

美容にいいビタミン・ミネラルや腸活に効く食物繊維を、サラダで手軽に補給!
完全栄養ごはんにプラスして美やせをサポートする、かんたんレシピを紹介します。

※量は目標摂取カロリーに応じて調整しましょう。

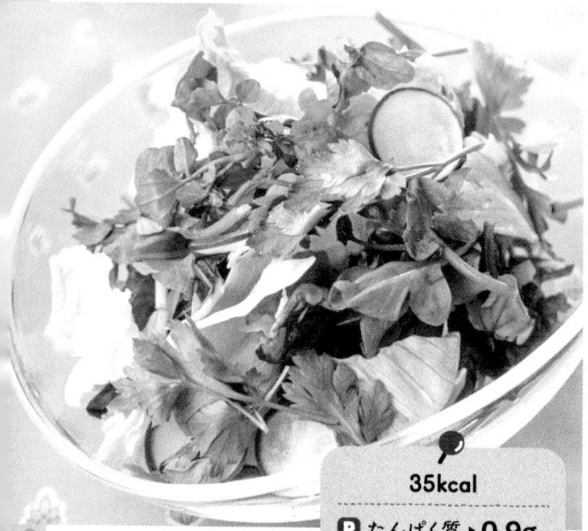

35kcal
P たんぱく質 ▸ 0.9g
F 脂質 ▸ 2.3g
C 炭水化物 ▸ 2.9g

香りとほのかな苦みを堪能できるサラダ

グリーンハーブサラダ

材料(2人分)

- ラディッシュ……2個
- レタス……2枚
- ルッコラ……½束
- クレソン、イタリアンパセリ……各¼束
- A
  - 白ワインビネガー……大さじ1と½
  - レモン汁……大さじ½
  - オリーブオイル……小さじ1
  - 塩、こしょう……各少々

作り方 5分

1. ラディッシュは薄切りにする。残りの野菜は食べやすい大きさに手でちぎって冷水にさらし、水けをきる。
2. 器に1を盛り、合わせたAをかける。

ごまたっぷりで風味豊か

にんじんといんげんのごまサラダ

61kcal
P たんぱく質 ▸ 1.3g
F 脂質 ▸ 1.9g
C 炭水化物 ▸ 10.6g

材料(2人分)

- にんじん……1本
- 塩……適量
- さやいんげん……2本
- A
  - 白すりごま……大さじ1
  - 砂糖……小さじ2
  - しょうゆ、酢……各小さじ1
- 白いりごま……適量

作り方 10分

1. にんじんはせん切りにし、塩少々をまぶして5分ほどおき、さっと洗って水けを絞る。
2. さやいんげんは3㎝長さの斜め切りにし、塩少々をまぶしてラップで包み、電子レンジで20〜30秒加熱する。
3. ボウルにAを混ぜ合わせ、1、2を加えてあえ、器に盛っていりごまをふる。

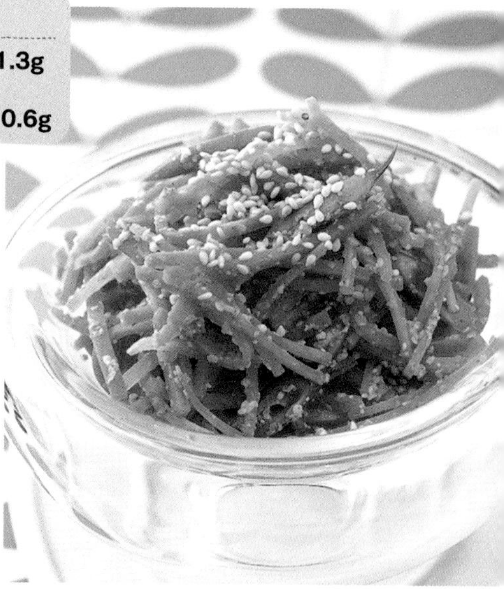

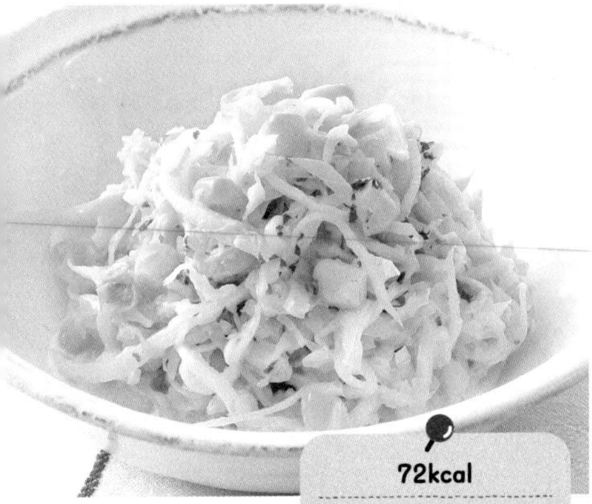

セロリで軽やかな歯ざわりをプラス

コールスローサラダ

72kcal
- P たんぱく質 ▸ **1.3g**
- F 脂質 ▸ **3.7g**
- C 炭水化物 ▸ **9.6g**

材料（2人分）

キャベツ	3枚
セロリ	½本
塩	少々
A レモン汁	大さじ1と½
A マヨネーズ	小さじ2
A 砂糖	ひとつまみ
A 塩、こしょう	各少々
ホールコーン缶	50g
パセリ（みじん切り）	少々

作り方 7分

1. キャベツ、セロリはせん切りにしてボウルに入れ、塩をまぶし、しんなりとさせて水けを絞る。
2. ボウルにAを混ぜ合わせ、1、コーン、パセリを加えてあえる。

フルーツのさわやかな甘みと酸味が絶妙

白菜とみかんのサラダ

67kcal
- P たんぱく質 ▸ **1.7g**
- F 脂質 ▸ **2.2g**
- C 炭水化物 ▸ **10.3g**

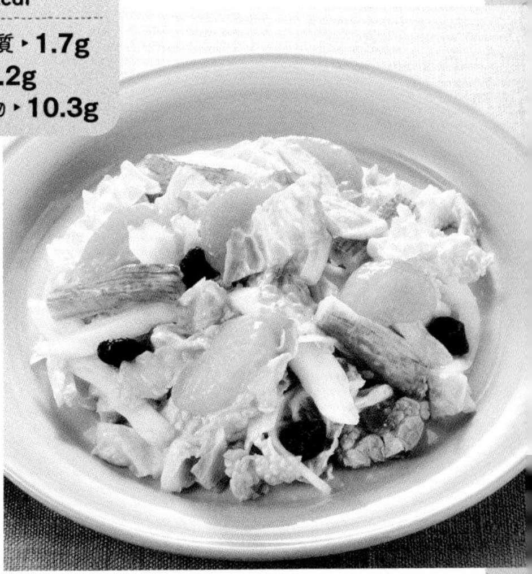

材料（2人分）

白菜	1枚
玉ねぎ	⅛個
みかん	1個
乾燥レーズン	小さじ1
かに風味かまぼこ	2本
A 酢、レモン汁	各大さじ½
A サラダ油	小さじ1
A 塩、こしょう	各少々

作り方 10分（もどす時間は除く）

1. 白菜は葉はざく切り、芯は短冊切りにする。玉ねぎは薄切りにし、ともに氷水にさらして水けを絞る。
2. みかんは薄皮をむく。レーズンは水でもどし、かに風味かまぼこは手でさく。
3. ボウルにAを混ぜ合わせ、1、2を加えてあえる。

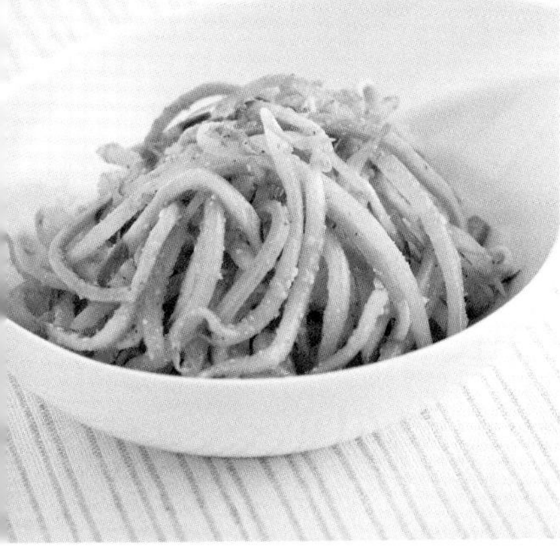

60kcal
- P たんぱく質 ▸ **3.0g**
- F 脂質 ▸ **3.4g**
- C 炭水化物 ▸ **4.3g**

刺激のある辛さが味の決め手

もやしの和風サラダ ごま辛子だれ

材料（2人分）

もやし	100g
きゅうり	½本
ロースハム	1枚
A 白すりごま	大さじ1
A しょうゆ	小さじ2
A 砂糖、練り辛子	各小さじ⅓

作り方 7分

1. 耐熱容器にもやしを入れ、ふんわりとラップをして電子レンジで1分30秒加熱し、水けをきって粗熱をとる。
2. きゅうり、ハムは細切りにする。
3. ボウルにAを混ぜ合わせ、1、2を加えてあえる。

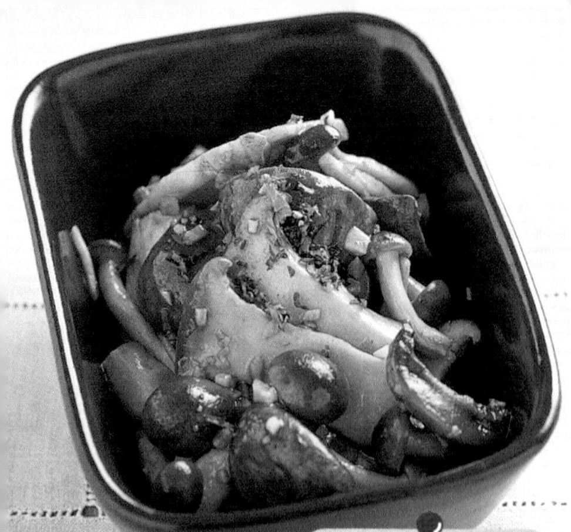

58kcal

P たんぱく質▸1.4g
F 脂質▸2.4g
C 炭水化物▸7.2g

きのこの食感の違いが楽しい！

きのこのバルサミコマリネ

材料（2人分）

しめじ、マッシュルーム ……… 各½パック（50g）
エリンギ ……… 1本
A にんにく（みじん切り） ……… 1片分
A バルサミコ酢 ……… 大さじ2
A オリーブオイル ……… 小さじ1
A 塩、こしょう、砂糖 ……… 各少々
パセリ（みじん切り） ……… 少々

作り方 10分

1. しめじは小房に分け、マッシュルームは縦半分に切る。エリンギは半分の長さに切って縦3等分に切る。
2. 耐熱容器に1を入れ、ふんわりとラップをして電子レンジで3分加熱する。
3. 2の水けをきり、Aを加えて混ぜ合わせ、味がなじんだら器に盛り、パセリを散らす。

小さく切って食べやすく

きゅうりとオクラ、長いもの和風サラダ

98kcal

P たんぱく質▸2.7g
F 脂質▸3.7g
C 炭水化物▸13.7g

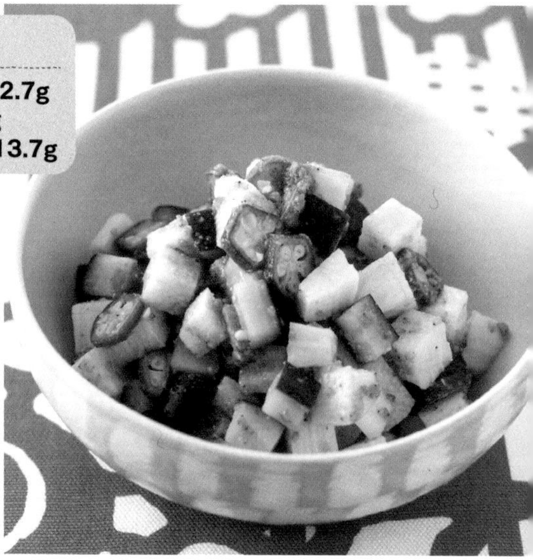

材料（2人分）

長いも ……… 100g
きゅうり ……… ½本
オクラ ……… 4本
A 酢、白すりごま ……… 各大さじ2
A 砂糖 ……… 小さじ2
A しょうゆ ……… 小さじ1
A 塩 ……… 小さじ¼

作り方 7分

1. 長いも、きゅうりは1cm角に切り、オクラは塩ゆでして小口切りにする。
2. ボウルにAを混ぜ合わせ、1を加えてあえる。

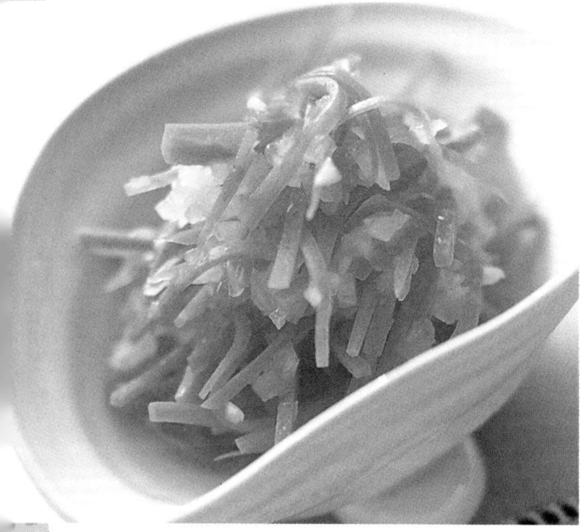

42kcal

P たんぱく質▸0.3g
F 脂質▸2.2g
C 炭水化物▸5.3g

さっと炒めて食感よく

にんじんのホットサラダ

材料（2人分）

にんじん ……… ½本
玉ねぎ ……… ¼個
A 酢 ……… 大さじ2
A サラダ油 ……… 小さじ1
A 塩 ……… 小さじ⅓
A ローリエ ……… 1枚

作り方 10分

1. にんじんは細切りに、玉ねぎはみじん切りにする。
2. フライパンにAを熱し、香りが立ったら1を加えてさっと炒める。

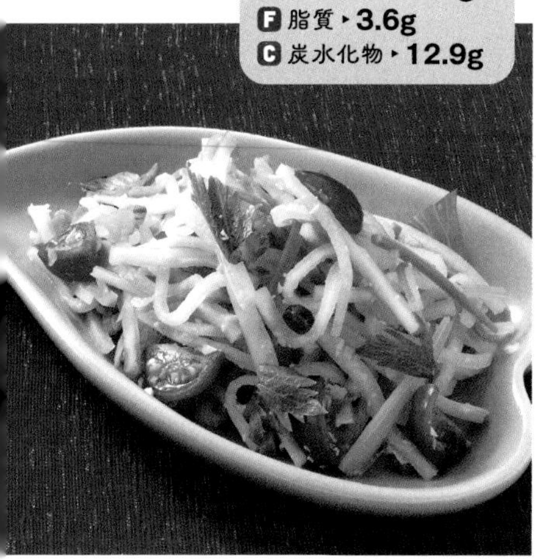

93kcal
- P たんぱく質 ▸ 3.5g
- F 脂質 ▸ 3.6g
- C 炭水化物 ▸ 12.9g

ナンプラーを効かせてエスニックに

大根のソムタム風サラダ

材料(2人分)

- 大根……120g
- にんじん、セロリの茎……各¼本
- セロリの葉……少々
- ミニトマト……2個
- ピーナッツ……15g
- 干しえび……大さじ½
- A
  - 赤唐辛子(種を除いて小口切り)……1本分
  - ナンプラー、砂糖、レモン汁……各大さじ1
  - おろしにんにく……小さじ½

作り方 25分(もどす時間は除く)

1. 大根、にんじん、セロリの茎は5cm長さの細切りにし、セロリの葉はざく切り、ミニトマトは4つ割りにする。ピーナッツは粗みじん切りにする。
2. 干しえびはぬるま湯でもどし、粗みじん切りにする。
3. ボウルにAと2を入れて混ぜ合わせ、1を加えて手でもみ込むように混ぜ合わせる。

しらすの塩けと風味がアクセント

わかめとひじきの和風サラダ

材料(2人分)

- 玉ねぎ、トマト……各½個
- レタス……2枚
- 乾燥カットわかめ……5g
- A
  - 水煮ひじき……50g
  - みつば(ざく切り)……½束
- B
  - しらす干し……25g
  - かつお節……適量
- C
  - 酢……大さじ½
  - しょうゆ、ごま油……各小さじ1
  - 塩、こしょう……各少々

作り方 10分(もどす時間は除く)

1. 玉ねぎ、トマトは薄切りにする。レタスは手でちぎる。カットわかめは水でもどし、水けをきる。
2. ボウルに玉ねぎ、レタス、わかめ、Aを混ぜ、トマトを敷いた器に盛り、Bをのせ、合わせたCを添える。

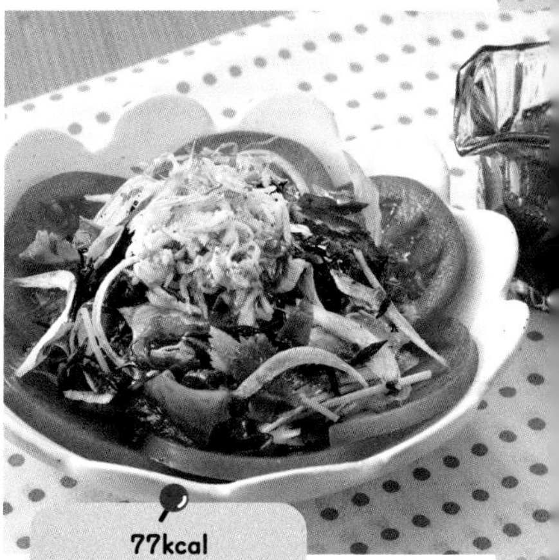

77kcal
- P たんぱく質 ▸ 4.0g
- F 脂質 ▸ 2.6g
- C 炭水化物 ▸ 10.1g

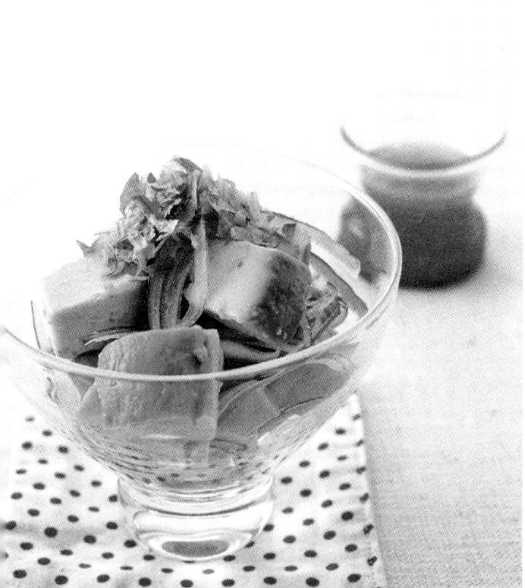

95kcal
- P たんぱく質 ▸ 2.7g
- F 脂質 ▸ 5.5g
- C 炭水化物 ▸ 8.5g

玉ねぎは水にさらして辛みを抑えて

オニオンとアボカドのサラダ

材料(2人分)

- 紫玉ねぎ……¼個
- アボカド……½個
- レモン汁……少々
- かつお節……4g
- 和風ノンオイルドレッシング(市販)……大さじ3

作り方 5分

1. 紫玉ねぎは薄切りにして水にさらし、水けを絞る。アボカドはひと口大に切ってレモン汁をふる。
2. 器に1を盛ってかつお節を散らし、ドレッシングを添える。

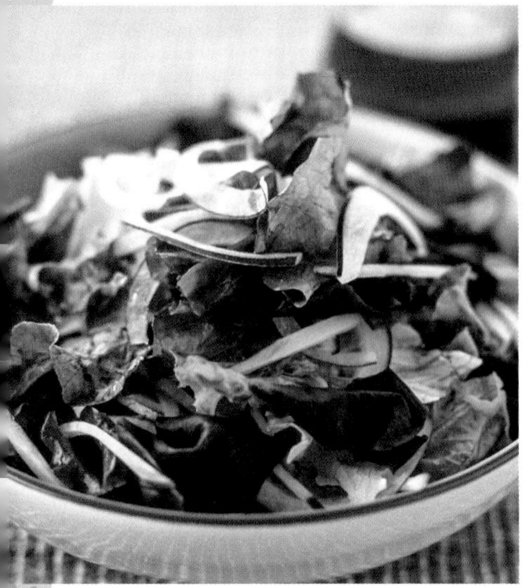

にんにく香るドレッシングで箸がすすむ

チョレギサラダ

87kcal
P たんぱく質▸2.3g
F 脂質▸4.5g
C 炭水化物▸9.1g

材料(2人分)

サニーレタス……4枚
きゅうり……$\frac{1}{4}$本
紫玉ねぎ……$\frac{1}{8}$個
乾燥カットわかめ……4g

A
- しょうゆ……大さじ2
- 酢……大さじ1
- 砂糖、ごま油、白すりごま……各大さじ$\frac{1}{2}$
- おろしにんにく……小さじ$\frac{1}{2}$
- 粉唐辛子……小さじ$\frac{1}{4}$

作り方 7分(もどす時間は除く)

1. サニーレタスは手でちぎり、きゅうりはせん切りにする。紫玉ねぎは薄切りにし、ともに冷水にさらして水けをきる。カットわかめは水でもどし、水けをきる。
2. 器に1を盛り、合わせたAを添える。

ツナのコクとごぼうの風味がマッチ

ごぼうの具だくさんサラダ

90kcal
P たんぱく質▸6.0g
F 脂質▸0.8g
C 炭水化物▸15.8g

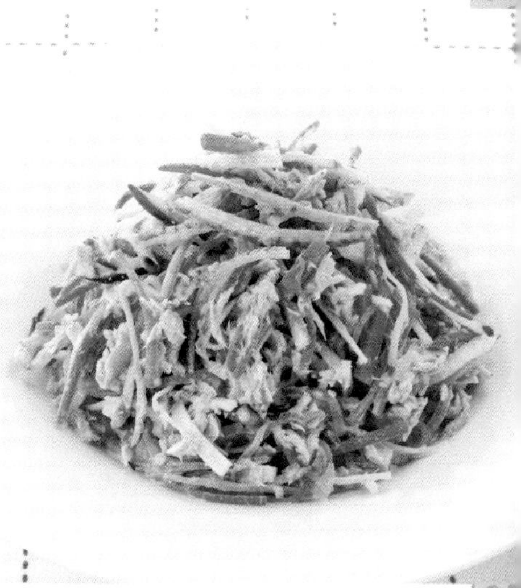

材料(2人分)

ごぼう……1本
にんじん……$\frac{1}{4}$本
きゅうり……$\frac{1}{2}$本

A
- ノンオイルごまドレッシング(市販)……大さじ2
- ポン酢しょうゆ……小さじ1

ツナ水煮缶……1缶(70g)

作り方 10分

1. ごぼう、にんじん、きゅうりは5cm長さの細切りにする。ごぼうはさっと水にさらして水けをきる。
2. 熱湯でごぼう、にんじんをさっとゆでて水けをきり、粗熱をとる。
3. ボウルにAを混ぜ合わせ、2、きゅうり、缶汁をきったツナを加えてあえる。

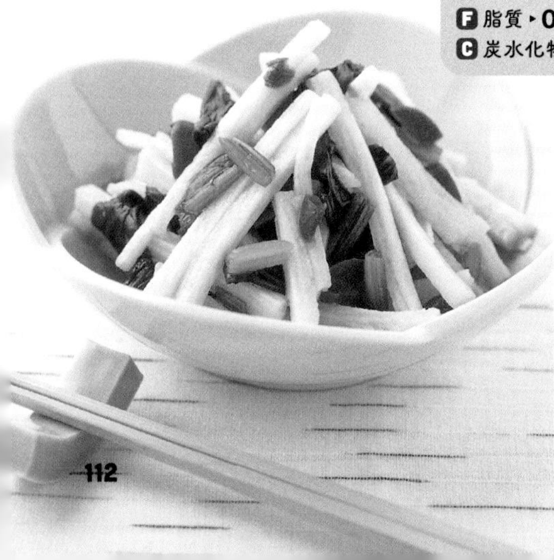

106kcal
P たんぱく質▸2.2g
F 脂質▸0.2g
C 炭水化物▸22.1g

カリカリ梅の食感がいい

長いもとほうれん草の梅サラダ

材料(2人分)

長いも……270g
ほうれん草……1株
梅干し(カリカリタイプ)……小5個

A
- みりん……大さじ1
- しょうゆ……小さじ1

作り方 10分

1. 長いもは5cm長さの細切りにする。
2. ほうれん草は塩ゆでして水けをきり、粗く刻む。梅干しは種を除いて粗く刻む。
3. ボウルに2、Aを入れて混ぜ合わせ、1を加えてさっくりとあえる。

PART 4

やせるをかなえる

1品OK!完全栄養ごはん

ダイエット中こそ、炭水化物をちゃんととることが大事。
低GI食品を使ったり、具だくさんにしたりとダイエット向けにアレンジした、おかずも兼ねる主食をご紹介します。

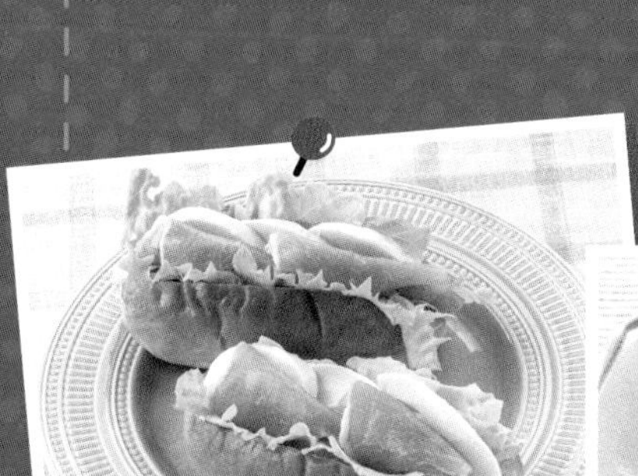

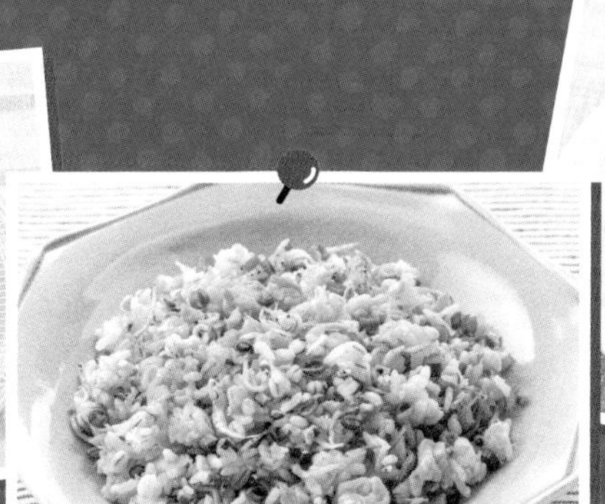

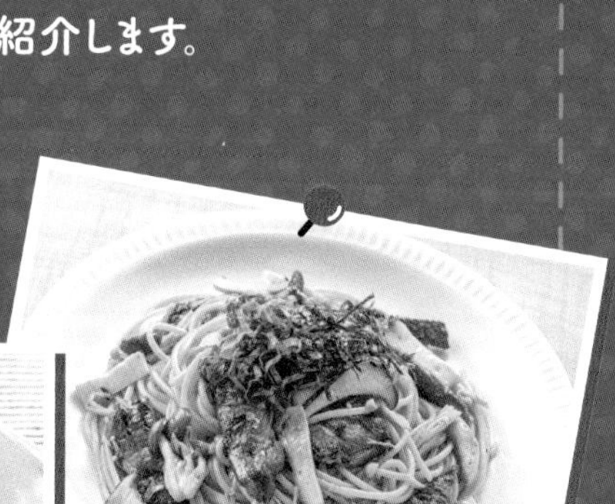

- shushoku -

ごはん

腹持ちがよく、満足度が高いお米。
よく噛んで満足度を高めましょう。

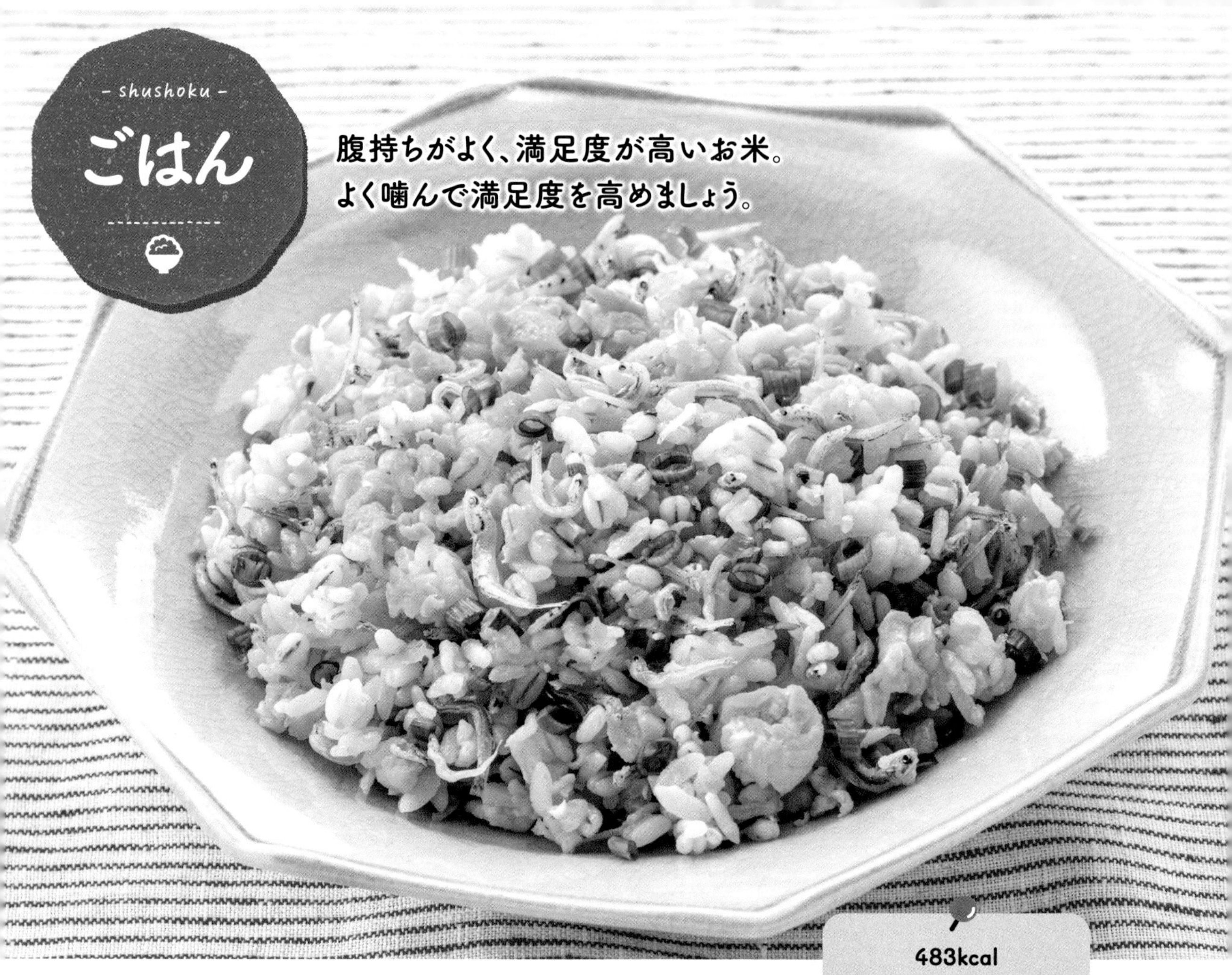

483kcal

P たんぱく質 ▸ **21.5g**
F 脂質 ▸ **15.1g**
C 炭水化物 ▸ **61.9g**

じゃことねぎと卵で大ボリューム＆大満足

押し麦入りチャーハン

材料(2人分)

麦ごはん	**350g**
サラダ油	大さじ1
溶き卵	3個分
ちりめんじゃこ	50g
小ねぎ(小口切り)	2本分
しょうゆ	大さじ½

作り方 10分

1 フライパンにサラダ油を熱し、溶き卵を炒める。
2 卵が半熟状になったら麦ごはんを加えて炒め、米粒がパラパラになったらちりめんじゃこ、小ねぎを加えて炒める。
3 全体がよく混ざったら、しょうゆを回し入れてさっと炒め合わせる。

やせPOINT

白米に押し麦を混ぜると、食物繊維量がアップし、腸内環境の改善に役立ちます。また、食べたときの食感もよいため、満足感が得られやすくなります。

トマト缶を加えてあっさりと

鶏肉と豆のトマトカレー

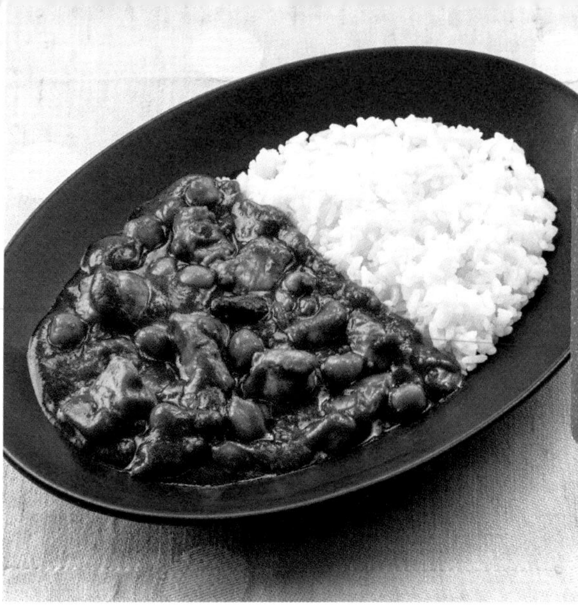

材料(2人分)

- ごはん……300g
- 鶏むね肉……大½枚(150g)
- サラダ油……小さじ1
- A
  - 水煮ミックスビーンズ……110g
  - カットトマト缶……100g
  - 水……½カップ
- B
  - カレールウ(市販)……40g
  - 顆粒コンソメスープの素……小さじ1

536kcal

- P たんぱく質 ▸ 22.7g
- F 脂質 ▸ 14.2g
- C 炭水化物 ▸ 81.9g

作り方 20分

1. 鶏肉は小さめのひと口大に切る。
2. 鍋にサラダ油を熱して1を炒め、色が変わったらAを加え、沸騰したら弱火にし、5分ほど煮込む。
3. Bを加えてルウを溶かし、とろみをつける。
4. 器にごはんを盛り、3をかける。

彩り鮮やかでお弁当にもちょうどいい

鮭と枝豆のおにぎり

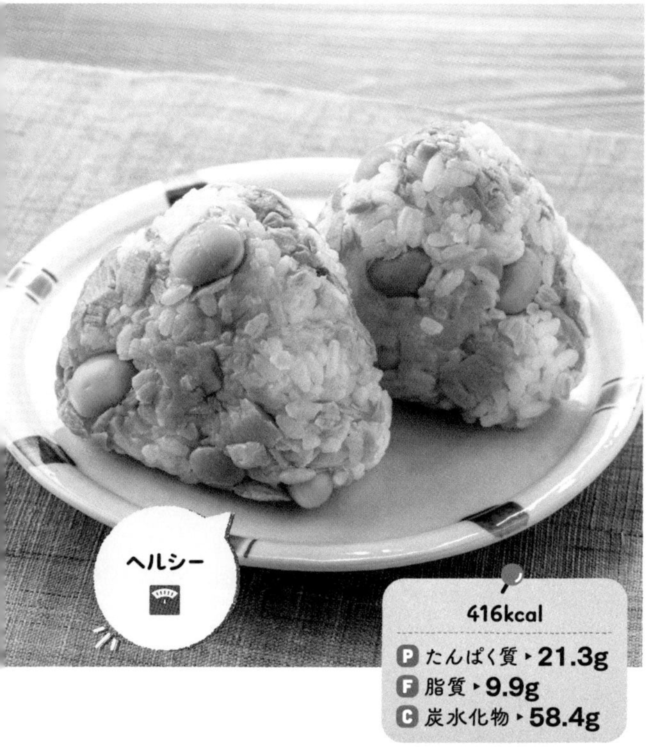

ヘルシー

材料(2人分)

- ごはん……300g
- 生鮭……小2切れ(160g)
- 冷凍枝豆(さやなし)……50g
- 塩……少々

416kcal

- P たんぱく質 ▸ 21.3g
- F 脂質 ▸ 9.9g
- C 炭水化物 ▸ 58.4g

作り方 10分(解凍する時間は除く)

1. 鮭は魚焼きグリルで焼き、骨と皮を取り除いてほぐす。枝豆は解凍する。
2. ボウルにごはん、1、塩を加えて混ぜ、4等分にして三角形のおにぎりの形に握る。

やせPOINT

鮭や枝豆で具だくさんにして、PFCバランスを整えました。

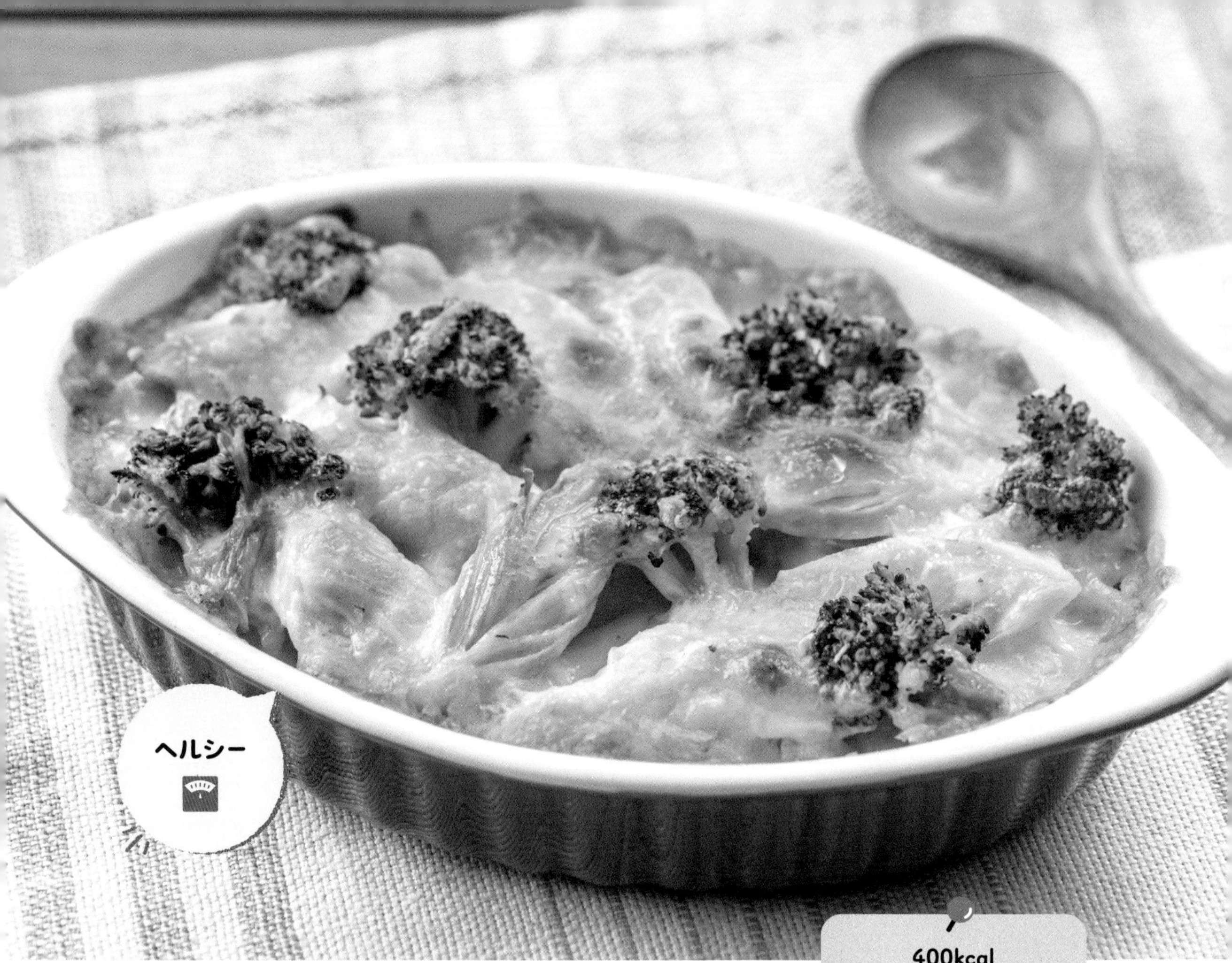

400kcal

- P たんぱく質 ▸ **23.7g**
- F 脂質 ▸ **6.9g**
- C 炭水化物 ▸ **58.8g**

粉末ポタージュが決め手のアイデアドリア

かんたんチキンドリア

材料（2人分）

ごはん	**300g**
鶏ささみ（筋なし）	3本（150g）
酒	小さじ1
冷凍ブロッコリー	100g
粉末じゃがいもポタージュの素（市販）	2食分
熱湯	$\frac{1}{2}$カップ
ピザ用チーズ	50g

作り方 20分（粗熱をとる、解凍する時間は除く）

1 鶏ささみは耐熱容器に入れて酒をふる。ふんわりとラップをして電子レンジで3分加熱し、粗熱がとれたら手で粗くさく。ブロッコリーは解凍する。

2 ボウルにポタージュの素を入れて熱湯で溶かし、ごはんを加えて混ぜ合わせ、耐熱容器2つに等分に入れる。

3 1とピザ用チーズを等分にのせ、チーズが溶けるまでオーブントースターで5分ほど焼く。

やせPOINT

大きめのゴロゴロ具材で食べごたえアップ。ポタージュやチーズのこっくり味でおなかも大満足の1品です。

大きく切った漬けかつおが美味

ひじきごはんの手こね寿司

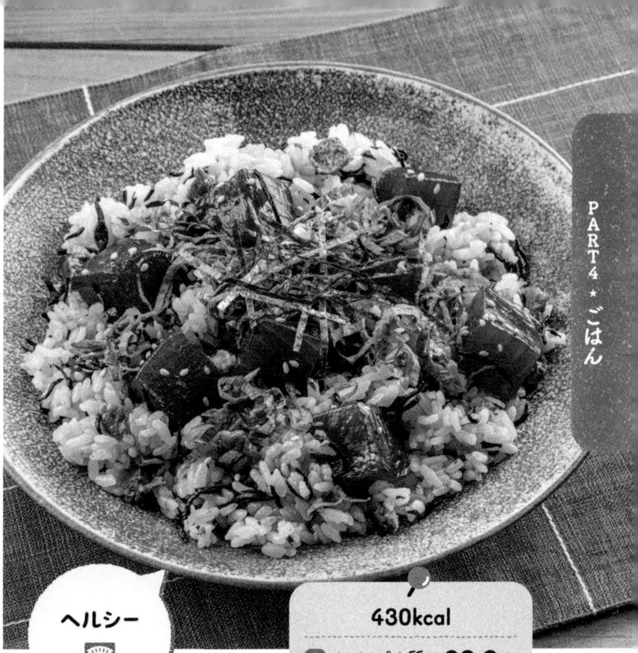

材料（2人分）

- ごはん……300g
- かつお（刺身用・さく）……150g
- A
  - しょうゆ……大さじ2
  - みりん……小さじ1
- 乾燥ひじき……5g
- 油揚げ……1枚（20g）
- B
  - 水……½カップ
  - しょうゆ、砂糖……各小さじ2
  - 顆粒和風だし……少々
- C
  - 青じそ（せん切り）、刻みのり、白いりごま……各適量

ヘルシー

430kcal

- P たんぱく質▸22.9g
- F 脂質▸7.3g
- C 炭水化物▸63.6g

作り方 15分（水でもどす時間は除く）

1 かつおは2cm角に切り、Aをもみ込んで10分ほど漬ける。

2 ひじきは水でもどして水けをきる。油揚げは熱湯を回しかけて油抜きし、1cm角に切る。

3 鍋に2、Bを入れて火にかけ、水分がなくなるまで煮る。ボウルに入れ、ごはんを加えて混ぜたら器に盛り、1をのせ、Cを散らす。

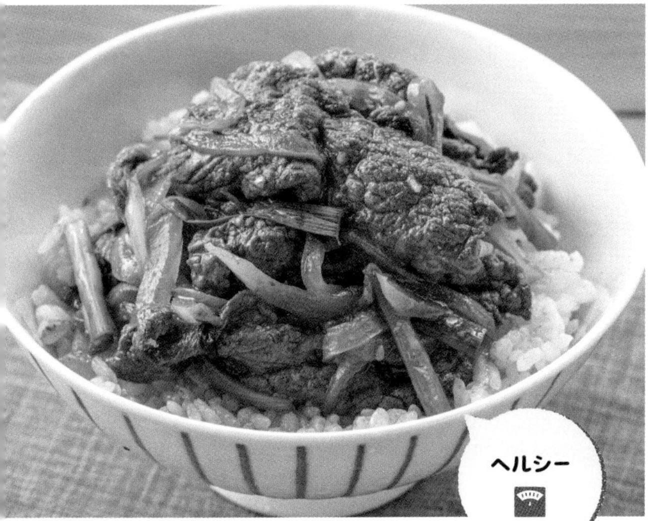

ダイエット中にうれしいスタミナ満点パワーめし

低カロ牛焼肉丼

ヘルシー

材料（2人分）

- ごはん……300g
- 玉ねぎ……½個
- にら……½束
- サラダ油……大さじ½
- 牛もも薄切り肉（赤身）……200g
- A
  - 焼肉のたれ（市販）……大さじ2
  - おろしにんにく……小さじ½

作り方 15分

1 玉ねぎは薄切りに、にらは3cm長さに切る。

2 フライパンにサラダ油を熱し、牛肉と玉ねぎを炒める。肉の色が変わったらにらを加え、合わせたAを加えて炒め合わせる。

3 器にごはんを盛り、2をのせる。

432kcal

- P たんぱく質▸20.4g
- F 脂質▸7.8g
- C 炭水化物▸67.2g

やせPOINT

にんにくが効いたたれで、スタミナたっぷりのガッツりめしに。カルビ肉ではなく、もも肉を使ってヘルシーに仕上げましょう。

- shushoku -

パン

低GIのライ麦パンやもちもちのベーグルに具をたっぷり入れて、食べごたえをアップしましょう。

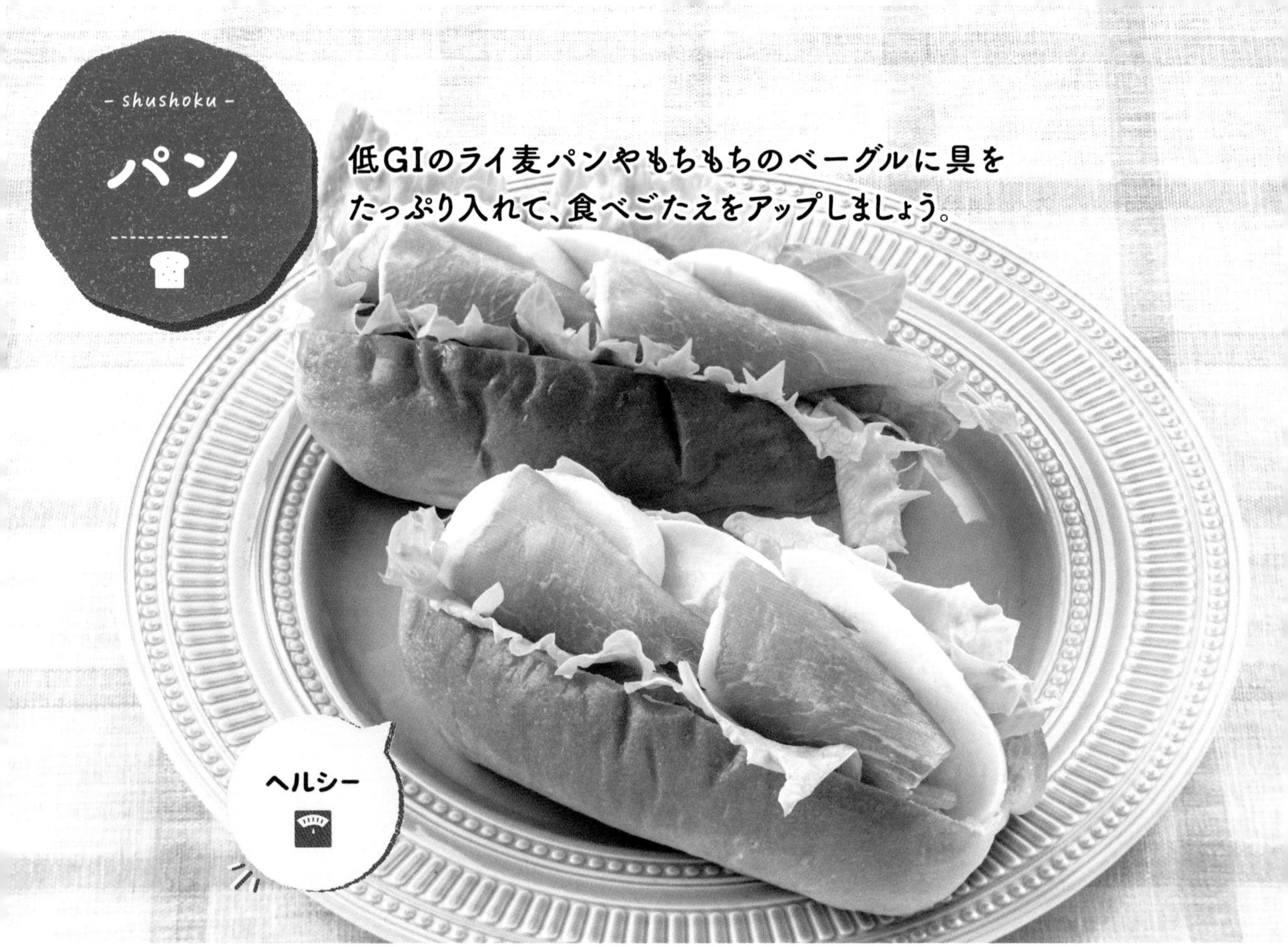

ヘルシー

2つも食べられておなかいっぱい

生ハムとモッツァレラチーズのサンド

441kcal

- P たんぱく質 ▸ **20.1g**
- F 脂質 ▸ **20.8g**
- C 炭水化物 ▸ **41.8g**

材料(2人分)

ロールパン	**大4個(160g)**
モッツァレラチーズ	80g
レタス	2枚
マーガリン	小さじ1
生ハム	8枚

作り方 5分

1. モッツァレラチーズは薄切りにする。レタスは食べやすい大きさに手でちぎる。
2. ロールパンは縦に切り込みを入れてマーガリンを塗り、レタス、生ハム、モッツァレラチーズを等分にはさむ。全部で4個作る。

やせPOINT

きれいやせに欠かせないビタミンB群を、モッツァレラチーズで摂取。脂質の代謝のためにも、ビタミンB群は積極的にとりましょう。

濃厚なオランデーズソースで本格的

スモークサーモンのエッグベネディクト

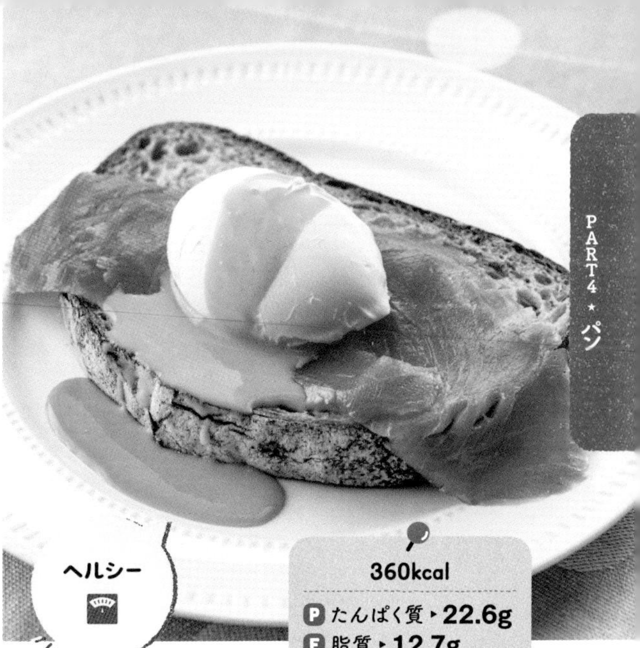

ヘルシー

360kcal
P たんぱく質 ▸ 22.6g
F 脂質 ▸ 12.7g
C 炭水化物 ▸ 37.3g

材料(2人分)

ライ麦パン ……… 2枚(140g)
卵 ……… 2個
スモークサーモン ……… 80g

A
卵黄 ……… 1個分
マヨネーズ、牛乳 ……… 各小さじ1
塩、こしょう ……… 各少々

作り方 15分

1 ポーチドエッグを作る。熱湯に酢適量(分量外)を入れ、卵1個をそっと落とし入れて、弱火で3〜4分ゆで、白身が固まったら冷水にさらす。同様にもう1つ作る。

2 ライ麦パンはオーブントースターで軽く焼いて器に盛る。スモークサーモンと1を等分にのせ、合わせたAをそれぞれかける。

やせPOINT

ライ麦パンはビタミンB群と食物繊維が豊富。小麦粉だけのパンよりも栄養価も高いのでおすすめです。

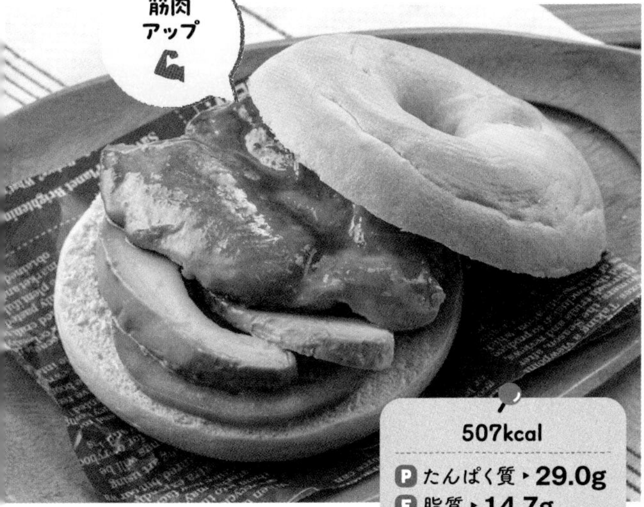

筋肉アップ

507kcal
P たんぱく質 ▸ 29.0g
F 脂質 ▸ 14.7g
C 炭水化物 ▸ 58.7g

やせPOINT

ベーグルは牛乳やたまご、バターなどを使わない脂質の低いパン。噛みごたえもあり、ヘルシーなのに満足度の高い主食です。

アボカドとトマトでボリュームアップ!

照り焼きチキンのベーグルサンド

材料(2人分)

ベーグル(プレーン) ……… 2個(180g)
アボカド ……… ½個
鶏もも肉(皮なし) ……… 1枚(250g)
サラダ油 ……… 小さじ1

A
しょうゆ、酒、みりん ……… 各大さじ1

トマト(薄い輪切り) ……… 2枚

作り方 15分

1 アボカドは4等分の薄切りにする。

2 鶏肉は厚みを均一にして半分に切る。フライパンにサラダ油を熱して鶏肉をこんがり焼き色がつくまで両面焼き、Aを加えてふたをしたら5分ほど蒸し焼きにする。火が通ったらふたをはずし、たれをからめる。

3 横半分に切ったベーグルに、トマト、1、2を等分にはさむ。全部で2個作る。

- shushoku -

麺

つるつると食べやすい麺は食べすぎに要注意。
具材を先に食べるなど食べる順番も工夫をしましょう。

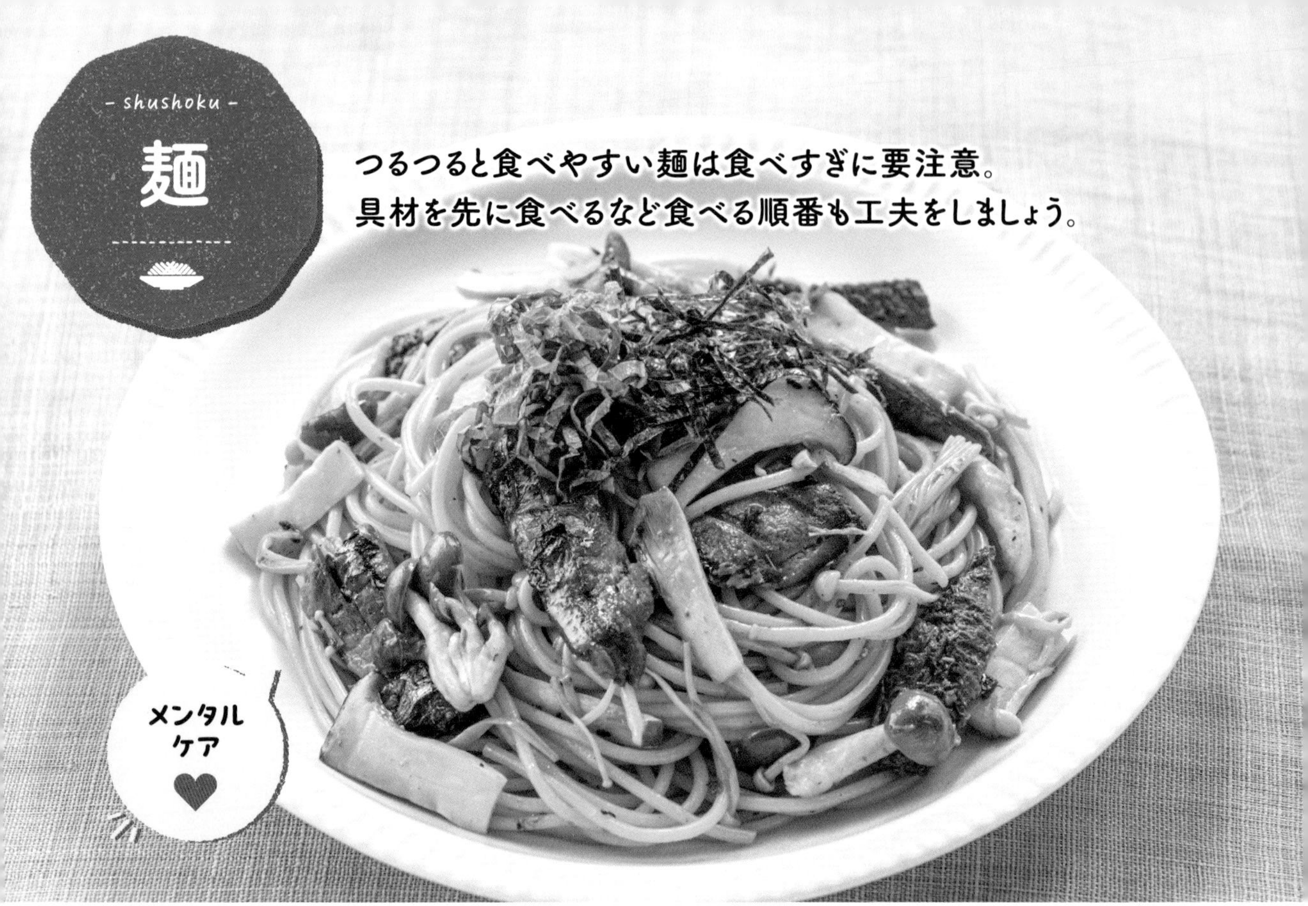

メンタルケア

かば焼き缶で深みのある味に

さんまとたっぷりきのこの和風パスタ

496kcal

- **P** たんぱく質 ▸ 20.0g
- **F** 脂質 ▸ 14.0g
- **C** 炭水化物 ▸ 73.0g

材料(2人分)

スパゲッティ	**160g**
えのきだけ	½袋(100g)
しめじ	1袋(100g)
エリンギ	2本
オリーブオイル	大さじ1
さんまかば焼き缶	1缶(100g)
めんつゆ(3倍濃縮)	大さじ1
青じそ(せん切り)	2枚分
刻みのり	適量

作り方 20分

1. えのきだけは半分に切ってほぐす。しめじは小房に分け、エリンギは半分の長さの薄切りにする。
2. フライパンにオリーブオイルを熱し、1を炒める。しんなりしたらさんまのかば焼きを缶汁ごと加え、ほぐしながら炒める。
3. スパゲッティは熱湯で表示時間通りにゆで、水けをきる。2に加えて、めんつゆで味をととのえる。器に盛り、青じそ、刻みのりをのせる。

やせPOINT

たっぷりのきのこでかさ増ししましょう。食物繊維が豊富なので、お通じのサポートをしてくれます。

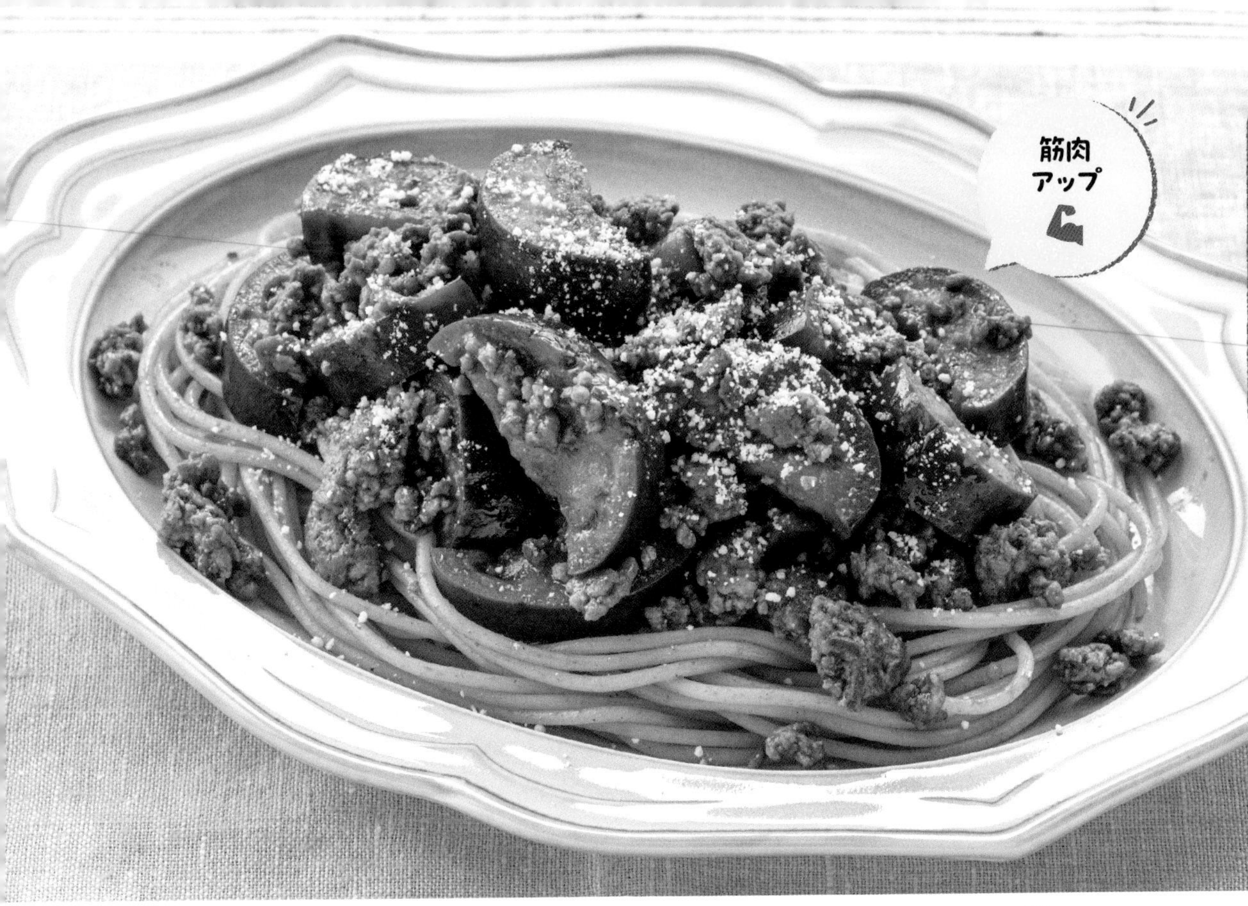

ゴロっと感で食べごたえばっちり

ひき肉となすのケチャップパスタ

526kcal

P たんぱく質 ▸ 29.4g
F 脂質 ▸ 11.7g
C 炭水化物 ▸ 74.4g

材料(2人分)

スパゲッティ	**160g**
なす	2本
オリーブオイル	大さじ1
豚ひき肉(赤身)	200g
A トマトケチャップ	大さじ4
A ウスターソース	大さじ1
A こしょう	少々
粉チーズ	小さじ2

作り方 20分

1. なすは7㎜幅の半月切りにする。
2. スパゲッティは熱湯で表示時間通りにゆで、水けをきる。ゆで汁は大さじ1を残しておく。
3. フライパンにオリーブオイルを熱し、ひき肉をほぐしながら炒める。肉に火が通ったら1と2のゆで汁、Aを加えて炒め合わせる。
4. 2のスパゲッティを加えてさっと炒め合わせる。器に盛り、粉チーズをふる。

やせPOINT

なすは大きめに切り、ひき肉は塊を残すようにすると、ゴロっとした食感が感じられておなかもいっぱいに。カロリーオーバーにならないように粉チーズの量には注意して。

筋肉アップ

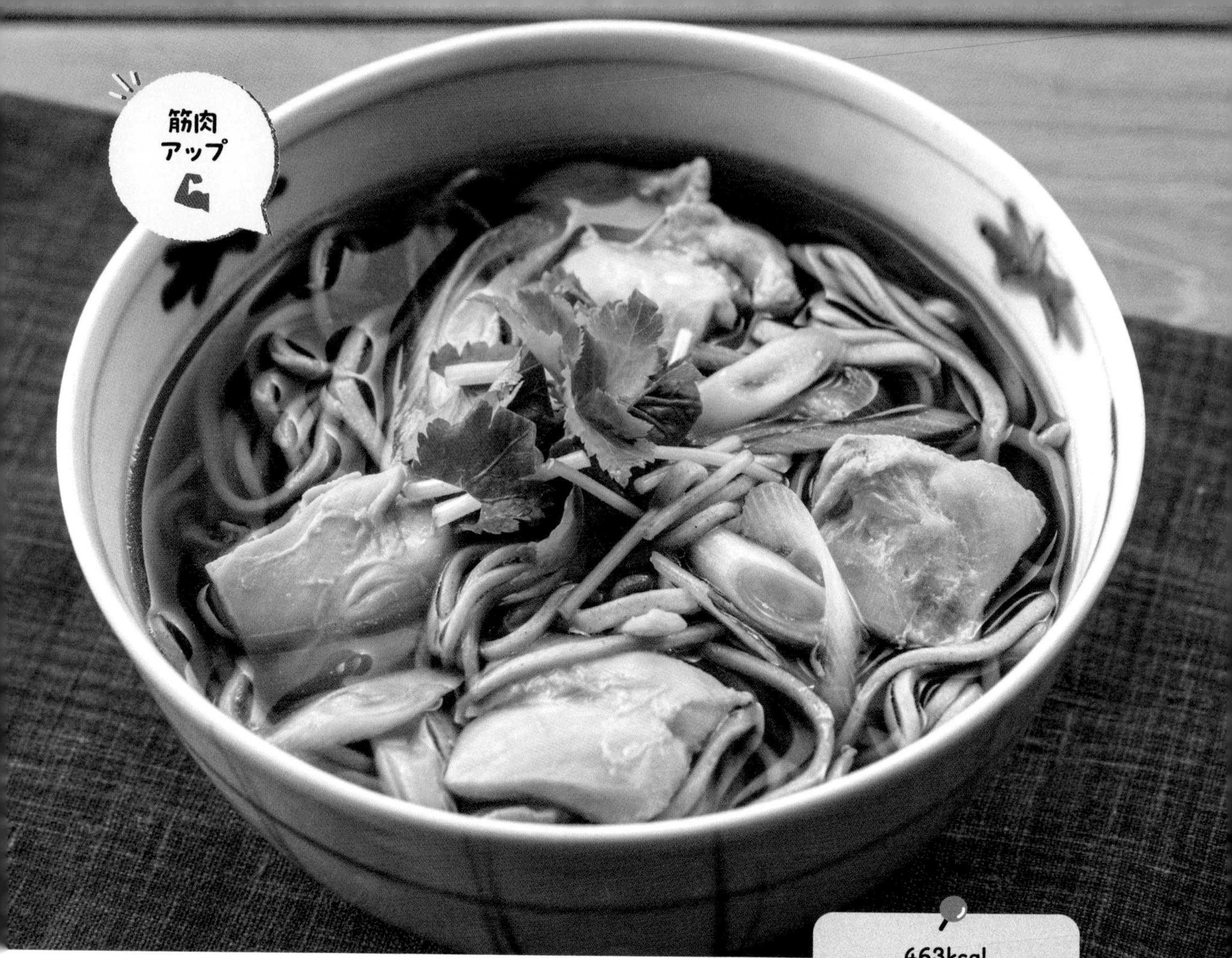

463kcal

P たんぱく質 ▸ 25.7g
F 脂質 ▸ 15.0g
C 炭水化物 ▸ 55.0g

鶏肉のうまみでやさしい味わい

鶏だしねぎそば

材料(2人分)

ゆでそば……2玉(340g)
鶏もも肉……小1枚(200g)
長ねぎ……½本
水……2と½カップ
めんつゆ(3倍濃縮)……大さじ5
みつば(ざく切り)……適量

作り方 20分

1 鶏肉はひと口大に切る。長ねぎは斜め薄切りにする。

2 鍋に鶏肉、水を入れて火にかける。肉に火が通ったら長ねぎ、めんつゆを加えてひと煮立ちさせる。

3 そばは熱湯で表示時間通りにゆで、水けをきる。器に盛り、2をかけ、みつばをのせる。

やせPOINT

麺類の中でもヘルシーなそばは、噛みごたえのある鶏肉でボリュームアップ。汁も多いので、おなかがふくれて満足感が高まります。

マヨネーズ＋酢のたれがさっぱり

豚しゃぶサラダそば

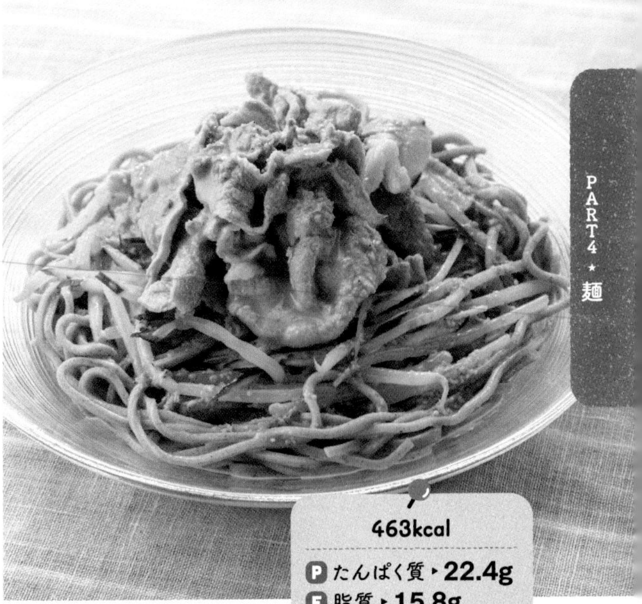

材料(2人分)

ゆでそば …… 2玉(340g)
豚もも薄切り肉(赤身) …… 150g
もやし …… 100g
きゅうり …… ½本
A
マヨネーズ …… 大さじ2
酢、しょうゆ、砂糖 …… 各大さじ1
白すりごま …… 小さじ2

作り方 15分

1. 豚肉、もやしは熱湯でそれぞれゆで、冷水にさらして水けをきる。
2. きゅうりはせん切りにする。
3. そばは熱湯で表示時間通りにゆで、流水で洗って水けをきる。器に盛り、もやし、きゅうり、豚肉の順にのせて合わせたAをかける。

463kcal
P たんぱく質 ▸ 22.4g
F 脂質 ▸ 15.8g
C 炭水化物 ▸ 52.7g

やせPOINT

ヘルシーなもやしやきゅうりでかさ増し＆食べごたえを出しましょう。たれは手作りをすると、市販のものより脂質、カロリーが抑えられるのでおすすめです。

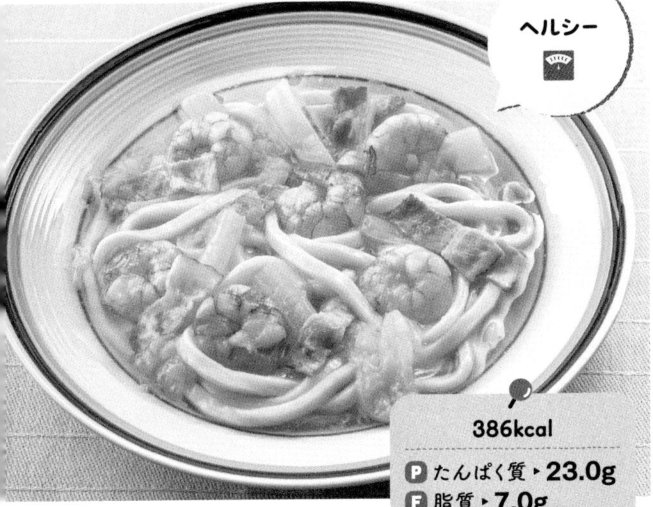

ヘルシー

386kcal
P たんぱく質 ▸ 23.0g
F 脂質 ▸ 7.0g
C 炭水化物 ▸ 55.9g

やせPOINT

高たんぱく質、低脂質のえびをたっぷり加えて、食べごたえアップ！ とろみをつけるとおなかにたまりやすくなります。

ベーコンとえびのうまみたっぷり

えびと白菜の洋風あんかけうどん

材料(2人分)

ゆでうどん …… 2玉(400g)
ベーコン …… 4枚
白菜 …… 150g
むきえび …… 160g
水 …… 2と½カップ
顆粒コンソメスープの素 …… 大さじ½
A
水 …… 大さじ4
片栗粉 …… 大さじ2

作り方 20分

1. ベーコンと白菜は短冊切りにする。
2. 鍋に水、1を入れ、沸騰したらえびを加える。えびに火が通ったらコンソメスープの素を加え、合わせたAを加えてとろみをつける。
3. うどんは熱湯で表示時間通りにゆで、水けをきる。器に盛り、2をかける。

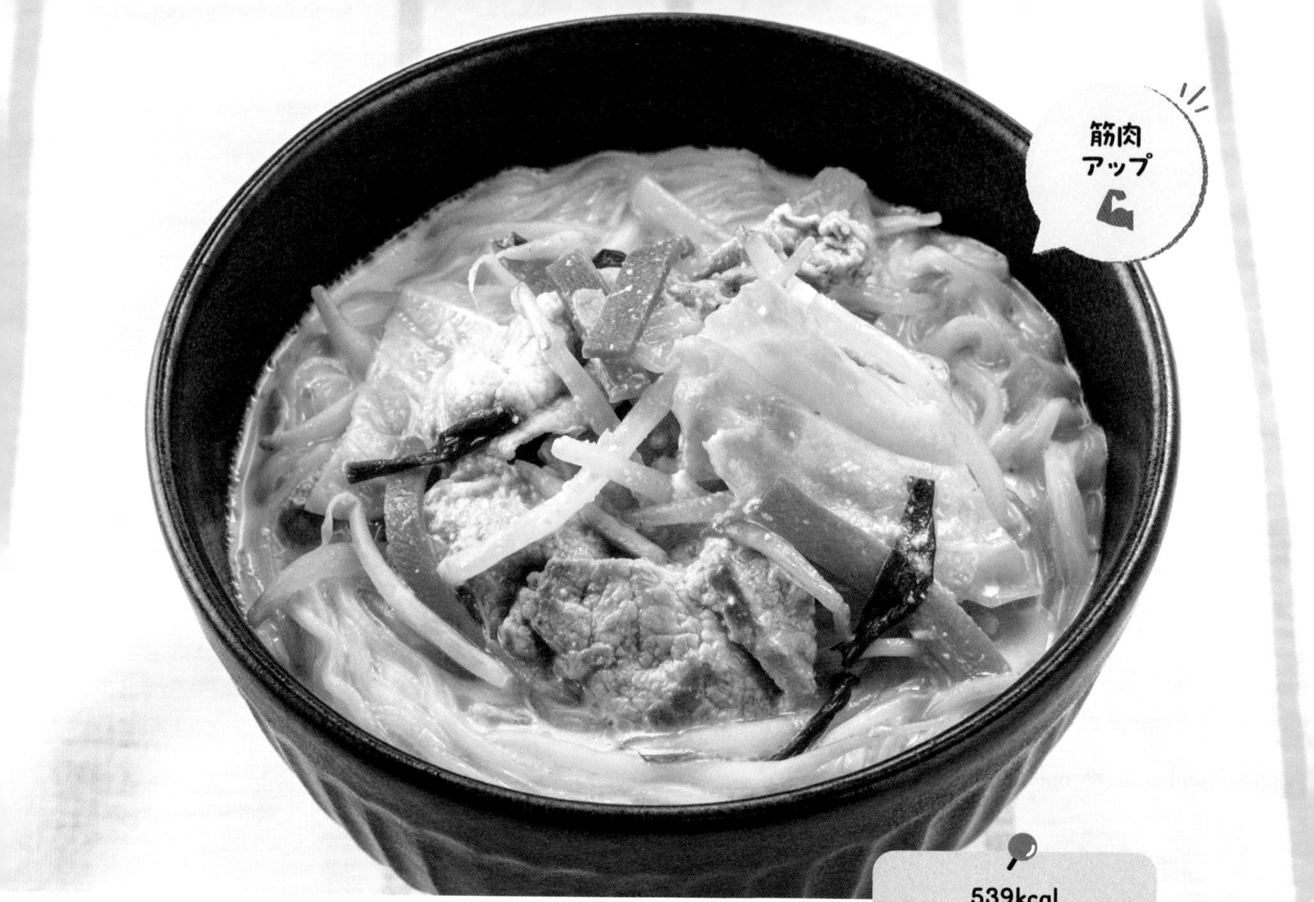

539kcal

P たんぱく質 ▸ **26.2g**
F 脂質 ▸ **15.1g**
C 炭水化物 ▸ **78.3g**

ダイエット中でもOKな奇跡の1杯

ミルクみそラーメン

材料（2人分）

中華生麺 …… **2玉（220g）**
サラダ油 …… 小さじ1
豚こま切れ肉 …… 100g
野菜炒めミックス …… 150g
塩、こしょう …… 各少々
A
- 水、牛乳 …… 各1と$\frac{1}{2}$カップ
- みそ …… 大さじ3
- 鶏ガラスープの素 …… 小さじ1

作り方　15分

1. フライパンにサラダ油を熱し、豚肉を炒める。肉に火が通ったら野菜炒めミックスを加え、塩、こしょうで味をととのえる。
2. 鍋にAを入れて火にかけ、温める。
3. 中華麺は熱湯で表示時間通りにゆで、水けをきる。器に盛り、2を注いで1をのせる。

やせPOINT

自分で作ればダイエット中でもラーメンが食べられます。牛乳を加えておなかにたまるスープに。野菜の食感が残るように炒めて、よく噛んで食べましょう。

かきの香りとだしで本格的に

上海焼きそば

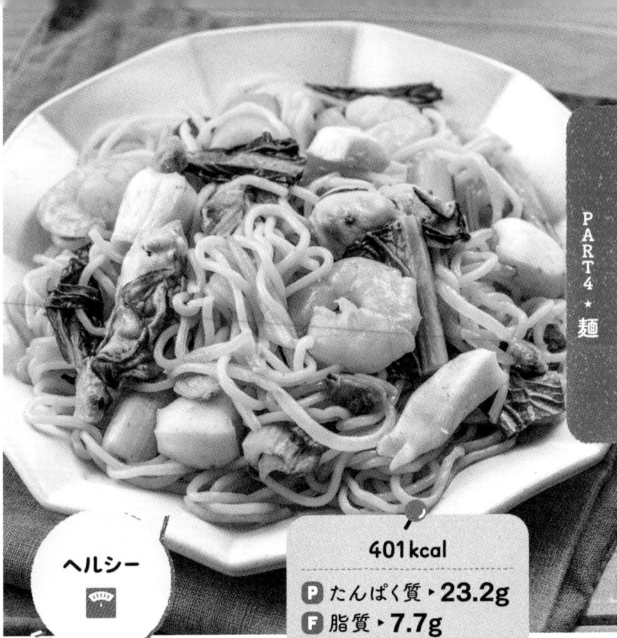

ヘルシー

材料(2人分)

- **中華蒸し麺** …… **2玉(300g)**
- 小松菜 …… 2株
- 冷凍シーフードミックス …… 200g
- ごま油 …… 小さじ2
- かき(むき身) …… 4個(60g)
- もやし …… 100g
- 水 …… 大さじ2
- A
  - オイスターソース、しょうゆ …… 各小さじ2
  - 酒 …… 小さじ1
  - 砂糖 …… 小さじ½

401kcal

- P たんぱく質 ▸ **23.2g**
- F 脂質 ▸ **7.7g**
- C 炭水化物 ▸ **59.8g**

作り方 15分(解凍する時間は除く)

1. 小松菜は3cm長さに切る。シーフードミックスは解凍する。
2. フライパンに½量のごま油を熱し、シーフードミックス、かきを炒める。魚介に火が通ったら一度取り出す。
3. 2のフライパンに残りのごま油を熱し、小松菜、もやしを炒め、しんなりとしたら中華麺、水を加えてほぐしながら炒める。麺がほぐれたら2をもどし入れ、合わせたAを加えて炒め合わせる。

鶏ひき肉で作るうま辛豆乳スープ

豆乳 担々にゅうめん

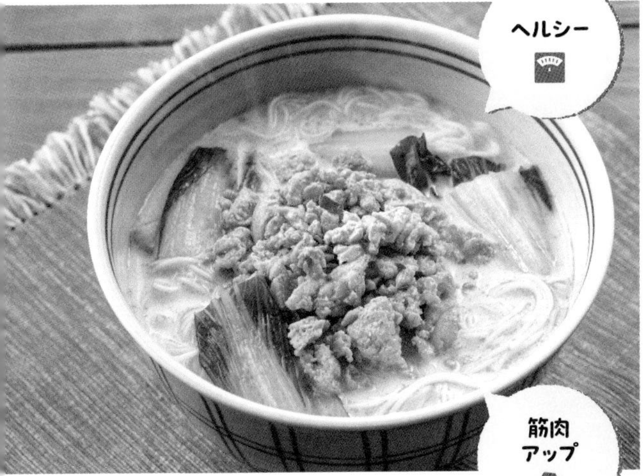

ヘルシー

筋肉アップ

材料(2人分)

- **そうめん** …… **2束(100g)**
- チンゲン菜 …… 1株
- サラダ油 …… 小さじ1
- 鶏むねひき肉 …… 150g
- A
  - 白練りごま …… 大さじ1と½
  - しょうゆ …… 大さじ½
  - 豆板醤、砂糖 …… 各小さじ½
- 水 …… 1と½カップ
- B
  - 無調整豆乳 …… 1と½カップ
  - 鶏ガラスープの素 …… 小さじ2

423kcal

- P たんぱく質 ▸ **26.9g**
- F 脂質 ▸ **14.7g**
- C 炭水化物 ▸ **44.8g**

作り方 15分

1. チンゲン菜は3cm長さに切る。
2. フライパンにサラダ油を熱し、ひき肉をほぐしながら炒める。肉に火が通ったらAを加えて炒め合わせ、一度取り出す。
3. 鍋に水を入れて火にかけ、沸騰したらBと1を加えて温める。
4. そうめんは熱湯で表示時間通りにゆで、流水で洗って水けをきる。器に盛り、3をかけて2をのせる。

COLUMN -04-

主食のめやす一覧表

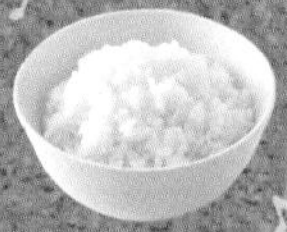

普段食べる主食のカロリーやPFC値を知って、
1日の栄養バランスをセルフコントロールしましょう。

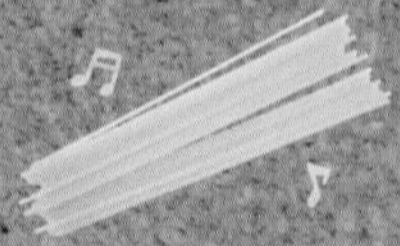

P.20の計算式で算出した「1日の目標摂取カロリー」から、自分が食べる主菜に、どんな主食をどのくらい組み合わせればPFCバランスが整うかをチェックできます。同じカロリーでも、食品によってPFCの数値はさまざま。自分の目的に合わせてチョイスしましょう。

食品	分量	kcal（カロリー）	P（たんぱく質）	F（脂質）	C（炭水化物）
白米	小盛り 1杯（100g）	156	2.0	0.2	37.1
	普通盛り 1杯（150g）	234	3.0	0.3	55.7
	大盛り 1杯（180g）	281	3.6	0.4	66.8
玄米	普通盛り 1杯（150g）	228	3.6	1.4	53.4
雑穀米	普通盛り 1杯（150g）	245	5.0	1.2	54.0
食パン	6枚切り 1枚（60g）	149	4.4	2.2	27.8
ロールパン	1個（30g）	93	2.6	2.6	14.6
ライ麦パン	1枚（50g）	126	3.4	1.0	26.4
プレーンベーグル	1個（90g）	243	7.4	1.7	49.1
ゆでうどん	1玉（200g）	190	4.6	0.6	43.2
ゆでそば	1玉（170g）	221	6.6	1.5	44.2
中華生麺	1玉（110g）	274	9.4	1.1	61.3
スパゲッティ（乾麺）	50g	174	6.0	0.8	36.5
	80g	278	9.6	1.2	58.5

PART 5

やせるをかなえる

具だくさん みそ汁・スープ

具材たっぷりでおかずにもなる、ボリューム満点の汁物をご紹介します。和・洋・中・エスニックなど、さまざまな味わいで飽きずに楽しめます。

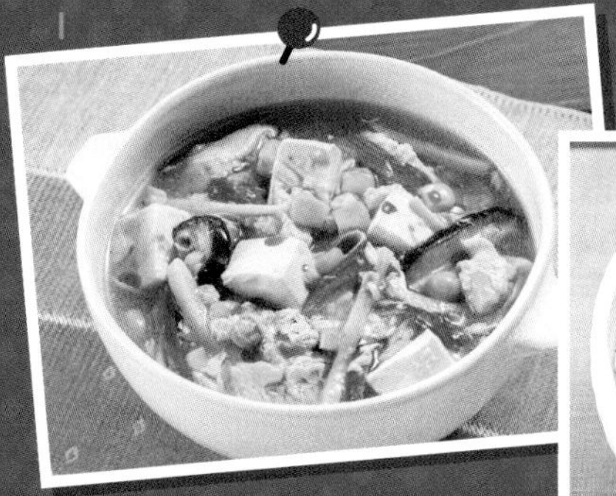

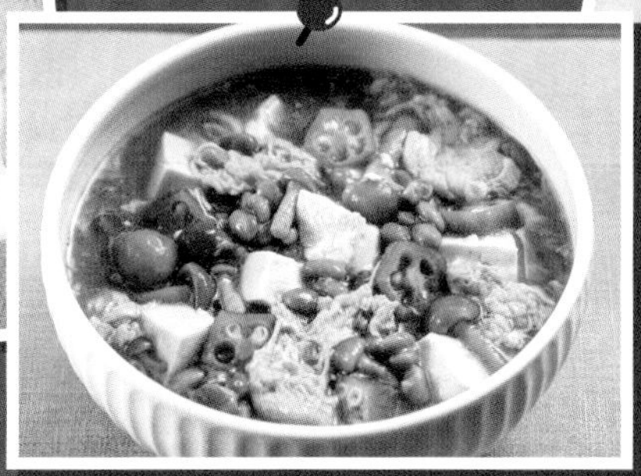

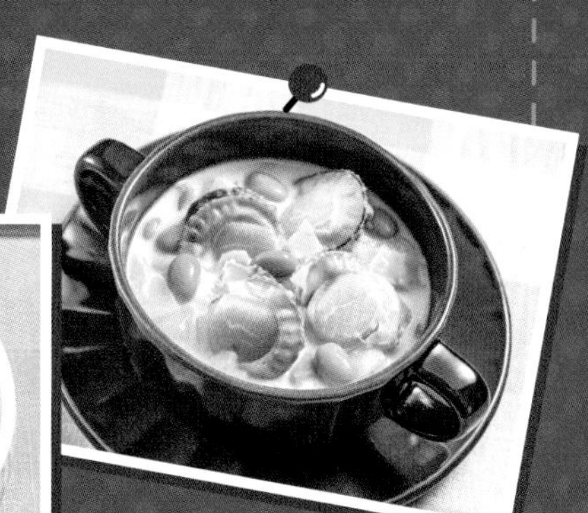

- shirumono -

みそ汁・スープ

温かいスープで体温を上げて代謝を高め、
脂肪を燃やしやすい体にしましょう。

メンタルケア

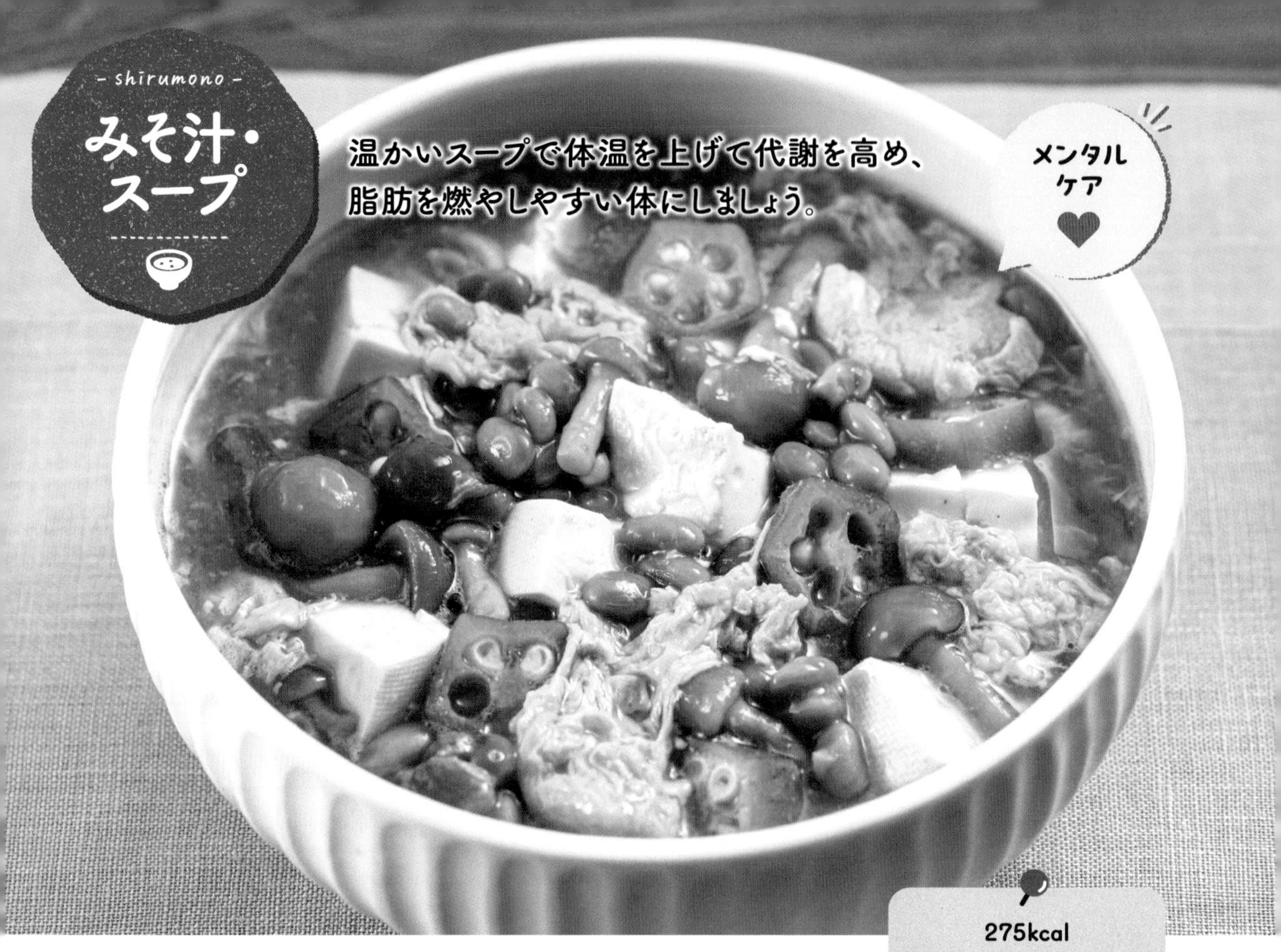

275kcal

P たんぱく質 ▸ 21.7g
F 脂質 ▸ 14.6g
C 炭水化物 ▸ 15.0g

とろみのある汁で大満足

かきたま納豆汁

材料（2人分）

木綿豆腐 …… ½丁（150g）
なめこ …… 1パック（100g）
冷凍オクラ（刻み） …… 50g
A「水 …… 2カップ
A└顆粒和風だし …… 小さじ1
納豆 …… 大2パック（100g）
みそ …… 大さじ2
溶き卵 …… 2個分

作り方 7分（解凍する時間は除く）

1. 豆腐は1.5㎝角に切る。なめこは洗って水けをきり、オクラは解凍する。
2. 鍋にAを煮立て、1を加えてひと煮立ちさせる。納豆を加えて混ぜ、火を止めてみそを溶き入れる。
3. 再び火にかけ、溶き卵を少しずつ回し入れて軽く混ぜ、ひと煮立ちさせる。

やせPOINT

なめこやオクラに多く含まれる水溶性食物繊維は、胃腸内をゆっくり移動するので、満腹感が長続きします。ごはんや玄米、雑穀米を普通盛り1杯～大盛り1杯食べたり、ゆでそば1～1½玉といっしょに食べたりするのがおすすめです。

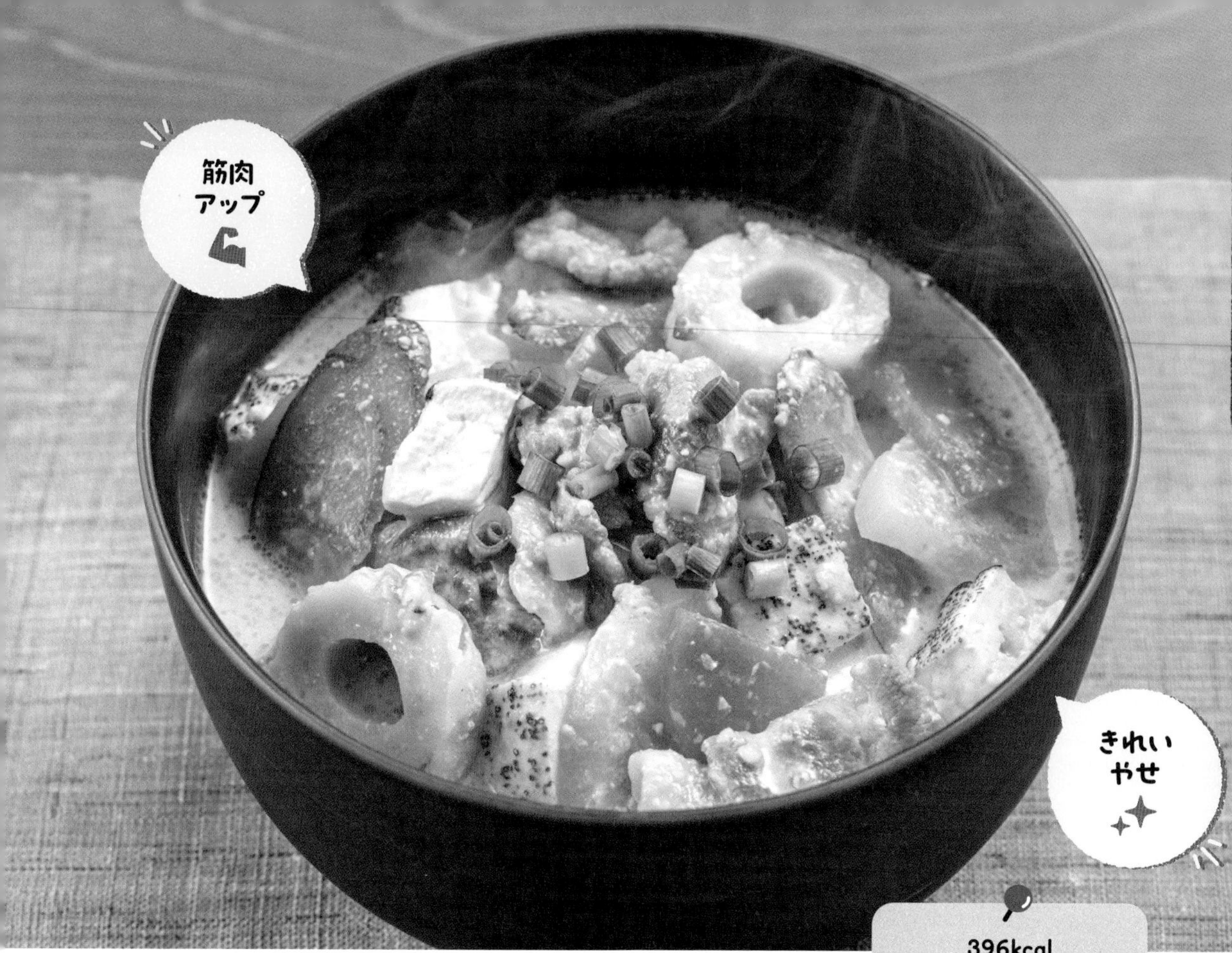

396kcal

- P たんぱく質 ▸ 33.1g
- F 脂質 ▸ 15.0g
- C 炭水化物 ▸ 26.7g

酒かすの香りとコクで深い味わい

酒かす豚汁

材料（2人分）

焼き豆腐	$\frac{1}{2}$丁（150g）
大根	$\frac{1}{8}$本
にんじん	$\frac{1}{3}$本
ごぼう	$\frac{1}{5}$本
ちくわ	2本（140g）
ごま油	小さじ1
豚こま切れ肉	150g
水	3カップ
A 酒かす	50g
A みそ	大さじ2
小ねぎ（小口切り）	適量

作り方　20分

1 豆腐は1.5cm角に切る。大根、にんじんはいちょう切り、ごぼうは斜め薄切りにする。ちくわは小口切りにする。

2 鍋にごま油を熱し、豚肉を炒める。肉の色が変わったら、1の野菜を加えて炒める。全体に油が回ったら水を加え、煮立ったら豆腐、ちくわを加えてふたをして7～8分煮る。

3 煮汁を少量取り分けてAを溶かし、2に加えて、ひと煮立ちさせる。器に盛り、小ねぎを散らす。

やせPOINT

食感の違う数種類の根菜を使うことで、噛む回数が自然に増えます。
酒かすをプラスすることで、満足感が高まる1品に。

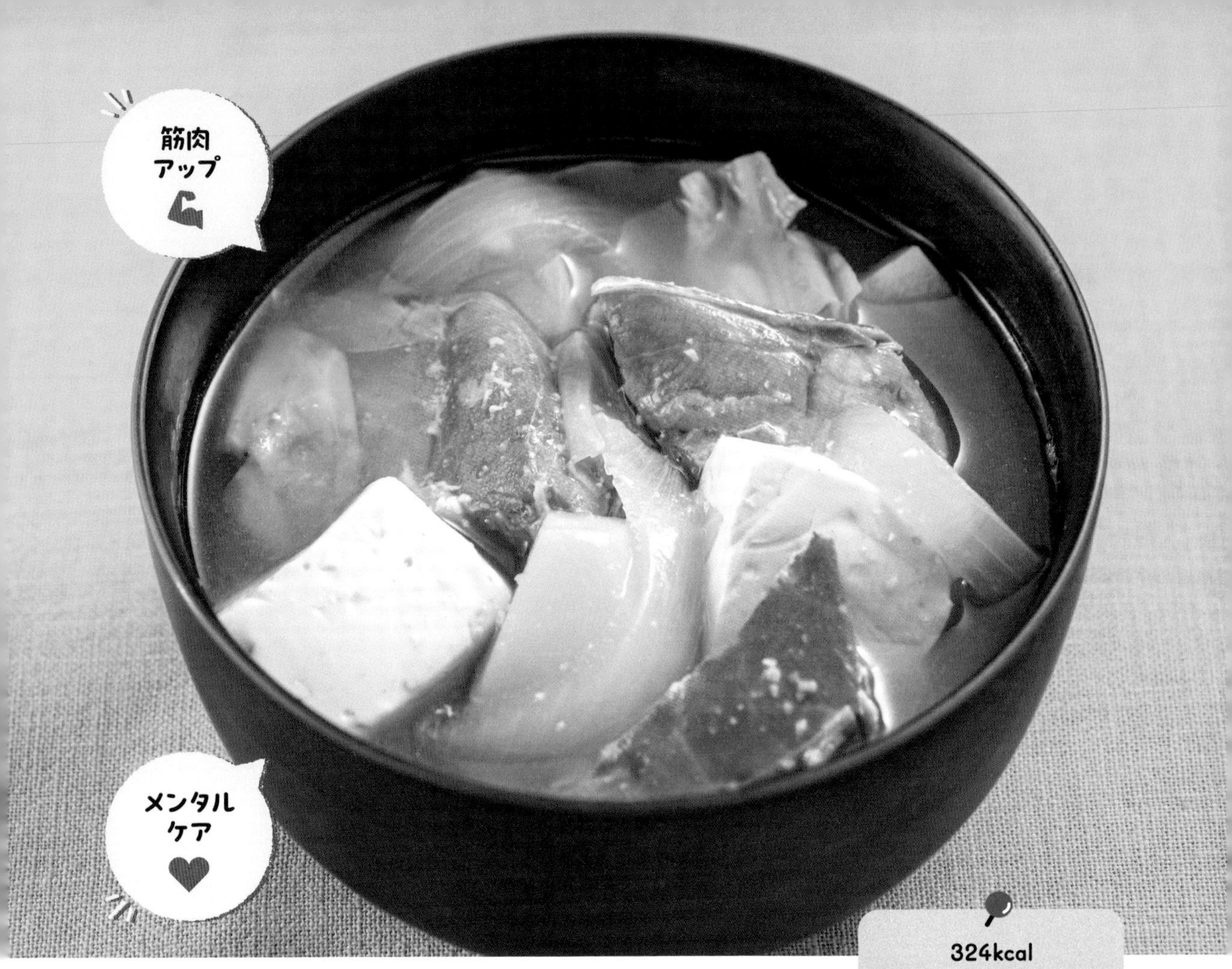

324kcal

P たんぱく質 ▸ 26.6g
F 脂質 ▸ 12.9g
C 炭水化物 ▸ 23.0g

魚と豆腐でボリュームたっぷり

石狩汁

材料(2人分)

塩鮭	2切れ(200g)
絹ごし豆腐	½丁(150g)
じゃがいも	1個
玉ねぎ	½個
キャベツ	2枚
A 水	2と½カップ
A 酒	大さじ1
A 顆粒和風だし	小さじ½
みそ	大さじ1と½

作り方 20分

1 鮭は3等分に切り、豆腐はひと口大に切る。じゃがいもは厚めのいちょう切り、玉ねぎは1cm幅に切り、キャベツはざく切りにする。

2 鍋にじゃがいも、玉ねぎ、Aを入れて煮立て、ふたをして5分ほど煮たら、鮭、豆腐、キャベツを加えてふたをし、さらに5分ほど煮る。

3 具材に火が通ったらみそを溶き入れる。

やせPOINT

じゃがいもを入れるとボリュームが出る他、食物繊維もとることができ、腸活に役立ちます。鮭は大きく切って存在感を出しましょう。

豆乳であっさりまろやかに

鶏と野菜の豆乳みそ汁

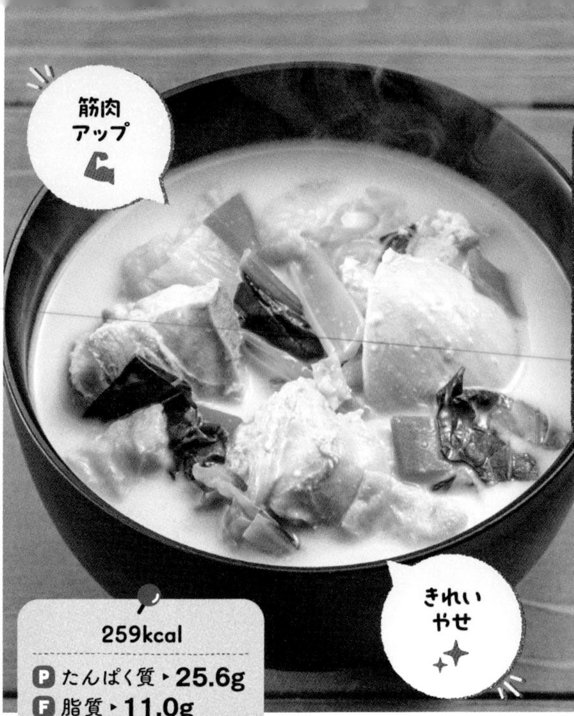

259kcal
P たんぱく質 ▸ 25.6g
F 脂質 ▸ 11.0g
C 炭水化物 ▸ 12.3g

材料(2人分)

鶏もも肉(皮なし)……小1枚(200g)
油揚げ……1枚(20g)
にんじん……¼本
白菜……2枚
小松菜……½束
A［水……1と½カップ
　 酒……大さじ1
　 顆粒和風だし……小さじ½］
みそ……大さじ2
無調整豆乳……1カップ

作り方 15分

1 鶏肉はひと口大に切る。油揚げは熱湯を回しかけて油抜きし、短冊切りにする。にんじんは短冊切り、白菜、小松菜はざく切りにする。

2 鍋にAを煮立て、1を加えてふたをして5分ほど煮る。

3 具材に火が通ったらみそを溶き入れ、豆乳を加えて温める。

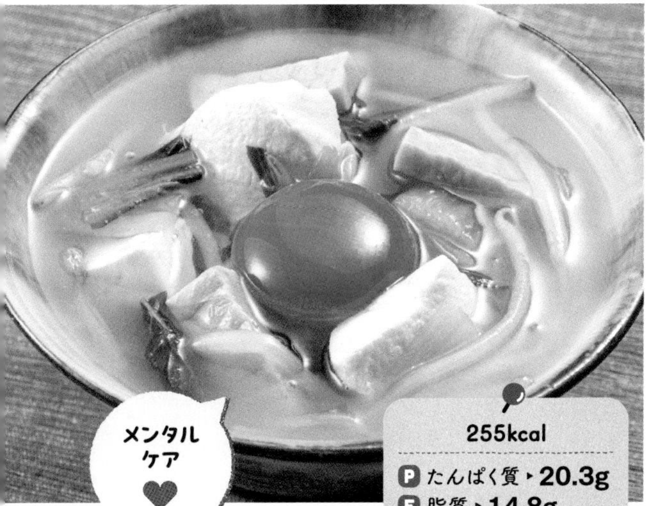

255kcal
P たんぱく質 ▸ 20.3g
F 脂質 ▸ 14.8g
C 炭水化物 ▸ 7.3g

やせPOINT

栄養たっぷりの卵をプラスしてバランスを整えましょう。主食はごはんの他にも、そうめんと煮込むのがイチ推し!

ハムのだしが効いておいしい

沖縄風具だくさんみそ汁

材料(2人分)

厚切りロースハム……80g
木綿豆腐……½丁(150g)
チンゲン菜……1株
A［水……2と½カップ
　 顆粒和風だし……小さじ½］
もやし……100g
みそ……大さじ1と½
卵……2個

作り方 15分

1 ハムは短冊切り、豆腐はひと口大に手でちぎり、チンゲン菜はざく切りにする。

2 鍋にAを煮立て、1、もやしを加えて5分ほど煮る。

3 具材に火が通ったらみそを溶き入れ、器に等分に盛り、卵を1個ずつ割り入れる。

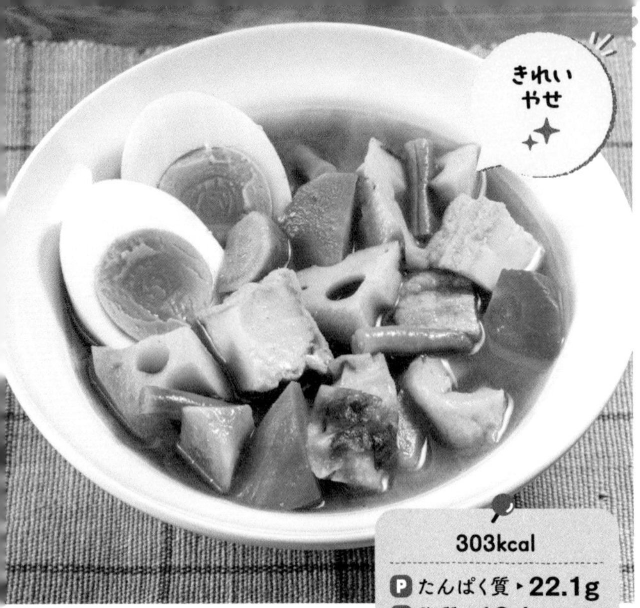

303kcal
- P たんぱく質 ▸ **22.1g**
- F 脂質 ▸ **13.1g**
- C 炭水化物 ▸ **23.4g**

だしとスパイスの組み合わせはバッグン

根菜の和風カレースープ

材料（2人分）

- 厚揚げ……小1枚（100g）
- ちくわ……大2本（140g）
- れんこん……½節
- にんじん、ごぼう……各¼本
- さやいんげん……4本
- ごま油……小さじ1
- A
  - 水……2と½カップ
  - 顆粒和風だし、カレー粉……各小さじ1
  - しょうゆ……大さじ1
- ゆで卵……2個

作り方 20分

1. 厚揚げは2cm角に切り、ちくわ、れんこん、にんじん、ごぼうは乱切りに、さやいんげんは3cm長さに切る。
2. 鍋にごま油を熱し、香りが立ったらにんじん、れんこん、ごぼうを入れて炒める。
3. 野菜がしんなりしたらAを加えて混ぜ、ふたをして5分ほど煮て、厚揚げ、ちくわ、さやいんげん、ゆで卵を加えてさらに3分ほど煮る。器に盛り、ゆで卵は半分に切って添える。

酸味と辛みが卵でマイルドに

かにかまのサンラータン

材料（2人分）

- かに風味かまぼこ……8本
- 木綿豆腐……⅔丁（200g）
- しいたけ……2枚
- A
  - 水……2と½カップ
  - 酒……大さじ1
  - しょうゆ……小さじ2
  - 鶏ガラスープの素……小さじ1
- ホールコーン缶……80g
- 水煮たけのこ（細切り）……100g
- B
  - 水……大さじ1
  - 片栗粉……大さじ½
- 溶き卵……2個分
- 酢……大さじ2
- ラー油……小さじ1

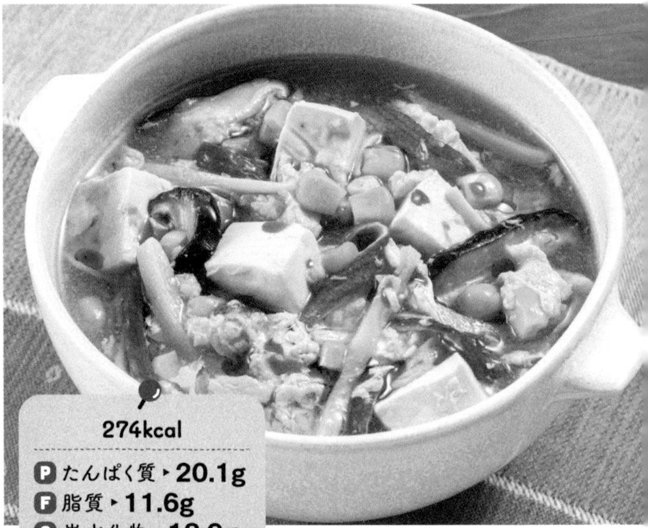

274kcal
- P たんぱく質 ▸ **20.1g**
- F 脂質 ▸ **11.6g**
- C 炭水化物 ▸ **18.9g**

作り方 15分

1. かに風味かまぼこは手でさき、豆腐は1.5cm角に切る。しいたけは薄切りにする。
2. 鍋にAを煮立て、1、コーン、たけのこを加えて5分ほど煮る。
3. 具材に火が通ったら合わせたBを加えてとろみをつけ、溶き卵を少しずつ回し入れて混ぜる。酢を加え、器に盛り、ラー油をかける。

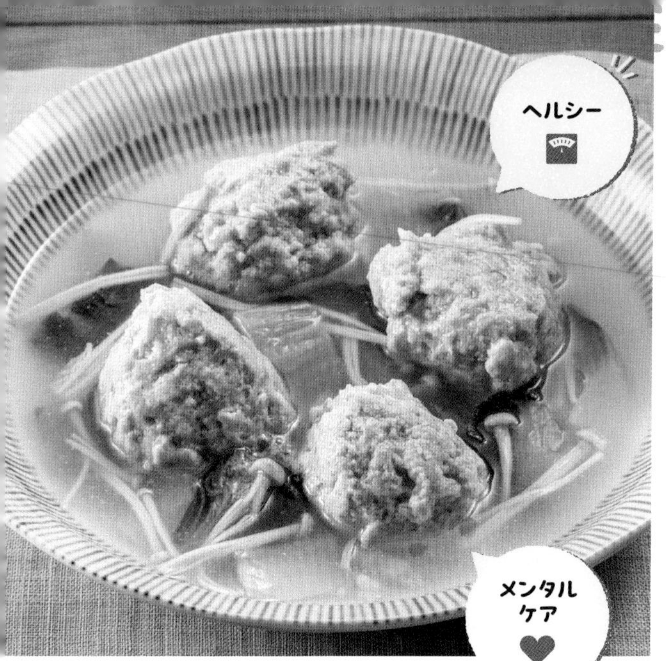

大きい肉団子が迫力満点

豆腐肉団子の中華スープ

材料(2人分)

- 木綿豆腐 …… ½丁(150g)
- 鶏ももひき肉 …… 200g
- A
  - 片栗粉 …… 大さじ2
  - おろししょうが …… 小さじ1
  - 塩、こしょう …… 各少々
- チンゲン菜 …… 1株
- えのきだけ …… ¼袋(50g)
- B
  - 水 …… 2と½カップ
  - 鶏ガラスープの素 …… 小さじ2

218kcal

- P たんぱく質 ▸ 22.2g
- F 脂質 ▸ 7.8g
- C 炭水化物 ▸ 12.8g

作り方 15分

1. ボウルに豆腐を手で崩しながら入れ、ひき肉、Aを加えてよく練り混ぜたら、8等分に丸める。
2. チンゲン菜はざく切り、えのきだけは半分に切ってほぐす。
3. 鍋にBを煮立て、1、2を加えて4〜5分煮る。

牛乳で手軽に作れるのがイイ

ヘルシーちゃんぽんスープ

材料(2人分)

- 冷凍シーフードミックス …… 120g
- キャベツ …… 2枚
- にんじん …… ¼本
- かまぼこ …… 60g
- ごま油 …… 大さじ½
- 豚こま切れ肉 …… 100g
- もやし …… 100g
- A
  - 水 …… 2カップ
  - 鶏ガラスープの素 …… 小さじ2
  - しょうゆ …… 小さじ½
- 牛乳 …… ½カップ
- 塩、こしょう …… 各少々

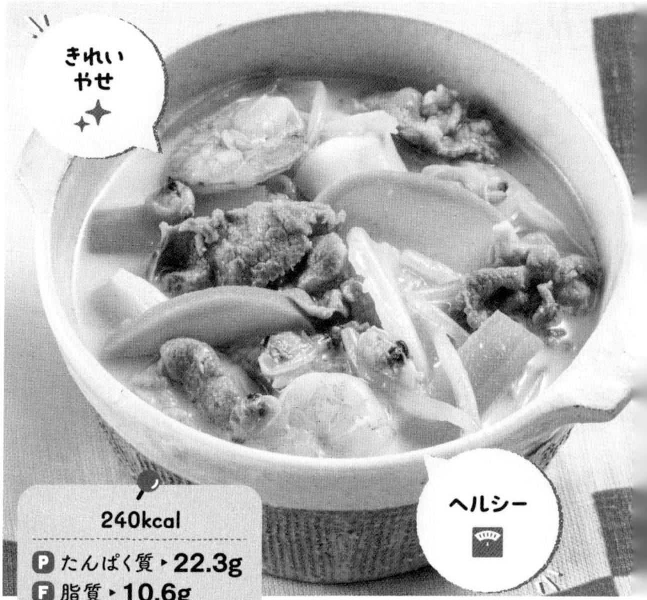

240kcal

- P たんぱく質 ▸ 22.3g
- F 脂質 ▸ 10.6g
- C 炭水化物 ▸ 12.0g

作り方 15分(解凍する時間は除く)

1. シーフードミックスは解凍する。キャベツはざく切り、にんじんは短冊切り、かまぼこは5㎜幅に切る。
2. 鍋にごま油を熱し、豚肉を炒める。肉の色が変わったら、1、もやしを加えて炒め、しんなりしたらAを加えて5分ほど煮る。
3. 具材に火が通ったら牛乳を加えて温め、塩、こしょうで味をととのえる。

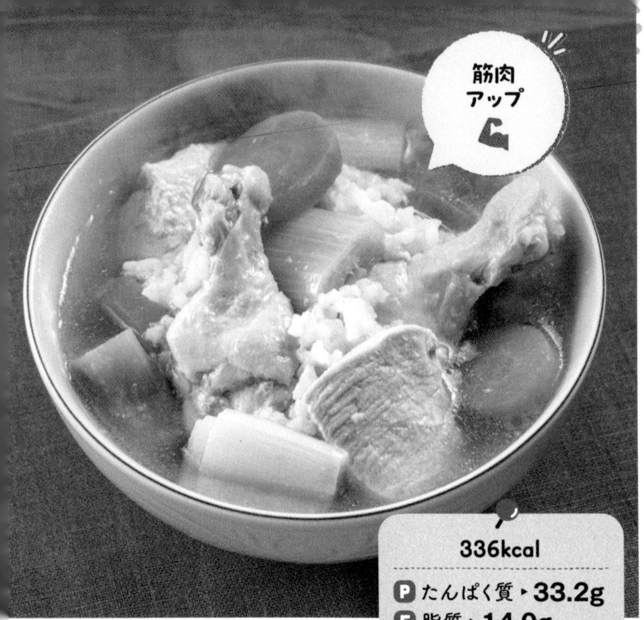

筋肉アップ

336kcal

- P たんぱく質 ▸ 33.2g
- F 脂質 ▸ 14.0g
- C 炭水化物 ▸ 16.5g

鶏のうまみが広がるやさしい味わい

サムゲタン風スープ

材料(2人分)

- 鶏むね肉(皮なし)……大½枚(150g)
- にんじん、長ねぎ……各1本
- 鶏手羽元……6本(300g)
- A
  - 水……3カップ
  - 米、酒……各大さじ1
  - おろししょうが、おろしにんにく……各小さじ1
  - 塩……小さじ⅓

作り方 40分

1. 鶏むね肉はひと口大に切る。にんじんは1cm幅の輪切りに、長ねぎはぶつ切りにする。
2. 鍋に鶏手羽元とA、1を入れて火にかけ、煮立ったら弱火にしてそのまま30分ほど煮る。

やせPOINT

煮込んだ米がとろっとして、食べごたえのあるスープに。鶏のだしとしょうが、にんにくの風味で、薄味でもうまみをたっぷり味わえます。

パンチある風味で食がすすむ

ユッケジャンスープ

材料(2人分)

- 牛もも薄切り肉(赤身)、大豆もやし……各120g
- にんじん……⅓本
- にら……½束
- しいたけ……2枚
- ごま油……小さじ1
- A
  - 水……2カップ
  - コチュジャン……大さじ2
  - 酒、しょうゆ……各小さじ2
  - おろしにんにく、鶏ガラスープの素、砂糖……各小さじ1
- 溶き卵……2個分

作り方 15分

1. 牛肉は食べやすく切る。にんじんは細切り、にらは3cm長さに切り、しいたけは薄切りにする。
2. 鍋にごま油を熱し、牛肉を炒める。肉の色が変わったら大豆もやし、にんじん、しいたけを加えてしんなりするまで炒める。
3. Aを加え、5分ほど煮たら溶き卵を回し入れて混ぜ、にらを加えてさっと煮る。

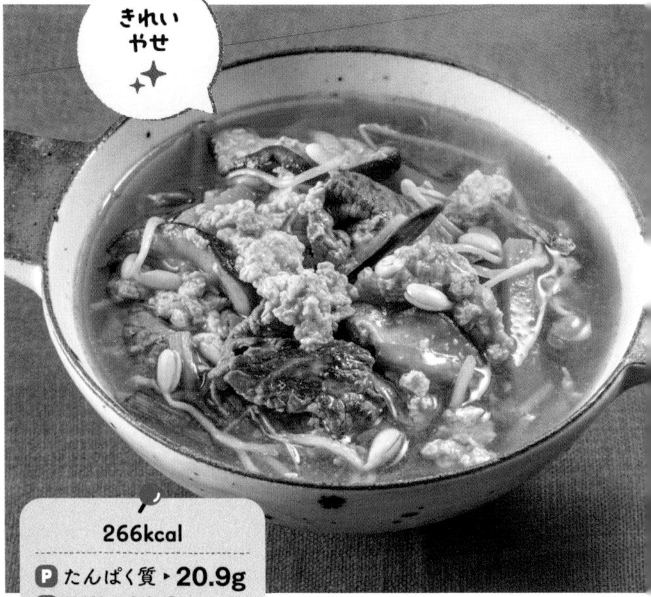

きれいやせ

266kcal

- P たんぱく質 ▸ 20.9g
- F 脂質 ▸ 11.0g
- C 炭水化物 ▸ 15.9g

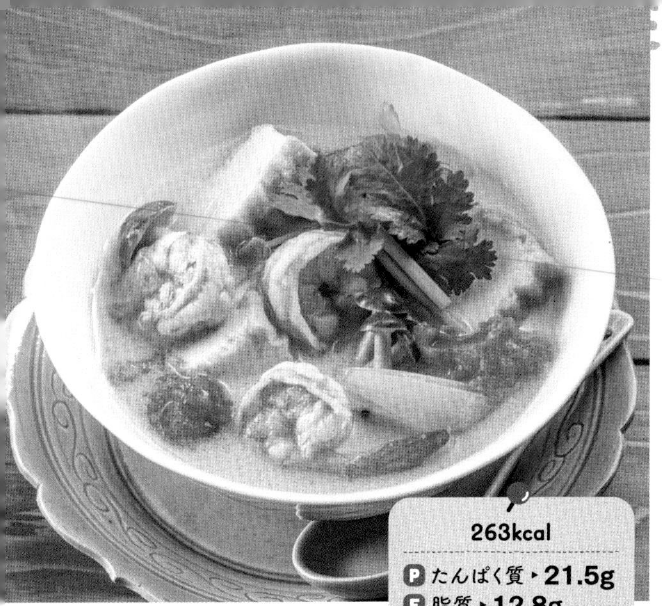

ココナッツミルクなしのヘルシー仕様

厚揚げのトムヤムクン

263kcal
P たんぱく質 ▸ 21.5g
F 脂質 ▸ 12.8g
C 炭水化物 ▸ 14.5g

材料(2人分)

無頭えび(殻つき) …… 8尾
厚揚げ …… 小2枚(200g)
トマト、玉ねぎ …… 各½個
しめじ …… ½パック(50g)
A
- 水 …… 2カップ
- ナンプラー、レモン汁 …… 各大さじ1
- おろししょうが、砂糖、豆板醤、鶏ガラスープの素、 …… 各小さじ1

牛乳 …… ½カップ
香菜(刻む) …… 適量

作り方 15分

1 えびは尾を残して殻をむき、背わたを除く。厚揚げ、トマトはひと口大に切り、玉ねぎはくし形切り、しめじは小房に分ける。

2 鍋にAを煮立て、1を加えて5分ほど煮る。

3 具材に火が通ったら牛乳を加えて温める。器に盛り、香菜を添える。

魚介のうまみがあとを引くおいしさ

いかのブイヤベース風

材料(2人分)

するめいか …… 大1杯(300g)
有頭えび(殻つき) …… 4尾
じゃがいも …… 1個
A
- 玉ねぎ(みじん切り) …… ¼個分
- オリーブオイル …… 大さじ1と½
- おろしにんにく …… 小さじ1

白ワイン …… 大さじ1
水 …… 1カップ
B
- カットトマト缶 …… ½缶(200g)
- 顆粒コンソメスープの素 …… 小さじ2
- ローリエ …… 1枚

塩、こしょう …… 各少々

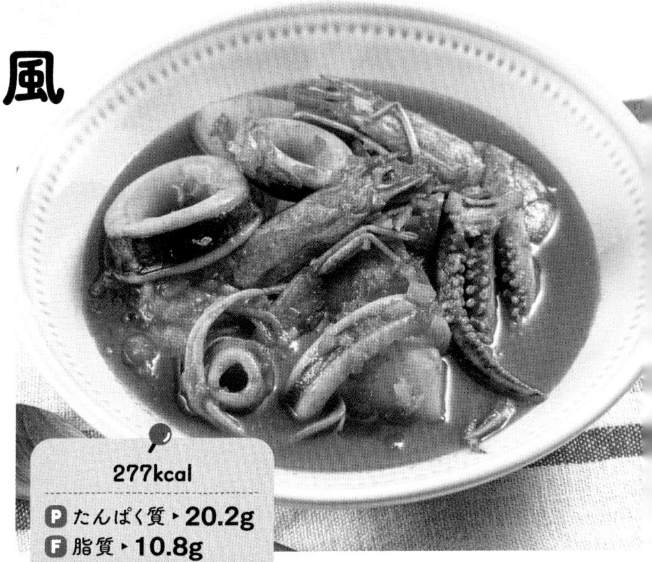

277kcal
P たんぱく質 ▸ 20.2g
F 脂質 ▸ 10.8g
C 炭水化物 ▸ 20.4g

作り方 20分

1 いかは内臓を除いて胴は輪切りにし、足は食べやすく切る。えびは頭と殻をつけたまま背わたを除く。じゃがいもはひと口大に切る。

2 鍋にAを熱し、香りが立ったら1、白ワインを加えて炒める。

3 いかに火が通ったら水を加え、煮立たせる。Bを加え、煮立ったら弱火にしてふたをし、5分ほど煮る。塩、こしょうで味をととのえる。

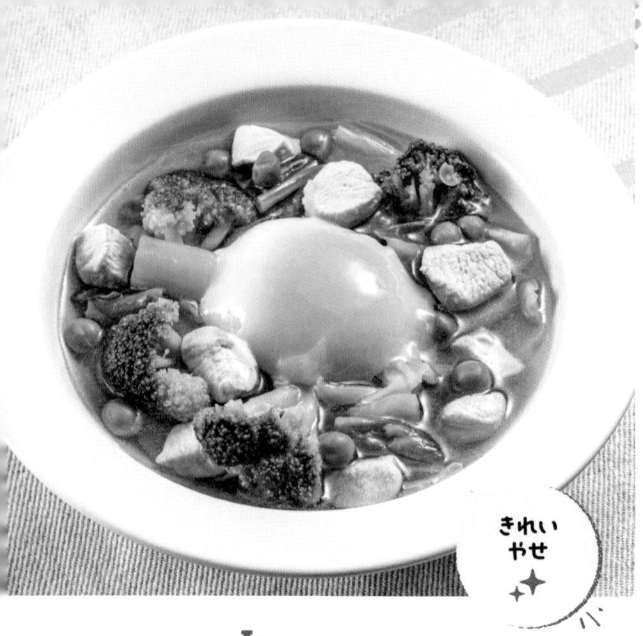

鮮やかな緑が美しい

落とし卵のグリーンスープ

材料（2人分）

- 鶏むね肉（皮なし）……大½枚（150g）
- キャベツ……2枚
- グリーンアスパラガス……2本
- 冷凍ブロッコリー……120g
- 冷凍グリンピース……50g
- オリーブオイル……大さじ1
- A
  - 水……2と½カップ
  - 顆粒コンソメスープの素……小さじ2
- 塩、こしょう……各少々
- 温泉卵……2個

274kcal

- P たんぱく質▸24.3g
- F 脂質▸13.7g
- C 炭水化物▸10.9g

作り方 20分（解凍する時間は除く）

1 鶏肉は1.5cm角に切る。キャベツは2〜3cm角に切り、アスパラガスは2cm長さに切る。ブロッコリー、グリンピースは解凍する。

2 鍋にオリーブオイルを熱し、鶏肉を炒める。肉の色が変わったらAを加えて煮立て、1の野菜を加えてふたをし、5分ほど煮る。

3 具材に火が通ったら塩、こしょうで味をととのえる。器に等分に盛り、温泉卵を1個ずつ割入れる。

あさりのだしが効いてる

フィッシュチャウダー

材料（2人分）

- 生たら……2切れ（200g）
- 塩、こしょう……各適量
- じゃがいも……1個
- 玉ねぎ……¼個
- にんじん……¼本
- バター……20g
- 小麦粉……大さじ1
- A
  - 水……1と½カップ
  - 顆粒コンソメスープの素……小さじ1
- 牛乳……1カップ
- あさり水煮缶……½缶（65g）
- パセリ（みじん切り）……適量

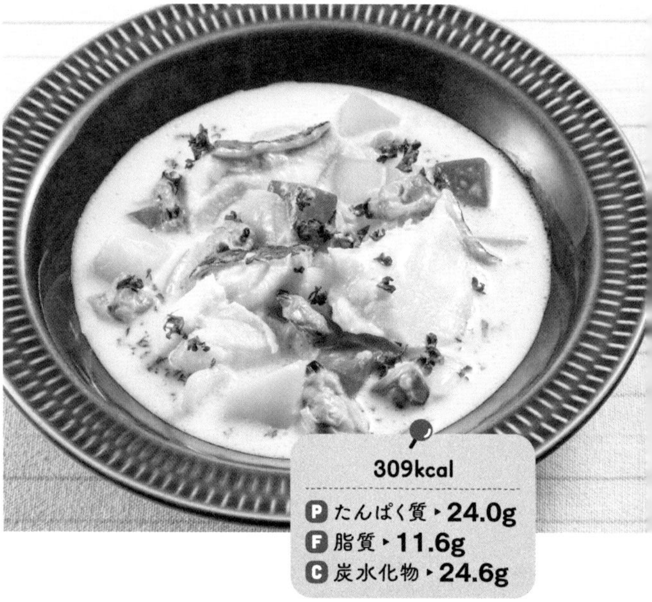

309kcal

- P たんぱく質▸24.0g
- F 脂質▸11.6g
- C 炭水化物▸24.6g

作り方 20分

1 たらは3等分に切り、塩、こしょう各少々をふる。じゃがいも、玉ねぎ、にんじんは1.5cm角に切る。

2 鍋にバターを溶かし、1の野菜を入れて炒め、玉ねぎが透き通ったら小麦粉を加えて炒める。

3 Aを加えて煮立て、たらを加えて火を通す。牛乳、あさりを缶汁ごと加えて混ぜながら温め、塩、こしょう各少々で味をととのえる。器に盛り、パセリを散らす。

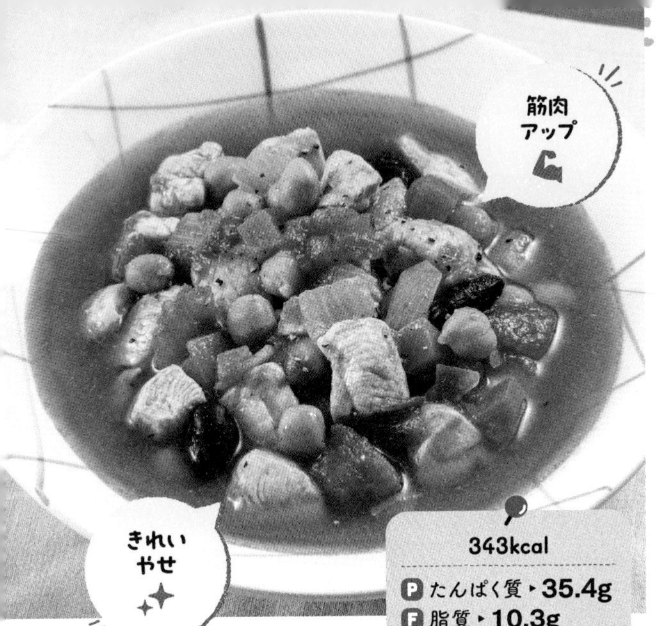

343kcal
P たんぱく質 ▸ 35.4g
F 脂質 ▸ 10.3g
C 炭水化物 ▸ 26.1g

やせPOINT

動物性と植物性のたんぱく質がたっぷりで食べごたえもばっちり。トマトのリコピンは肌質の改善が期待できます。朝食にパンと合わせて食べて。

短い煮込み時間でも味わい深く

鶏と豆の美やせミネストローネ

材料（2人分）

- 鶏むね肉（皮なし）……大1枚（300g）
- 玉ねぎ……½個
- にんじん……⅓本
- オリーブオイル……大さじ1
- A
  - 水……1カップ
  - カットトマト缶……½缶（200g）
  - 顆粒コンソメスープの素……小さじ2
- 水煮ミックスビーンズ……110g
- 塩、粗びき黒こしょう……各少々

作り方 20分

1. 鶏肉は1.5cm角に切る。玉ねぎ、にんじんは1cm角に切る。
2. 鍋にオリーブオイルを熱し、1を炒める。肉の色が変わったら、Aを加えて煮る。
3. 煮立ったらミックスビーンズを加えてふたをし、5分ほど煮て塩、粗びき黒こしょうで味をととのえる。

とろっとチーズが濃厚！

ほたてと枝豆のチーズスープ

材料（2人分）

- 玉ねぎ……½個
- 冷凍枝豆（さやなし）……60g
- オリーブオイル……小さじ1
- 水煮ベビーほたて……120g
- A
  - 水……1カップ
  - 顆粒コンソメスープの素……小さじ1
- B
  - 牛乳……1カップ
  - ピザ用チーズ……50g
- 塩、こしょう……各少々

作り方 15分（解凍する時間は除く）

1. 玉ねぎは1cm角に切る。枝豆は解凍する。
2. 鍋にオリーブオイルを熱し、1、ベビーほたてを入れて炒める。玉ねぎが透き通ったらAを加え、ふたをして3分ほど煮る。

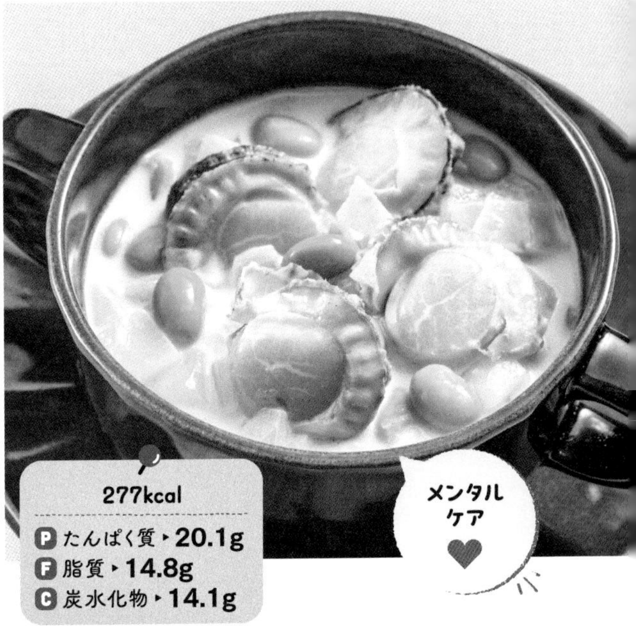

277kcal
P たんぱく質 ▸ 20.1g
F 脂質 ▸ 14.8g
C 炭水化物 ▸ 14.1g

3. Bを加えて温め、チーズが溶けたら塩、こしょうで味をととのえる。

COLUMN -05-

ヘルシースイーツ

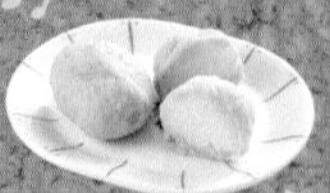

おやつが食べたくなったら、腹持ちがよい食材を使って
ヘルシーなスイーツを作りましょう。運動時や頭を使ったあとの
エネルギー補給にぴったりで、ダイエットをおいしくサポートします。

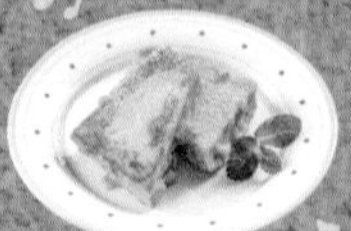

＊量は目標摂取カロリーに応じて調整しましょう。

もっちり食感で甘さ控えめ

高野豆腐のフレンチトースト風

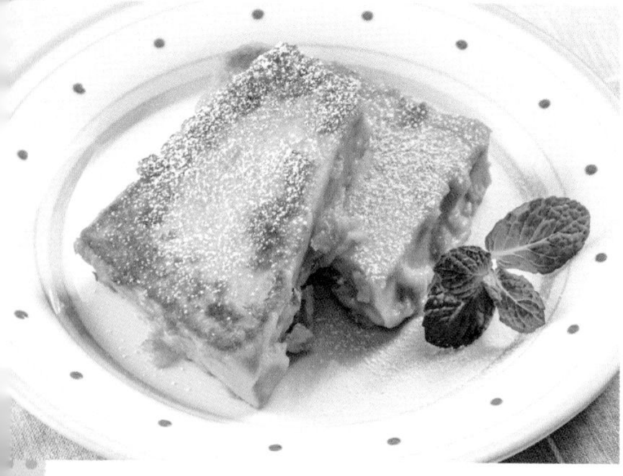

材料（2人分）

- 高野豆腐……2枚
- A
  - 溶き卵……1個分
  - 無調整豆乳……½カップ
  - 砂糖……大さじ2
  - バニラエッセンス……少々
- バター……5g
- 粉糖、ミント……各適量

201kcal

- P たんぱく質 ▸ 13.3g
- F 脂質 ▸ 11.2g
- C 炭水化物 ▸ 11.8g

作り方 20分（もどす時間は除く）

1. 高野豆腐は水でもどし、しっかりと水けを絞って半分に切り、表面を数か所フォークで刺す。
2. バットにAを混ぜ合わせ、1を10分ほど浸す。
3. フライパンにバターを溶かして2の高野豆腐を並べ、バットに残っている卵液の½量を流し入れ、からめて焼く。
4. 3にこんがりと焼き色がついたら裏返し、残りの卵液を加えてからめ、焼き色がつくまで焼く。器に盛り、粉糖をふり、ミントを添える。

バナナのやさいしい甘みで大満足

バナナとナッツのオートミールソフトクッキー

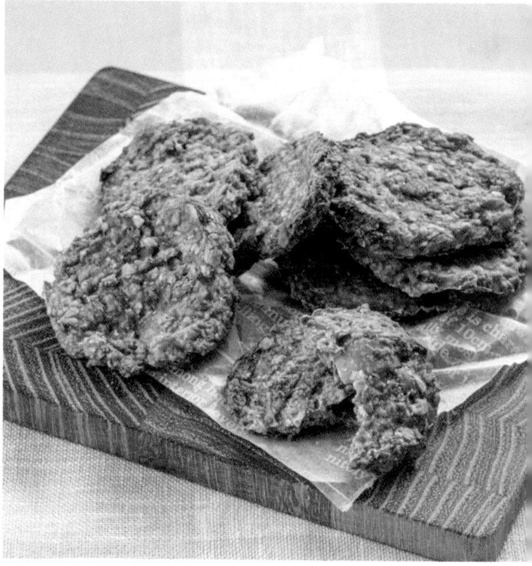

材料（2人分）

- バナナ……1本
- ミックスナッツ（素焼き）……10g
- オートミール……50g

175kcal

- P たんぱく質 ▸ 4.3g
- F 脂質 ▸ 4.2g
- C 炭水化物 ▸ 31.8g

作り方 35分

1. ポリ袋にバナナを入れ、なめらかになるまで手でつぶす。
2. ミックスナッツは粗く砕き、オートミールとともに1に加え、もみながら混ぜ合わせる。
3. 2を直径5cmの円盤型に成型し、オーブンシートを敷いた天板に並べ、170℃に予熱したオーブンで25分ほど焼く。

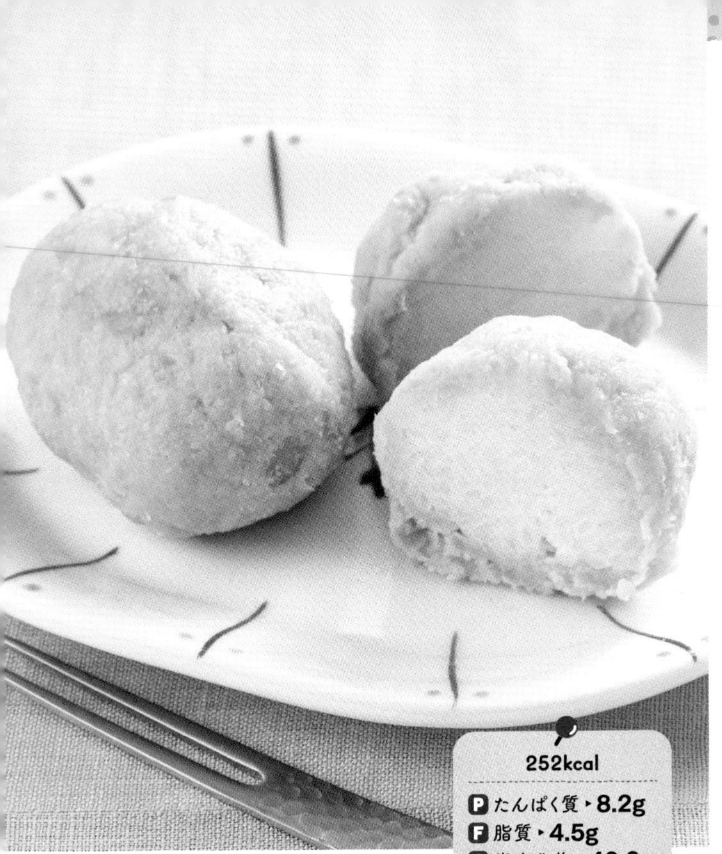

鮮やかなうぐいす色が見た目にも美しい

ダイエット ずんだおはぎ

252kcal

P たんぱく質▸8.2g
F 脂質▸4.5g
C 炭水化物▸46.6g

材料(2人分)

冷凍枝豆(さやなし)……120g
A 砂糖……大さじ2
A 塩……少々
B ごはん(温かいもの)……150g
B 片栗粉……小さじ2

作り方 20分(解凍する時間は除く)

1. 枝豆は解凍して薄皮を除き、ボウルに入れて粗くつぶす。Aを加えてよく混ぜる。
2. 耐熱容器にBを入れてよく混ぜ、ふんわりとラップをし、電子レンジで1分30秒加熱する。取り出して米粒をつぶすようによく混ぜ、4等分のひと口大に丸める。
3. ラップ4枚に1を等分に広げ、中央に2を1つずつのせて包む。全部で4個作る。

ふんわりとした口どけのひんやりスイーツ

さっぱりフローズンヨーグルト

196kcal

P たんぱく質▸2.3g
F 脂質▸8.4g
C 炭水化物▸28.4g

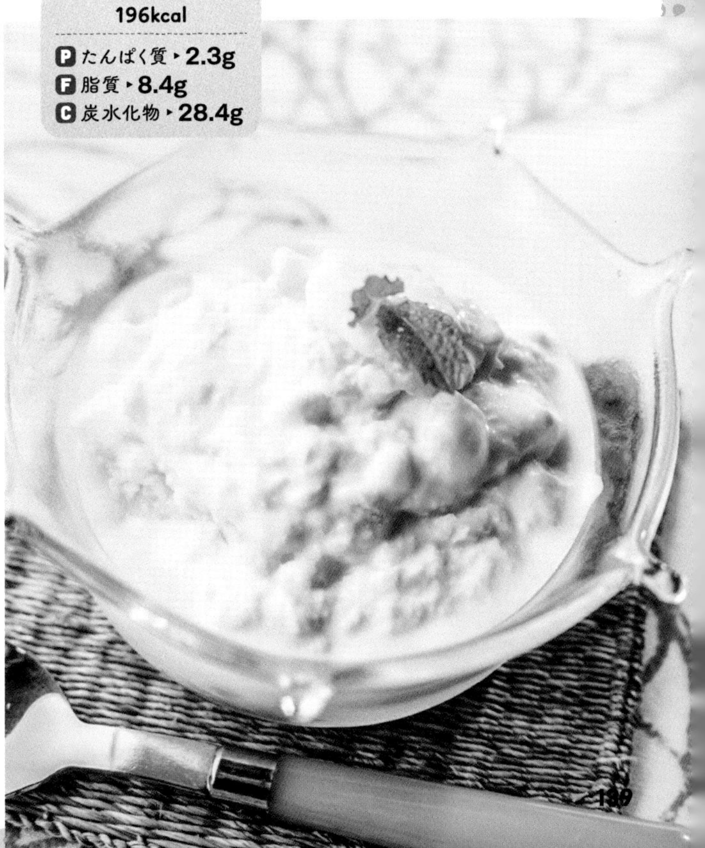

材料(2人分)

白桃缶……1切れ(60g)
A プレーンヨーグルト……105g
A 低脂肪生クリーム……¼カップ
A はちみつ……大さじ2
ミント……適量

作り方 20分(冷やす時間は除く)

1. 白桃は5mm角に切る。
2. 冷凍用ポリ袋にAを混ぜ合わせ、1を加えて混ぜる。冷凍庫に入れ、途中、袋の上から数回もみながら冷やし固める。
3. 器に盛り、ミントを添える。

ダイエット仕様の安心ケーキ

豆腐のチーズケーキ風

材料（直径18cmの型1台分）

- 絹ごし豆腐……1丁（300g）
- A
  - 粉ゼラチン……10g
  - 水……大さじ4
- クッキー（市販）……80g
- 溶かしバター……30g
- 牛乳……¼カップ
- グラニュー糖……80g
- B
  - 低脂肪生クリーム……1カップ
  - レモン汁……80g
- チャービル……適量

221kcal（⅛量）

- P たんぱく質 ▸ 4.2g
- F 脂質 ▸ 13.5g
- C 炭水化物 ▸ 20.6g

作り方 25分（水きり、冷やす時間は除く）

1. 豆腐はペーパータオルで包んで水きりする。Aは混ぜ合わせておく。
2. 型にオーブンシートを敷く。クッキーは砕いて溶かしバターと合わせ、型の底に敷く。
3. 鍋に牛乳を温め、グラニュー糖、Aを加えて溶かす。
4. 豆腐はザルなどで裏ごししてボウルに入れ、3、Bを加えてなめらかになるまで混ぜ合わせる。
5. 2に4を流し入れ、冷蔵庫で冷やし固めたら、8等分に切って器に盛り、チャービルを添える。

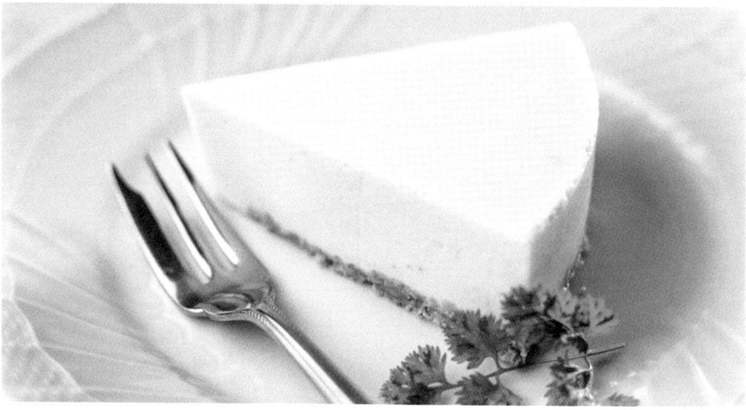

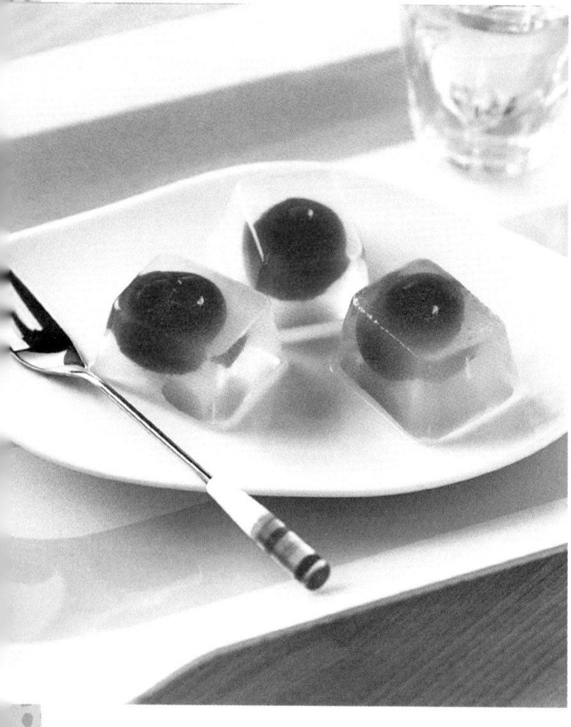

うれしい低カロリースイーツ

ミニトマト寒天

91kcal

- P たんぱく質 ▸ 0.4g
- F 脂質 ▸ 0.0g
- C 炭水化物 ▸ 21.1g

材料（2人分）

- ミニトマト……6個
- A
  - 水……½カップ
  - 白ワイン……⅛カップ
  - 砂糖……25g
- B
  - 水……½カップ
  - 粉寒天……1g
- 砂糖……大さじ1

作り方 30分（冷やす時間は除く）

1. ミニトマトは湯むきする。
2. 小鍋にAを煮立て、1を加えて弱火で15分ほど煮たら、汁けをきったミニトマトを製氷皿に1つずつ入れる。
3. 別の鍋にBを煮立てたら弱火にして混ぜながら2分ほど煮る。砂糖を加え、混ぜながらさらに2分ほど煮る。
4. 3の粗熱をとり、2の製氷皿に流し入れる。全部で6個作り、冷蔵庫で1時間ほど冷やす。

INDEX

肉・肉加工品

魚介類・魚介加工品

卵・うずら卵

大豆製品・その他の豆

野菜

いも

きのこ・果物

海藻

乳製品

デザート

食のスタジオ

レシピ・栄養サポート・編集制作・レシピコンテンツの販売まで、食の業務を一貫して行う専門会社。管理栄養士、編集者など、食の知識と技術を身につけたスタッフで構成されている。著書多数。

HP　https://www.foodst.co.jp/

STAFF

編集制作　食のスタジオ（奈良部麻衣　横江菜々子　矢川咲恵　名和史枝　吉川愛歩）
イラスト　青山京子
レシピ制作・料理・栄養計算　食のスタジオ（内山由香　小泉明代　矢崎海里）
撮影　巣山サトル
スタイリング　佐藤絵理
校正　聚珍社
デザイン　森田千秋、深澤祐樹（Q.design）
DTP　G.B. Design House

本書の内容に関するお問い合わせは、**書名、発行年月日、該当ページを明記**の上、書面、FAX、お問い合わせフォームにて、当社編集部宛にお送りください。**電話によるお問い合わせはお受けしておりません**。また、本書の範囲を超えるご質問等にもお答えできませんので、あらかじめご了承ください。

FAX：03－3831－0902

お問い合わせフォーム：https://www.shin-sei.co.jp/np/contact-form3.html

落丁･乱丁のあった場合は、送料当社負担でお取替えいたします。当社営業部宛にお送りください。

やせる！完全栄養ごはん

2024年6月5日　初版発行

著　者　食のスタジオ
発行者　富永靖弘
印刷所　萩原印刷株式会社

発行所　東京都台東区台東2丁目24　株式会社　新星出版社
〒110－0016　☎03（3831）0743

ISBN978-4-405-09458-1